序

黄爱国老师是南京大学的高材生，1995年，我在撰写《心理疏导疗法》第2版时，朋友推荐他帮助我抄写整理40余万字的《心理疏导疗法》书稿。在此过程中，他对心理疏导有了深刻的了解和认识，兴趣和信心大增，开始进一步刻苦学习和钻研有关基础学科的知识，付出的心血终有收获。后来他考取了杜文东教授医学心理学专业的研究生，毕业后留校任教，工作优秀。曾参加四川“汶川地震”灾后心理疏导工作，成绩显著，荣获“四川省抗震救灾模范”及“五四青年奖章”等称号。除认真教学和做好学校心理咨询工作外，在业余时间，他成功举办了10余期集体心理疏导治疗班，均达到了预期的效果，获得了病友及家属的好评。

本书通俗易懂，贴近患者实际。因强迫症的治疗当前仍是世界性的难题，本书是黄老师总结自己十几年的经验撰写而成，也部分解读了心理疏导疗法，对强迫症和其他心理障碍朋友的自我疏导治疗，具有较大的价值，也是心理医生同道可以借鉴参考的一本资料。

鲁龙光

2011年1月4日

前　言

本书主要适用于各类心理障碍者进行自我疏导治疗，也可供心理学爱好者参考。适合对象：强迫症、恐惧症（含社交障碍）、焦虑症、疑病症、抑郁性疾病、心身疾病、适应障碍、精神障碍恢复期患者等。

本书主要介绍心理疏导疗法，该疗法于 1984 年由鲁龙光教授创立。疏导疗法来自于他长期的临床工作实践，来自于患者，这是疏导疗法的优势和生命力的体现，也是深得患者及家属欢迎的原因。鲁老师始终以患者为中心，为中国的心理治疗事业贡献了毕生精力，接纳了许多误解、不公与非议。他深知中国本土化心理疗法推广的艰难，尽力宣传和推广疏导疗法。为了帮助更多患者，他年过八旬还坚持在门诊一线。从疏导疗法问世以来，《心理疏导疗法》曾三次出版，两次修订，先后销售近 10 万册。同时，他开创了我国集体疏导治疗的先河。集体疏导治疗比较系统，效率高，更为经济，效果较好，在心理治疗人力稍显不足的今天，显得尤为必要。

转眼之间，我已跟随鲁老师学习了 15 个年头。能够走上心理咨询与治疗的道路，能够用疏导疗法帮助患者，并取得一点成绩，全有赖于巨人的肩膀给予我的强大支持，他全心全意为患者服务的精神永远值得我学习。虽然学习时间不短了，但知识和技能都甚为浅薄，距出书立说尚有巨大差距。但为什么写这本书？因为广大求助者需要更加具体化和更具操作性的疏导治疗书籍。心理治疗需要本土化，对于心理疏导治疗，我倾向于更加通俗化、大众化，尽量减少艰涩的术语。能够写一本适合大众甚至文化程度略低者也能看明白的书，是我们长期以来的心愿，希望本书能在这方面进行有益的尝试。书中内容是根据我的一次集体疏导治疗实况录音整理而成。参加该集体疏导的患者以强迫、恐惧症为主，也有焦虑及抑郁状态者。本书主要参考鲁教授集体疏导治疗的模式，与2008年2月出版的《心理障碍自我疏导治疗》一书相比，内容更为通俗化，可操作性更强，尤其是在如何处理病态思维方面进行了细化，增幅较大。此外，增加了不少实况治疗的案例、现场问答、反馈点评等，以帮助读者理解。为方便读者阅读，将患者的反馈、讲话等以特殊字体显示，并将一些值得读者重视的句子进行了加黑。

本书能够出版，首先要感谢的是各位病友，他们是我的老师，给了我极大的帮助和启发，书中很多素材、理念都是他们实践的结晶。其次，感谢鲁龙光教授长期以来不遗余力的支持；感谢杜文东教授、沈永健教授及各位同事的大力支持；感谢彭艳、李丹等同学的协助。

由于作者能力、学识所限，本书中定有不少粗疏之处，切望得到读者和专家的指教。

黄爱国

2011年1月于南京

目　录

第一章
强迫症及相关障碍

强迫症（又称强迫障碍，obsessive-compulsive disorder，OCD）、恐惧症是心理障碍中的常见类型，在以往的疾病分类中统称为强迫性神经症，因为它们的症状近似，有时候难以将它们分开。近年来，由于恐惧症具有独特的回避反应，故从强迫症中分化出来，单独列为一种疾病。当恐惧与强迫两种症状同时存在，临床上一般多诊断为恐惧症。尽管如此，由于强迫症和恐惧症病因相同，症状近似，治疗原则和方法也基本相同，所以本书一并论述。

日前，强迫症和恐惧症已经成为心理障碍中的多发病，在普通人群中的终生患病率为 1%～3%。近年来，强迫症在大城市的发病率在明显增加。由于它们多起病于青少年时期，病程长、痛苦大，症状顽固，往往会严重影响患者的社会功能。根据鲁龙光先生多年的临床和研究资料，我国强迫症、恐惧症患者的起病年龄为 10～54 岁，平均 20.2 岁，平均就诊年龄 25.3 岁，高中以上文化程度者占 90%；多数智商偏高，家族史中有精神病史者占 4.4%，父母有性格偏差者达 63.3%，病前性格为不均衡型的占 95.6%，其中 60.2% 伴有强迫性格特征，其性格与所受教育和环境的影响有密切关系者占 71.1%。在病情的发展过程中，症状的轻重明显受到情绪的影响，并随着病程的延长，或减轻而趋于单一，或加重而趋于多元，没有显示发展为重性精神病的倾向。疾病的发生多数与幼年时期不当教育和训练有关。

强迫症、恐惧症患者往往明知其症状是毫无根据甚至是荒唐的，但却无力自控和摆脱，陷入极度的内心矛盾冲突之中，因而感到极为痛苦，不仅影响正常学习、工作和生活，时间长了，还会对一切失去信心，导致轻生观念甚至轻生行为。

第一节 强 迫 症

《中国精神障碍分类与诊断标准》(第3版)(简称CCMD-3)对强迫症的定义：强迫症指一种以强迫症状为主的神经症，其特点是有意识的自我强迫和反强迫并存，二者强烈冲突使患者感到焦虑和痛苦；患者体验到观念或冲动来源于自我，但违反自己意愿，虽极力抵抗却无法控制；患者也意识到强迫症状的异常性，但无法摆脱。病程迁延者以仪式动作为主，精神痛苦减轻，但社会功能严重受损。

具体的症状标准如下：

1. 符合神经症的诊断标准，并以强迫症状为主，至少有下列1项：①以强迫思想为主，包括强迫观念、回忆或表象、强迫性对立观念、穷思竭虑、害怕丧失自控能力等；②以强迫行为(动作)为主，包括反复洗涤、核对、检查或询问等；③上述的混合形式。

2. 患者称强迫症状起源于自己内心，不是被别人或外界影响强加的。

3. 强迫症状反复出现，患者认为没有意义，并感到不快，甚至痛苦，因此竭力抵抗，但不能奏效。

病程标准：符合症状标准至少已3个月。

当然，要排除其他精神障碍的继发性强迫症状，如精神分裂症、抑郁症或恐惧症等；排除脑器质性疾病特别是基底节病变的继发性强迫症状。

具有强迫性格的个体具有心细、组织性强、计划性强的特点；通常很准时，对于穿什么、说什么都很慎重；过于重视细节，一般讨厌污秽；表现出智力的精密以及对细节的重视，但往往过分注重细节而容易忽略全局；想法和行动常是按部就班的，并且是高度道德化的；对于规则、目录、命令、组织或日程表十分关注；完美主义倾向会影响工作的完成；对工作过于专注使得他们没有多少休闲娱乐，而且一般排斥与他人一起工作。

强迫症的主要表现形式(为便于读者了解，将症状的常见形式进行罗列，下同)：不放心恐惧、不洁恐惧(洁癖)、不完善恐惧、穷思竭虑恐惧、失眠恐惧、不道德观念恐惧、余光恐惧、注意力不集中恐惧、口水恐惧、杂念恐惧、吉凶恐惧、锐器恐惧、失控恐惧、犯罪恐惧、噪音恐惧、阅读恐惧、受嫌疑恐惧、同性恋恐惧等。

第二节 恐 惧 症

CCMD-3 对恐惧症的定义：恐惧症是一种以过分和不合理地惧怕外界客体或处境为主的神经症。患者明知没有必要，但仍不能防止恐惧发作，恐惧发作时往往伴有显著的焦虑和自主神经症状。患者极力回避所害怕的客体或处境，或是带着畏惧去忍受。

恐惧症一般包括：社交恐惧症、场所恐惧症和特定恐惧症。其中，最常见的是社交恐惧症，常表现为赤面(脸红)恐惧、对视恐惧、会议发言恐惧、聚餐恐惧、口吃恐惧、表情恐惧、书写痉挛恐惧等。其他常见恐惧症包括：传染病(艾滋病、狂犬病等)恐惧、精神病恐惧、血压升高恐惧、死人(鬼魂)恐惧、排尿恐惧、高处恐惧、畸形恐惧、性功能恐惧等。

第三节 强迫类障碍

除了强迫症与恐惧症之外，还有一些心理障碍也存在“患者往往知道不应该或没多大必要，但仍不能控制地出现恐惧心理，进而表现出不适行为反应”的特点，这些障碍和强迫障碍的性格基础也比较接近，我们将这些心理障碍统称为强迫类障碍。对于这些障碍，也可以参照强迫症的治疗方式进行治疗。常见的有以下几类：

1. 焦虑症　焦虑症是一种以焦虑情绪为主的神经症，主要分为惊恐障碍和广泛性焦虑两种。

惊恐障碍是一种以反复的惊恐发作为主要原发症状的神经症，这种发作并不局限于任何特定的情境，具有不可预测性。

广泛性焦虑是指一种以缺乏明确对象和具体内容的提心吊胆及紧张不安为主的焦虑症，并有显著的自主神经症状、肌肉紧张及运动性不安。患者因难以忍受又无法解脱，而感到痛苦。常表现为心悸亢进发作（精神性心脏病或心脏神经症）、晕倒恐惧、神经性呼吸困难发作等。

2. 躯体形式障碍（疑病症）　躯体形式障碍是一种以持久地担心或相信各种躯体症状的优势观念为特征的神经症。患者因这些症状反复就医，各种医学检查阴性和医生的解释，均不能打消其疑虑。即使有时存在某种躯体障碍，也不能解释所诉症状的性质、程度，或其痛苦与先占观念。经常伴有焦虑或抑郁情绪。最常见的躯体形式障碍是疑病症。

3. 神经性厌食（贪食）症　神经性厌食是一种多见于青少年女性的进食行为异常，其特征是：为了减轻体重而故意限制饮食，采取过度运动、引吐、导泻等方法，使体重降至明显低于正常的标准。常过分担心发胖，甚至已明显消瘦仍自认为太胖，即使医生进行解释也无效。

神经性贪食的特征是：反复发作和不可抗拒的摄食欲望及暴食行为，患者有担心发胖的恐惧心理，常采取引吐、导泻、禁食等方法以消除暴食引起发胖的极端措施。可与神经性厌食交替出现，两者具有相似的病理心理机制及性别、年龄分布。

4. 适应障碍　适应障碍是指因长期存在应激源或困难处境，加上患者有一定的性格缺陷，会产生以烦恼、抑郁等情感障碍为主，同时有适应不良的行为障碍或生理功能障碍，并使社会功能受损。病程往往较长，但一般不超过6个月，通常在应激性事件或生活改变发生后1个月内起病。随着时过境迁、刺激消除或者经过调整，基本适应后，心理障碍随之缓解。

5. 抑郁性疾病　在CCMD-3中，抑郁性疾病被分类划入心境障碍，不再列入神经症的范畴。但很多轻性抑郁症和无精神病性症状的抑郁症患者往往存在与上述强迫类障碍相似的性格基础。因此，可以参考本书进行自我疏导治疗。

抑郁性疾病以心境低落为主，常见的症状有：兴趣丧失、无愉快感；精力减退或疲乏感；精神运动性迟滞或激越；自我评价过低、自责或有内疚感；联想困难或自觉思考能力下降；反复出现想死的念头或有自杀、自伤行为；睡眠障碍，如失眠、早醒或睡眠过多；食欲降低或体重明显减轻；性欲减退等。

第四节　患者及病情简介

A：恐惧症——艾滋病恐惧、疑病心理：男，21岁，大学在读。上小学时，就害怕得狂犬病，六年级腿疼，就怀疑自己得了"进行性肌营养不良症"，后来又担心自己是不是得了胃癌。到医院检查，排除后才放心。初中时，在十字路口喜欢看绿灯而不喜欢看红灯；上街时，喜欢写着"给水"的井盖，而不喜欢写着"污水"的井盖，如骑车子压到"污水"井盖，就必须压一个"给水"井盖；不喜欢看带"4"的数字或号码，看到带"4"的，就必须重看一个不是“4”的数字，以此把不吉利抵消。进入高中，压力过大，出现入睡困难，恐惧、强迫症状增多，如总是害怕自己不认识汉字、忘记简单的公式而考试失败，于是总不停地问别人。一亲戚因脑瘤去世，就怕自己患脑瘤。高二时，有一次，感觉腿走路不正常，就怀疑是不是脑瘤压迫运动神经，极为恐惧，感觉人生完了。做脑电图，无异常，但仍不放心，仍然感觉手麻。后来，注意力关注到舌头上，越关注舌头越不自然。后来，网络上出现有关艾滋病患者在网吧椅子上安针头以报复社会的谣言，想到自己经常上网吧，会不会没太注意而被传染上艾滋病，因此陷入痛苦之中，无法上学，逃避在家近两年。不断到疾控中心检测，几乎每月1～2次。而且不断上网查询，看有没有新的艾滋病亚型，问医生到底是不是完全排除了。每次检查结果出来后，能放心几天，但很快又陷入新的担心之中。后与艾滋病相关的症状开始泛化，如怕门窗关不紧，有人会进来，自称并不是怕被偷，而是怕有人故意给自己传染艾滋病。于是，一次次地检查门、窗是否关好，并反复问父母。到后来，怕从洗头房门口经过，甚至见到消火栓的红油漆都有些恐惧，怀疑上面是不是血。只要一出现恐惧心理，就开始分析，并罗列7条不可能的理由，以暂时缓解恐惧。（该患者曾接受过约10小时的个别心理疏导治疗，症状有所减轻，后返校学习。半年后，参加集体疏导治疗，本书所附“A反馈材料一至八”为其参加集体疏导时所写。）

B：强迫症——不洁恐惧（洁癖）：女，40岁，博士。敏感、自卑。中学时，曾为成绩而自卑；一同学说自己大舌头，从此总担心口齿不清。工作后，常担心别人对自己的评价不好。25岁开始，坐公交车总怕弄脏头发；出门骑车，怕别人吐痰，认为会飞到头上，每次回家后都要洗头。2003年“非典”时期，开始每天换外衣，后认为外衣污染了内衣，反复洗内衣。洗脸池和洗衣机下水道连在一起，洗衣服时不许家人洗手，怕脏水回流到洗衣机里。洗好的衣服，怕又碰了脏东西，反复洗。后害怕虫子，洗过的被套，要反复抖，没完没了。后来，特别怕垃圾箱，路过垃圾箱会躲得很远，即便如此，仍怀疑自己碰到了垃圾箱，回家后里外都要洗，有时，一边洗，一边哭。近一年多来，出门害怕碰上狗屎，每走一步都十分小心。有时，没专心注意脚下，或者余光看到有不洁物时，就回头反复看，又怕路人发现自己不正常，所以，尽量不出门。目前症状：洗完衣服，怕拿衣服去晒的过程中碰到鞋子及室内物体，反复洗。因此，不敢洗衣服，让爱人洗。爱人洗好了，还不放心，让其重洗。无论走路还是骑车时，要三步一回头，看看有没有垃圾箱，更怕踩到脏东西。

C：强迫症——不放心恐惧：男，28 岁，大学文化。自参加工作后，对工作中出现的一些特别简单的问题，总是不放心，如某个符号是什么意思，怕出错，怕把简单的问题都弄错了，那些复杂的问题会错上加错，后果不堪设想。但自己也知道那些根本不是问题，自己都知道答案，但就是不放心，怕“万一”，因此，反复问同事。有数字强迫，喜欢 2、4、8，有时看某个字、洗手或做某个动作，会重复 2、4、8 遍。问同事简单问题的时候，也喜欢问 2、4、8 遍，甚至 16 遍。在问的过程中，如果有噪音或者被人打断，要重新再问一遍。在工作或看书时，怕周围有噪音，在家时连自来水都不让家人用。有时在想完某个强迫思维时，自己会用力吸口气或跺脚以示结束，再投入下面的事情。有时强迫思维千变万化，自己不去管，那些思维会在头脑里停留 1 周、1 个月甚至几个月，极为痛苦。

D：强迫症——余光恐惧：女，16 岁，高中在读。自 14 岁起，有一天上课时，注意力集中到了余光中的一个物体上，想到“如果自己的注意力一直在余光上怎么办？”从此就特别怕出现余光，特别是在需要集中注意力的时候，如学习或考试前，越怕出现越出现，对余光越关注就越在意，导致注意力不集中，而且总是不自觉地斜视别人。与别人对视的时候，如果旁边有人，就总是想用余光看旁边的人。越是觉得不应该这么做，越是注意，就越用余光斜视。而且害怕别人会看出自己的不正常，心力交瘁，无法自拔。

E：强迫症——失控恐惧：女，34岁，大专文化。要强，责任心强，敏感，极为在乎他人评价。表面随和，内心波动大，脾气暴躁，对现状总是不满。28岁时，由于情绪波动，失眠多虑，就怕自己这样下去会疯掉。后来看到"疯子"（精神障碍者）就高度紧张，严重时，坐在家里，想到精神病人也很紧张。后症状泛化，看见刀，怕拿刀砍自己，怕自己从楼上跳下去，怕过马路会失控撞汽车，怕死人等。后长期处于焦虑之中，对声音等极为敏感，一点动静就让自己心惊肉跳。

F：强迫症——注意力不集中恐惧：男，24岁，高中文化。小学起，偶尔有强迫念头，但多是一闪而过，并没有受到太大影响。初中成绩很好，但上高中后，由于学习压力较大，一次出现注意力不集中的现象，过分在意，结果越关注越不集中。刚开始上课、看书注意力无法集中，导致成绩逐步下降，未考取大学，到后来做其他事也无法使自己的注意力集中起来，常常充满自责感、内疚感、恐惧感。越想尽力早点摆脱此感觉，注意力"飘"得越严重，越无法轻松，常常处于高度戒备状态，陷入了"越想集中注意力反而越无法集中"的恶性循环和焦虑之中。此外，做事极其要求完美，人际关系极为敏感，别人的一举一动都会有一连串消极的联想。

G：恐惧症——社交恐惧：男，24岁，高中文化。从初一起与女同学渐渐疏远，不合群。高中毕业后参加工作，怕与异性交往，开始不敢看女同事的眼睛，后来发展到所有人的眼睛都不敢看。有时不得不与人交往时，特别紧张，表情严肃，脸部肌肉紧张僵硬。公共场合发言时，极为紧张，常出现口吃、脑子一片空白等。越紧张，目光游离越严重，因此，被动、消极，逃避与人交往。

H：恐惧症——社交恐惧：女，18岁，高中在读。内向，上初中后，和陌生人说话会脸红。高一时，坐在第一排，老师讲课时总觉得不自在，眼睛不知往哪看。每当上课时，总不由自主地往前门看，总会发现同一个男生最后进来。“后来突然怕自己是不是喜欢那个男生了，决定不再往前门看。”之后一直很在意教室里的咳嗽声，但越来越讨厌这些咳嗽声，无论刻意的还是感冒引起的，认为都是针对自己。有人咳嗽一声，心就痛一次，压抑得想吐。也知道是自己太过敏感，因此，每听到一声咳嗽，就命令自己别在意，但此后眼睛常躲躲闪闪，怕被男生看见。越怕被别人看见，眼睛就躲闪得越厉害。后来，不管面对男生还是女生，每次抬头都会刻意地瞥一下周围。走在路上，提醒自己目光正常，不要躲闪，但太累，扛不住就又开始躲闪了，经常一个人默默掉泪。讨厌男生，从没和男生坐在一起过。早操都不敢做，如果一定要下楼排队，总会跑步来回，如果逗留时间太长就会很紧张。

I：恐惧症——死人恐惧：女，63 岁，中专文化。善良、老实、要强、爱面子。小时候性格开朗，家教甚严，后变得内向，遇事易犹豫不决。42 岁时，自家附近接二连三传来死人的消息，就被吓住了，并且牢牢记住了死人的日子，越来越怕死人，对与死人相关的物品如寿衣、黑纱、白花等甚为恐惧。对去世的邻居、亲戚的名字特别忌讳，不能想到这些人名字中的“字”，更不能写或者说，否则就吓得“动弹不了”。在逝者的祭日，患者不能做任何事情，否则，就会觉得不吉利。此外，每次一出现与死人相关的想法或字眼，马上就要默念一些国家领导人的名字，以抵制这种不吉利感，每天出现无数次，就要抵制无数次，疲惫不堪，束手无策。最紧张时，觉得自己手上、脚上、嘴里、眼里都是可怕的东西，不敢动、不敢说话、不敢睁眼睛，手碰到哪里，就觉得那里也有了与“死人”相关的东西，如洗锅或洗碗时，就会觉得把“死人”洗到碗里、锅里了。因此，家务活也没法做。近些年，心情烦躁，脾气大。心身疾病症状多，内分泌失调严重，肺、心脏都有慢性病，感冒、咳嗽是家常便饭，疾病纠缠自己几十年，痛苦万分。

J：抑郁状态：女，27岁，大专文化。内向，与人交往少，自我封闭，缺少安全感。20岁开始出现紧张，整天心神不宁，易失眠，怕别人不喜欢自己，失落感较重。工作后，长期失眠，回家后总是担心工作没做好，放心不下。由于长期失眠，过于痛苦，数次自杀未遂。后因为工作和人际关系的压力，致使无法工作，向单位请假，说明有抑郁症，休息在家。又因同事知道自己的抑郁症而苦恼，觉得没脸见人，无心思做任何事情，逃避与人交往。

附：心理疏导治疗的要求

1. 联系自己，举一反三　心理治疗是通过自我认识、自我解剖，逐步改变自己看待事物角度的过程。认识的转化是怎么来的？通过将心理医生讲的和自己联系起来，才能转换为自己的认识。这种认识、新领悟就是来自于和自己的联系。比如，看"心理疏导疗法"相关的书籍，绝对不能将其当成故事或者小说一样去看，不能看到书里面有好多病例，觉得挺好玩的，真好笑……你如果把它当小说或故事看，对你就没有任何用处，要避免只了解而不与自己联系。不但要联系，而且一定要去实践。病友之间互相交流时，觉得别人比自己还可笑，往往有时是"别人讲别人的，自己想自己的"，不与自己联系，不反省自己的症状是否可笑，不转化自己对病态的认识，也认识不到自己性格上有哪些问题，光看人家可笑，那能行吗？只有联系自己，积极实践，学会改变，才能不断进步。

很多人都有这样的体会：看了一些心理学的书，书上告诉了你一些道理，或者教你如何调整心态，看过后，往往会感觉轻松不少，似乎看开了许多，但没过几天，就又回到从前，感觉烦恼依旧。这就是把心理治疗的书当成故事看，没和自己联系，无法深化认识的缘故。浮于表面，就很难有触及内心深处的认识和改变。

2. 及时撰写反馈材料　什么叫反馈？每天听过讲座，

和大家交流以后，自己有什么新的认识和体会，把它写出来，就叫反馈（**作者注：看本书进行自我疏导时，最好看一章能够写1～2次反馈**）。有的患者写反馈时只是原封不动地照搬心理医生讲的话，再重复一边，这不能叫反馈。知道了，一定要结合自己，进行剖析、实践，然后才能逐步转化为自己的认识。原来是如何认识的，通过讲解以后，现在又是如何认识的，将认识的转化过程写出来就可以了，一定要写自己的认识和体会，即新领悟。如果大家只是听听、看看，之后有什么新的领悟、灵感不写出来的话，很快就会忘掉。灵感或领悟是经过一定实践和摸索后，某种豁然开朗的感觉，或突然出现的思想火花，这种领悟是认识不断提高的主要标志。正是通过这些小领悟的积累，才能逐步形成大的突破。灵感或领悟的特点是稍纵即逝，也许今天的灵感，将来很难再回忆起来，不进行记录或积累，也会影响自己的提高和进步。因此，自己平时有什么灵感，可以随时写下来。反馈内容可包括对心理障碍、对症状的态度、对人生、对世界的看法等认识的转化。鼓励有感而发，但一定要有的放矢，而不是沉溺于幻想、抱怨和逃避的自怨自艾。

反馈的另一个作用是，症状反复时可以参阅。即使经过一段时间的实践，症状有所减轻或消失了，但遇到挫折或某种类似的情境，往往会出现反复。此时，可以翻阅以前写的反馈，曾经的认识往往会对迷雾中的你有所启发，有利于战胜反复，走出困境。认识和提高是一个不断领悟、由浅入深、循序渐进的过程，写反馈其实是对自己负责。

此外，在写反馈时，不要犯要求过高的毛病，好多人总感觉不知道如何写。其实，写反馈并无具体要求，有什么感悟都可以写出来。有的人总感觉到自己的反馈写得有点杂乱，写得不够好；还有的在写反馈时，一直在想“怎么写”。

反馈不需要文采，怎么想的，有什么感悟，有什么问题，都可以写出来，写成“一锅粥”也没关系，就怕不去思考，不和自己联系。因此，心理治疗的效果往往跟文化程度关系不大。有的人文化稍微浅一点，他能认识一点做一点，勇于挑战，自我突破，同样走得非常快，而有的人文化程度很高，却处处逃避，就会举步维艰。

3. 认识与实践相结合　关于认识和实践的问题，即“知道一点，做一点”。否则，光说不做或只想不做，不可能有任何进步。“做”是第一要求。当然，在“做”的基础上，深化认识，才能不断提高。关于实践的重要性及如何实践，后面会有详述。

有问必答(一)：关于症状及心理治疗的困惑

1. 症状是否会传染？

很多患者会担心：参加集体治疗，这么多不同症状的人在一起，看到其他人的症状，“万一”自己也控制不住，和别人一样想或做，怎么办？如果自己原来的没治好，又将别人的症状拉到自己身上，那岂不是雪上加霜？因此，有的连心理治疗的书籍都不敢看。这种担心大多数患者都曾有过，很常见。一方面，这种担心可以理解，说明心理障碍让人何其痛苦；另一方面，这正是其不自信、胆小、敏感性格的体现。这也是每次都要解释的问题，参与者尽可放心，心理疏导治疗主要就是解决各种各样的“怕”字，后面会讲到如何解决这些怕字，当然可以把这种因不自信而产生的“被传染”的“怕”作为一种病态心理去处理，最后都会一并解决掉。

2. 在做心理治疗时，还需不需要服用药物？

有人说，抑郁、强迫与大脑神经递质系统功能异常有关。认为5-羟色胺(5-HT)的活动减弱导致强迫症产生，用调节

5-HT 的药物治疗强迫症。神经递质是什么？神经细胞合成的一种化学物质，负责在神经细胞间传递信息，如邮递员一般，可称为化学信使。其浓度会随着组织或器官的兴奋与抑制而变化。其实，正如人一紧张，血液中肾上腺素就会增加一样，心理障碍者 5-HT 功能异常只是结果，持续的“怕”、担心、紧张、焦虑才是原因。通过药物可以缓解症状，但很难巩固疗效。但这并不是反对吃药，而是要标本兼治。一般情况下，应以心理治疗为主，必要时辅以适当的药物治疗。情绪过分低落或过分焦虑时，药物能够在一定程度上缓解症状，通过药物改变生理状态，更有利于心理治疗的开展，此时，可采用心理治疗结合药物治疗。

下面这个比喻可以帮助大家理解心理治疗与药物治疗的关系：正常的心理就像平静的水面，有时静水微澜，但水并不沸腾；心理障碍则像沸腾了的一锅水，不再平静。药物相当于向沸腾的锅里加凉水——能暂时起作用，但不能解决根本问题，吃了一段时间药，好一些，但不久之后水又沸腾了，感觉药效不明显了；而心理治疗，相当于釜底抽薪，逐渐把下面的火撤掉，才能使沸腾的水面逐渐平静下来。因此，药物不能从根本上解决问题，药物不可能让一个追求完美、过分敏感、处处顾虑的人变得无所谓，也不可能让一个胆小的人变成“武松”。药物治疗与心理治疗是治标与治本的关系，标本兼治更为科学，效果更好。

但若要减药或停药，需要找专业医生进行指导，切莫自行减药或停药。

3. 神经症与神经病、精神病有什么区别？

神经症是一类常见心理障碍，如强迫、焦虑、恐惧、疑病等的总称，它是一个很宽泛模糊的概念。神经病是神经系统出现了器质性的变化导致的躯体症状，如脑出血、高位截瘫、脑炎后遗症、卒中后的嘴歪眼斜等。神经症与神经病有着根本的不同，而老百姓所说的神经病往往指精神病，是不科学的说法。那么，精神病与神经症有什么区别呢？精神病属于精神障碍，神经症属于心理障碍，两者的最大区别是患者是否具有自知力。什么叫自知力？就是自己对自己的心理或精神障碍的认识能力。心理障碍者往往知道自己的心理出现了问题，因此，一般会积极求治；而精神障碍者往往没有自知力，自己意识不到自己精神有问题，一般不会主动求治，往往是被家人送至医院诊治。由于自知力的差异，神经症与精神病的治疗方式存在较大差异：精神病以药物治疗为主，心理治疗为辅；而神经症以心理治疗为主，药物治疗为辅。

精神病有很多种类，最常见的是精神分裂症，常表现为幻觉、妄想等。幻觉，是指一种没有相应的外界刺激而出现的虚幻知觉。常见的幻觉包括幻听和幻视。幻视，就是别人看不到的东西他看到了，比如看到背后有人跟踪自己。幻听，根本没有人与他讲话，他却听到有人讲话，而且说的多是与自己相关的、不利的话，例如议论、辱骂、命令性的语言等。妄想常表现为关系妄想、被害妄想、影响妄想、嫉妒妄想等，这些妄想的内容是脱离现实且与现实环境不一致的，是一种病态的错误的判断推理，是一种用现实不能说服的病理信念，所以内容常常是荒谬离奇的。有些心理障碍者常感觉："我总怀疑别人说我不好或看不起我，那算不算精神分裂呢？"这种怀疑往往是一种过度自卑的表现，并不属于妄想。

4. 我总感觉我的问题最特殊、最难！

大家经常觉得自己的症状和别人的不一样，自己的问题最特殊、最难。因为痛苦在自己身上，只有自己能体验到。从表面看，别人状态好像都不错，能说会笑，而自己却痛苦异常，因此，都有自己的问题是最难解决的感觉。一方面，说明你对症状完全失去了信心，对自己也失去了信心；另一方面，这是你被自己的症状"催眠"的结果，太过关注自己的症状了。无论是强迫症还是抑郁症，不可能找到两个症状完全一样的人，不要认为自己就是特殊的，和别人是不一样的，这些想法都是在逃避。

5. 我的记忆力严重下降，是不是脑子出了什么问题？

出现了心理障碍，由于病态思维的干扰，绝大多数人注意力会不集中。"怕"、紧张感、心境不佳等都容易影响注意力。在做事情的时候，那些担心、忧虑不断冒出来，当然会干扰自己的注意力。

很多人出现了心理障碍后，记忆力会大大下降，感觉自己"笨"了许多，因而困惑不已，有的甚至怀疑自己是不是大脑出了什么问题。实际上，记忆力和注意力密切相关，当注意力不集中时，记忆力就不可能好。因此，当注意力不集中时，不少朋友出现"一句话一句话我都明白，但一段话是什么意思，我却不明白了"，甚至"一个字一个字都认识，但一句话是什么意思，却不明白了"。这正是因为患者紧张，进而导致注意力不集中所致，并不是大脑出了什么问题。

6. 由于症状干扰，做事情时注意力容易不集中，怎么办？

在我们这个疏导班，这种注意力不集中的情况是很普遍的。比如，参加这个集体疏导班，在听课的时候，那些病态的症状仍在出现，听课时无法完全投入，怎么办？能听多少听多少，哪怕你听百分之二三十也行，当然你能听百分之七八十更好。如果注意力不集中，出现了"我能够过来不容易，一定要把老师讲的一字不落地听进去，全部吸收了"的想法，那就过了。越想听进去，结果往往会越糟糕。对自己要求越高，就会听得越少。你本来能听 50% 的，一这么要求，可能连 30% 都听不进了。所以，能听多少是多少，要求低了，反而听得更多。

7. 有心理障碍，是缺乏意志力吗？

并不是这样的。由于病态思维的干扰，现在很多事情都不能很投入，干什么都觉得烦躁，真正等到症状对自己的干扰减少以后，对自己感兴趣的事情就可以全身心投入了。患者不是缺乏吃苦耐劳的精神，而是受症状控制，往往让症状牵着走。比如，有些强迫症患者洗衣服可以洗很长时间、很多遍，这说明并不是缺乏吃苦耐劳的精神，只是将意志力用错了地方。

第二章 认识强迫类障碍

什么叫心理障碍？指影响个体正常行为和活动效能的异常心理。可以看出，心理障碍会让人的行为受到干扰，学习或工作效率受到影响。例如，有些想法，不愿想，但控制不住；有些行为，不愿去做或感觉没有太大必要，但不做更难受。心理问题很多人都有，但什么样的心理问题才构成障碍？看对你日常生活的影响程度和你自己感受到的痛苦程度。例如，如果每天有几分钟的焦虑或情绪低落，很正常。如果每天有几个小时处于焦虑或抑郁之中，可能就有障碍了。

那么，强迫类心理障碍是如何产生的？又有什么特点呢？

第一节　强迫类障碍是如何产生的

一、神经细胞的兴奋与抑制

心理是大脑的功能，大脑是心理的器官。大脑皮质神经细胞的活动有两个基本过程：兴奋过程与抑制过程。“兴奋”就是大脑神经细胞工作，“抑制”就是休息。只有保持兴奋与抑制过程的对立统一，才能保障正常的心理活动。比如，早晨起来很清醒，大脑神经细胞兴奋性上升，抑制性下降，我们开始了一天的工作。到了晚上，大脑神经细胞兴奋性下降，抑制性上升，当进入弥漫性抑制时，即入睡了。这是由于大脑神经细胞的功能在变化，由兴奋到抑制，由抑制转兴奋，兴奋和抑制循环交替。生物钟协调着大脑神经细胞的兴奋与抑制，就像汽车发动机的活塞运动一样，一上一下，保持着抑制与兴奋的对立统一，进而保障正常的心理活动。

二、症状的产生

只有保持大脑神经细胞兴奋与抑制过程的对立统一，才能保障正常的心理活动。而对于强迫类障碍者，这个对立统一关系常常被干扰而失去平衡。比如晚上很困了，神经细胞该抑制了，但由于心态不好，往床上一躺，就胡思乱想，“过去的、将来的，发生的、未发生的”不断涌上心头，有的甚至过分关注睡眠本身，导致神经细胞的兴奋性下不来、抑制性上不去，从而出现难以入睡等暂时的紊乱。倘若心理素质较好，调整得好，兴奋抑制暂时的失调是比较容易恢复的。但如果心理素质不好，总是不放心，持续焦虑就会导致兴奋和抑制长期处于僵持状态，升降不到位，就像白天和黑夜不能正常交替一样。如果抑制与兴奋持续不协调，长期僵持，大脑的神经细胞就会出现疲劳状态，进而出现功能的失调。失眠者往往在床上煎熬的时间长了，抑制性暂时上去了——勉强睡着了，但由于抑制上升不到位，一旦进入浅睡眠期，就很容易醒来，兴奋性很快上升，从而出现容易早醒或醒后不易入睡的情况。

大脑疲劳状态的存在可能有两种形式：①可能是长时间兴奋占优势，抑制下不去，就会表现为自制力减弱、易激动、易发脾气、暴躁、伤感、坐立不安、情绪不稳、失眠多梦、易惊醒、对冷热敏感、出汗、手抖、恶心、呕吐及反射亢进等。②可能是长时间抑制占优势，兴奋上不去，就会出现整天少气无力、注意力不集中、记忆力差、对事物不感兴趣、情绪低落、食欲减退、性功能减退、月经失调或闭经、意志消沉等。总而言之，疲劳的机制就是兴奋与抑制不协调。这种不协调时间长了，就导致了心理障碍。

大脑疲劳实际是大脑神经细胞功能的疲劳，即大脑神经细胞处于功能性失调状态。为说明大脑疲劳状态，拿举哑铃打个比方。如果该运动时运动（举哑铃），该休息时休息（放下哑铃），这样，能够劳逸结合，就不会导致手臂疲劳。相反，如果让人长时间一直举个哑铃，保持一个姿势，时间一长，手臂就会发酸，恐怕要休息几天才能恢复。这个"酸"不代表手臂有器质性损伤，而仅仅是功能性的疲劳。我们的大脑神经细胞也一样，长时间处于紧张状态，无法得到很好的休息，也会发"酸"，即大脑疲劳。如果通过自我认识，逐步调整我们的性格，对原来担心的不那么在乎了、不那么关注了，大脑神经细胞的功能就会逐渐恢复到正常的有机统一状态。

抑郁和焦虑是两个最典型的负性情绪，也是最常见的。抑郁和焦虑是由于心理素质不高，情绪波动，持续烦恼而引起的大脑疲劳状态。因此，首先要弄清心理障碍的原因是什么，找到根源，逐步解决。即本应平静的水沸腾了，就要明白"火"是怎么烧起来的，然后釜底抽薪，才能从根本上解决问题。

心理疾病形成于性格基础之上。强迫症患者的性格往往具有一个突出的特征，那就是过分的忠厚、老实、严谨、拘泥、刻板、认真、程式化、循规蹈矩、伦理道德观念过强、自我要求过高、自尊心过强、凡事都要求百分之百准确、追求至善至美、依赖性强、独立性差，这些都属于性格偏移或性格缺陷。本来，忠厚、老实、认真、严谨等都是优点，但凡事过犹不及，过分了就成了一种缺陷。性格缺陷使个体从幼年期开始心理上就有压抑感，表现为少年老成，像个小老头。这样从小精神紧张，日积月累，到一定时期就会饱和，如果遇到压力，负荷量过大时，矛盾就会激化，进而出现强迫、恐怖等症状。这就说明为什么这类症状多在青春期出现。换句话说，由于自幼有意无意地长期紧张，久而久之在大脑皮质上形成的兴奋区，医学上叫做“惰性病理性兴奋灶”，它的特点是不易消失，这一长期形成的病理兴奋灶就是强迫或恐惧症状较顽固的原因。

大脑皮质的兴奋与抑制存在相互的诱导关系。大脑皮质某一区域的抑制引起另一区域的兴奋叫正诱导，大脑皮质某一区域的兴奋，引起另一区域的抑制叫负诱导。当一个惰性病理性兴奋灶形成以后，由于负诱导的关系，在它的周围就出现抑制网，并将它包围起来，使兴奋进不去，这就使思想专注在这一点上而摆脱不开。为什么我们情绪稳定、心情轻松愉快的时候感觉症状减轻或消失，而在情绪低落、心身不适的时候感觉症状加重了呢？因为当心情愉快时，大脑神经细胞的兴奋性增强，由于负诱导的关系，惰性病理兴奋灶就会相对抑制，病态兴奋暂时被压下去。当心情不愉快或疲劳时，大脑神经细胞兴奋性减弱，抑制增强，由于正诱导的关系，病理兴奋灶就会增强，甚至扩散到大脑其他区域，这时就会由原来只怕一两样东西，变得怕很多东西，而且摆脱不了。

在强迫与恐惧症状中，一般是由与某条件相联系的惰性病理性兴奋灶造成的。这种联系开始可能是由于某一外界刺激引起的，以后这一刺激虽然不存在了，但这种联系却固定了下来，形成了一种病态的条件反射。例如，某个患者一次偶然丢了钱，紧张恐惧，以后就出现怕丢钱的强迫和恐惧症状，丢钱这一外界刺激虽然早已不存在，但与此相联系的恐惧心理却固定下来，由此发展下去，继而出现了怕买东西、怕点发票、怕发报纸等症状。所以说，在大脑疲劳基础上形成的惰性病理性兴奋灶，就是强迫症、恐惧症形成的机制。

当然，我们说在大脑皮质上形成了一个固定的兴奋灶，这只是大脑皮质的某些神经细胞的兴奋与抑制失调，是暂时的功能性的失调，而不是脑子里长了某种东西。

我们遇到过很多泛化的例子。比如，一个女患者，到了青春期，对异性很敏感，本来很正常，但由于她伦理观念过强，压抑这种感觉，开始不敢接触自己喜欢的异性，再发展到只要是异性就躲，后来，怕注意异性的敏感部位，到最后甚至连同性的敏感部位也怕。这些症状看起来好像五花八门，实际上都是性格的问题，自己把自己“框死”了。

三、要不要给自己扣帽子?

心理问题每个人都有，如偶尔的烦恼、焦虑、抑郁、恐惧等，但并不是有心理困惑，有焦虑、抑郁或恐惧情绪就叫有心理障碍了。只有这种焦虑、抑郁或恐惧出现比较频繁，严重干扰了自己的日常生活，才能称之为心理障碍。比如，一个人爱干净，每天多洗几遍手或平时比较注意卫生，但还没有对自己的日常生活造成太大影响，就不能叫有障碍，但如果一个人过分怕脏，每天洗手几十遍、上百遍，或每次洗手要数十分钟，严重影响了日常的生活，就可以说有障碍了。

读者可结合前面所讲的，想想自己的问题。自己属于什么？无论抑郁症也好，强迫症也罢，只是一个名词而已，医生作出诊断，只是他们的工作需要。可以暂时定义一下，帮助自己理解，但并不是让你给自己扣帽子。“我有强迫症，那我就低人一等，别人肯定会看不起我。”实际上，大家都是正常的，很多人取得了较大的成就，只是形成了一种不好的思维习惯或行为习惯，处处顾虑太多而已。知道自己是性格过头、严谨过头了，知道自己问题的根源在哪里，然后进行适当调整就可以了。

换个角度看，强迫对我们也是有好处的。比如，有不少人有点强迫性格或完美性格，做事情很仔细、很认真，就会让人很放心，领导往往会比较器重。有过心理障碍的人，对生活、对人生、对世界都会有一番更为深刻的认识。因此，强迫有时是有好处的，只不过这个好处的代价确实太大了，是以巨大的痛苦换来的。此外，按照进化心理学的某些观点，强迫可能也是人从动物时代长期进化的产物。为什么敏感，容易紧张？为了提防天敌或入侵者的袭击，准备随时逃跑。为什么怕脏？为了安全啊，不注意卫生，确实容易生病，生命就会受到威胁。但凡事都要有个度，如果这些不安全感过度了，过犹不及，就让我们痛苦了。完美性格是把双刃剑，过头了，就会表现出不利的一面。

强迫症状能不能完全改掉？当然可以，很多患者接受心理疏导治疗后，症状逐渐消失，就充分证明了这一点。如果能把性格的过头之处稍微矫正一点，做事情比较严谨，同时又不过度，不经常为此痛苦，心态能够相对平和，就是非常优秀的了。

我们的观点一直是让患者摘帽子，而不是扣帽子。

知识补充：条件反射

反射一般可以分为两大类：非条件反射和条件反射。

非条件反射是指人生来就有的先天性反射，是一种比较低级的神经活动，例如膝跳反射、眨眼反射、缩手反射等都是非条件反射。梅子是一种很酸的果实，一吃起来就让人口水直流。这种反射活动是人与生俱来的，因此也属于非条件反射。

条件反射是人出生以后在生活过程中逐渐形成的后天性反射，是在非条件反射的基础上，经过一定的过程，在大脑皮质参与下完成的，是一种高级的神经活动，是高级神经活动的基本方式。多次吃过梅子的人，当他看到梅子的时候，也会流口水。这就是他在曾经吃过梅子流口水的基础上完成的，因此望梅止渴是条件反射。

最经典的条件反射是19世纪末20世纪初前苏联的生理学家巴甫洛夫用狗所做的实验。每次喂狗食物的时候，同时敲下铃，吃东西时当然都会流口水。很多次以后，不给食物，只敲铃，狗也会流口水。狗的进食反应与铃声之间就是一种条件反射关系。俗话说，“一朝被蛇咬，十年怕井绳”，这也是一种条件反射。

很多心理障碍者具有的是一种病态的条件反射，即想到、看到、听到某个事物或身处某种情景，不由自主、习惯性地出现某种不良反应。

第二节 强迫类障碍的特点

一、青春期是强迫类障碍的高发期

如图1所示，随着年龄的增长，个体的生理水平特别是激素水平会有较大的变化。从婴幼儿时期，激素水平会缓慢地发展，直至进入青春期。青春期一般是十一二岁到二十四五岁这一阶段，女孩子一般十岁就进入青春期了，男孩子可能会晚一两年。这十五年可分为青春前期、青春期和青春后期，真正的青春期大概就是十四五岁到十九、二十岁这个阶段。这个阶段是心理障碍的高发期。青春期是一个生理、心理发展的高峰期。在这个时期，各方面的生理水平迅速发展，第二性征的出现给他们的心态造成了冲击，他们面对自身的变化常常感到不知所措，从而产生了浮躁心态和对抗情绪；同时，青春期的孩子自我意识迅速增强，往往感觉自己已经是个成年人，因此在面

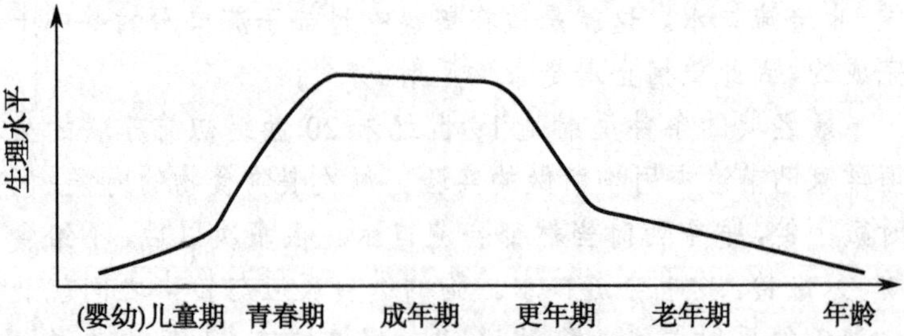

图1 人生发展示意图

对问题时常常呈现一种幼稚的独立性，并未成熟的他们会处在自我矛盾和怀疑之中。这个期间的发展是非常复杂、充满矛盾的，主要特点是身心发展不平衡。成人感与半成熟现状的矛盾给心理带来的特殊变化，加之青少年如今面临的各种压力，如果他们的性格不能适应这些生理、心理发展和外界压力，就会出现适应不良，甚至心理障碍。

我们这个治疗班，D 是最小的，才 16 岁。虽然年龄小，但她什么都懂了。因此，我告诉她妈妈："大道理不要讲，讲多了她还觉得啰唆，嫌你烦。"在这个时期，心理与生理水平发展得非常快，思想变得非常活跃，所以会出现一些丰富的联想。如果我们走偏了，钻进去出不来，就容易形成心理障碍。比如，对待死亡的问题，八九岁之前的孩子，偶尔会想："人为什么会死？"这是正常的，但是有的孩子到十四五岁还在钻这个问题，并且常为之烦恼，很可能就形成强迫思维了。2004 年 12 月，南京一所很好的中学有三个高三学生到鲁教授那里进行心理门诊。一个是精神障碍的，还有两个是强迫症。其中一个 10 岁的时候想过"死亡"的问题，曾经烦恼了几天，但很快就过去了，没有造成大的痛苦，到十六七岁时，他又开始冒出这个念头，而且怎么都甩不掉，最后连学也无法上了。

青春期以后就是成年期。相对来讲，这个阶段心理和生理相对稳定一些。成年期后就是更年期。在这个时期，女性的生理、心理变化会更明显一些，也常被称为围绝经期。女性的更年期一般在 45～55 岁，进入更年期的早晚因人而异。处于更年期的人，激素水平下降较快。有数据显示，大约 30% 的女性会出现更年期综合征。更年期综合征症状很多，常见的如更年期焦虑、更年期抑郁、更年期偏执等。更年期焦虑、抑郁常表现为没有任何原因的、莫名其妙的焦虑和惶惶不安感、情绪低落。更年期偏执也很常见，多表现为过分固执、钻牛角尖，不讲道理。很多人年轻的时候心理素质就不高，情绪波动大，常坐"情绪过山车”，以后年纪大了，就可能会有各种心身疾病，如高血压、冠心病等。特别是女性，如果本来心态就不好，到时候会更容易出现更年期综合征。所以，在年轻的时候必须提高心理素质，否则，再过若干年，到了更年期时，碰上孩子处在青春期，“两强相争”，关系就不容易融洽了。

60 岁或 65 岁之后，就进入了老年期。老年期慢慢进入生理逐渐衰退的阶段，但幅度相对是比较缓慢的。当然，年轻时有心理障碍，如果一直没治好的话，到老年期可能还会烦恼和痛苦。有些人会认为，现在年龄小，钻牛角尖，随着年龄增长，社会经验多了，他的心理障碍自然就会消失。一般情况下，这是很难的。因为，不刻意去进行锻炼、提高，一个人的性格是很难改变的。比如，有些社交恐惧者平常怕见异性，有的人认为结婚以后他就不怕异性了，可结婚后，他往往还是会怕。他（她）可能对妻子（丈夫）不怕了，对其他人却还是会怕。在集体治疗期间，包括回去之后的几个月内，如果不懈努力，这段时间会成为心理素质提高最快的时期，随着心理素质的提高，那些症状就会慢慢淡化。症状减轻后，后面艰巨的任务，仍然是提高心理素质。因为，谁的心理素质越好，谁就越快乐。**因此，心理素质是不会自然而然提高的，需要我们“活到老，修炼到老”。**

鲁教授曾治疗过一个 72 岁的老医生，他一辈子在心理失衡和情绪旋涡中度过，后来全身到处都有毛病。经过疏导治疗后，面貌焕然一新。原来参加鲁教授集体疏导班的，还有一位退休的特级教师，快 70 岁了，她参加疏导时已经是肝癌晚期了。知道了自己的病情以后，她的性情大变，觉得丈夫不顺眼，嫌儿子不孝顺，女儿不听话，抱怨不止。参加集体治疗时，肝区疼痛，但她一直坚持了 10 天。经过 10 天的治疗，她的病情和痛苦并没有减轻，癌症还在继续发展，治疗结束 12 天之后，就离开了人世。后来，她女儿给鲁教授的来信中说：“您特殊地照顾了我的母亲，我母亲离开了学习班之后，虽然仅过了 12 天病魔就夺走了她的躯体，但是她的精神给我们留下了宝贵的财富。在她最后的12天中，她的刚强、坚强、顽强，在我们做儿女的心中永远不可磨灭。如果没有这10天的心理疏导，我母亲还像以往那种情况，离开我们时，就很难想象了。”在下面会讲到心身疾病：如果一个人总是情绪不好，心情波动，焦虑、抑郁，会引起一系列的身体反应，时间长了当然会出现心身疾病。患者I，我非常尊敬她，63岁，还千里迢迢地来参加治疗班，这份信任让我十分感动。她从小情绪就不是很稳定。好多人会想：你已经这么大年纪了，就算了，不要治疗了，但她坚持来了，这个觉悟是很高的。早一天改变心态，早一天获得阳光。她的选择值得每一个人学习，她的勇气也让我非常佩服。

二、症状的波动性

心理障碍的症状一般具有波动性，在外界压力不大或有真正发自内心的愉快感时，症状会减轻甚至消失，但如果遇到挫折、困难或压力过大时，症状就会反复，甚至加重，这也是疾病的规律。一些有强迫症状的人，如果某一段时间过得很顺利，即使不经过治疗，他的症状也可能会好很多，甚至一两年没有症状，但一遇到困难，症状就会卷土重来，甚至有濒临绝境之感。我们经常遇到这样的情况，学生一放假，没有考试压力，没有人际关系的压力，就感觉症状好很多，一开学就又不行了。所以，有的学生利用假期接受心理疏导，提高一下心理素质，将来会走得更为顺利，学习、工作效率会更高，这是很好的。

三、强迫类障碍的普遍性

现在，患心理障碍的人越来越多，我所工作的高校里，每年新生入学后都要进行心理筛查，结果显示，每年都有大约15%的学生患有一定程度的心理障碍。这个数字是相当惊人的。但是，这15%里真正去寻求心理咨询与治疗的可能有10%就不错了，很多学生虽然长期压抑、痛苦，但由于过分敏感或偏见而不敢或不愿求助。

不少明星、公众人物也有心理障碍。比如英格兰球星贝克汉姆就患有强迫症，摆放东西一定要整整齐齐，否则就睡不着。中央电视台著名主持人崔永元曾患有抑郁症，追求完美，自我要求太高，加之太过正直，很多东西看不惯，慢慢地进入了抑郁状态，活得很累。诸葛亮也有类似强迫的性格，做事认真仔细，什么都要管，军队里处罚一个小兵二十军棍的事他都要管，"事必躬亲"，五十多岁就去世了。香港歌星张学友的太太罗美薇患有洁癖，家里不停地换菲律宾佣人，3 年换了 21 个。因为要求菲佣按照她的"怪异"心理做事，要么对方受不了她，要么她受不了对方。她的"怪异"行为很多，比如除了家人、丈夫和照顾女儿的佣人外，其他人一律不准接触女儿；每次外出用餐，罗美薇都自备碗筷，拒绝使用餐厅提供的餐具；每次全家外出旅行住酒店，她第一件事就是跑进浴室，把马桶、洗脸盆和浴缸洗干净，然后再把消毒药水洒在地毯上。此外，罗美薇的性格中也有很刻板的一面，她自己也曾公开说过："我喜欢按时间表去生活。"自己活得累，别人跟着也累。张学友说："她比较完美主义，但现在愈来愈少为这个争执，因为我也愈来愈爱干净了。"倒是两人对女儿的教育问题会有争执，因为老婆要求高，他则希望孩子快乐长大就好。

第三节　强迫类障碍的根源——性格之"过"

一、关于性格

什么叫性格？性格的定义很多。一般认为，性格就是在先天的基础上从小逐渐形成的、习惯化的看待问题的态度及行为方式。疏导疗法一般将性格分为强型、弱型、中间型。强型的特征是：好强、好胜、任性自负、以自我为中心、凡事我说了算、暴躁、情感丰富强烈、自制力差；弱型则相反，胆小怕事、敏感多疑、好幻想、有事不外露、积极性差、依赖性强、犹豫、孤僻好静；中间型（均衡型）则冷静沉着、开朗乐观、积极性强、适应能力好、勇于克服困难、善于解决矛盾、好活动、情绪稳定、有自制力。

正因为性格有强、弱、中之分，那么具有不同性格的人，对于同样一个外界的刺激，反应也是不同的。例如强型的人往往不经考虑就激动起来，大发雷霆，引起神经系统的紧张性兴奋，久而久之就会出现大脑疲劳。弱型性格的人有事闷在心里，自己一个人苦思冥想，越想越多，最后也易导致大脑疲劳。而均衡性格的人，则能以积极乐观的态度去对待问题，解决问题，并能较好地适应环境，再困难的事情都能以轻松的心境去处理，不给自己制造压力，这样就不易出现大脑疲劳。强型和弱型虽然具有完全不同的特征，但最后导致的结果都是一样的，这就充分说明“外因是条件，内因是主导”的道理。

不同性格的人物在古典名著里都有生动的描写。《红楼梦》里就有这三种性格的典型人物。哪个人是强型性格的代表？王熙凤。她是贾府的大管家，能力很强，什么都归她管，但是这种人往往很累，后来被抄家之后一病不起，这跟她的心态也有很大关系。可谓“机关算尽太聪明，反误了卿卿性命”。弱型性格的典型代表人物呢？林黛玉，她是个极聪明的女孩，但却有太多敏感和压抑，而且体弱多病。“心较比干多一窍，病如西子胜三分。”为什么体弱多病？我感觉她可能有一定心理障碍，她天天会烦这个、烦那个，为一点小事生气。这说明什么？她敏感，同时也是一个要求完美的人，而且往往有话不讲，就那么憋着，结果憋出了一身病。中间型的代表是谁？薛宝钗，她“稳重平和，待人接物，不亲不疏，不远不近”。“可厌之人，亦未见冷淡之态，形诸声色；可喜之人，亦未见醴密之情，形诸声色。”正是因为有这种“涵养”，她虽在尔虞我诈的贾府，却能如鱼得水。

人的性格很复杂，在我们身上，往往是强型和弱型都有，唯独缺少中间型，即面对现实的从容与平和的心态。

二、人群的两端——心理都不健康

有时我们看问题过于极端，往往是非黑即白、非好即坏。例如，判断一个人时，要么认为是好人，好得可以为其两肋插刀，要么是坏人，坏到恨不得把他杀了，看问题缺乏灵活性。实际上，我们这个世界没有绝对的黑，也没有绝对的白，而是处于一种中间状态，即灰色。很多人既不是那么好，也没有那么坏。我们应该好好结合自己去思考，逐渐从极端与“牛角尖里”走出来。

人群的性格总体呈正态分布，类似纺锤形，即中间多，两头少。中间的相对健康，两头的则是过头的性格。人群的一端就是那些性格严谨过头以致出现障碍者，他们可能拥有令人羡慕的条件，别人觉得他们应该活得很快乐，但他们却过分敏感，常常陷于自我斗争，活得很艰难。人群的另一端是过分“皮厚”者，吊儿郎当，从来不在乎别人的评价，不讲伦理道德，无规则意识，甚至拿法律当儿戏，就像街头有些小痞子、小混混，甚至像监狱里的某部分人，都处在这个极端。前一个极端的人，胆小怕事，谨慎小心，经常自卑，偶尔自大，属于心理素质较差的。那么另一个极端的人呢？他们似乎天不怕、地不怕，心理素质就好吗？其实不好。我曾经几次去过江苏省少管所，给少年犯做心理辅导，他们的心态实际上也很不好，多数表面显得自大，内心却很自卑。为什么？他们很多从小成长的环境不好，养成了不好的习惯，进入学校，往往成绩不好，不少被处分过，走上社会后，易受歧视。因此，内心是非常自卑的。看来，两个极端的人不是自卑，就是自大，常常陷入自大与自卑之中，唯一缺乏的就是平和的心态。

一般人情绪都有波动性，有时感觉较好，有时感觉低落，但一般都控制在一定的范围内。倘若超出了一定范围，就会走极端，表现得过分自大或过分自卑。例如，顺利的时候，感觉自己无所不能，遇到点挫折，就感觉自己一无是处。在我们身上，往往自卑比自大更多一些，自卑常常成为生活的主旋律。有的人自卑起来，觉得自己什么都不如别人，看不到自己的优点，但实际上他的条件可能很好，无论是学业、经济、家庭、长相等。拿自己的缺点去与别人的优点比较，当然就会感到痛苦。虽然我们常常自卑，缺少自信，但有时偶尔会感觉到自己很了不起甚至无所不能，又走向自大的一端。我们缺少的是一种自信、平和的心态，而真正的强大正是内心的平和、心态的稳定。自卑、自大就像一对孪生兄弟，其实都是脆弱的表现，平和才是一种最强大的力量。有些人一生几起几落，但能屈能伸，最后仍然能走向胜利，而有的人受到一些打击，就受不了，消沉下去甚至选择轻生。**强者强自内心，最强大的人是宠辱不惊的人。**

三、性格之“过”——条条框框与道德规范

心理疏导治疗的过程是不断自我认识、不断砸碎脑袋里“紧箍咒”的过程，也是不断将“条条框框”放大的过程。从小逐渐形成的过头性格充斥着“条条框框”——“必须”、“应该”等，这些条条框框一旦形成，就会时时束缚自己，让自己总怕“万一”，总怕不够好，不能完全放心，充满烦恼和痛苦。在心理素质不高的人身上，这些条条框框很多，例如对做过的事、人际关系、睡眠、身体健康等都有自己特别的标准或要求。对于这些问题，一般人有没有条条框框？有没有标准、规范或要求？当然有，每个人都有自己的标准和原则。但问题是，这些条条框框不能过小，过小就会让自己不得自由，陷入自我斗争的泥潭。比如，一般人对某个问题的要求——“条条框框”直径是4米，在一般情况下，他能活动自如，相对就比较自由，而对于心

理障碍者来说，条条框框直径可能是40厘米，让自己“最好、一定、必须、应该”达到这个标准，把自己限制得过死（图2）。但作为一个人，活动范围就不可能这么小（事情不可能像你要求或想象的那么发展或发展得那么好），因此，自我矛盾就成为必然，痛苦随之而来。这个痛苦的来源是什么？性格。性格是一种习惯化的对待问题的看法，是一种心理和思维惯性。既然是习惯，短期内就很难有大的改变。因此，作为一种巨大的驱动力，这种性格之过和过小的条条框框会体现在个人的方方面面，导致“树叶”（症状）丛生，烦恼不断，似乎永无宁日。怎么办？这个条条框框怎么解决？紧箍咒怎么砸碎？能不能完全由医生解决或让别人代劳？能不能像对付感冒那样吃药解决？答案是否定的。唯有靠自己——自己深入认识自己，自己动手把“紧箍咒”砸碎，逐步将条条框框放大，才能逐步自我解放。随着自我的解放，原来很在乎、很顾虑的，就会逐渐变得无所谓。

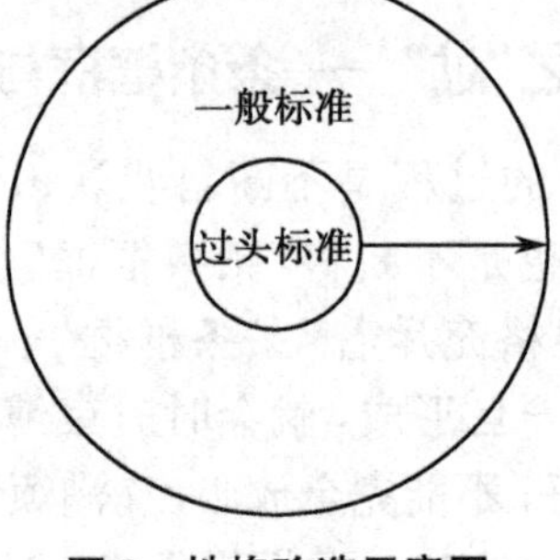

图2　性格改造示意图

在治疗中，我会经常提到关于性的问题。有时，我会讲得很开，你甚至会感觉我讲的内容有点触犯你的底线了。但我为什么要讲？目的就是拿这个大家最忌讳的话题，帮你扩大条条框框。实际上，这方面我以前可能比大家更闭塞，偏见更多。我是从黄土高原的山沟里出来的，接受的传统教育和大家差不多。至于小时候的性教育，更是盲区。比如，我到初中二年级才知道小孩从哪里来的。以前，总认为自己是捡来的，或从石头缝里蹦出来的，因此，对性问题也有不少偏见。别人也在为我扩大条条框框。比如，在 2008 年 5 月四川地震后，因我 5 月 19 日要到四川去进行心理援助，5 月 16 日接受了一个美国心理学家主持的螺旋心理剧的培训，也是为我们到地震灾区进行心理干预而做的培训。螺旋心理剧的连续培训次数很多，我是第一次参加。前面多次培训的老学员，他们见面之后怎么样互相表达感情？是深深的拥抱。这个培训语言不多，很多都是肢体的接触。经过一定的理论学习后，我们训练的第一个活动是两个人目光对视，三分钟，不能讲话。我感觉刚练习对视的时候很难受，有些尴尬，目光总会飘，而且老想笑（如果谁目光交流成问题的，可以做这个训练）。实际上，你别扭人家也别扭，没什么，不要认为自己目光不正常。有的认为自己目光有些飘，就自责和不安，其实，飘一点又有什么关系呢！第二个活动是两个人握着手，目光对视，不讲话，三分钟。第三步是抱着对方的脸进行目光交流。当时，每一步都是换人的，排成两圈，里圈的不动，外圈的换位置。大家都是做心理工作的，我对面好多都是女的，而且根本就不认识，还要抱着脸，端详对方。但通过这种训练，确实能够缩短人与人之间的距离。第四步是拥抱。我之前的感觉是，男男女女抱在一块儿像什么话，很看不开，对陌生异性间的拥抱更是充满了偏见。一天之后，我的这种偏见逐渐消失了。我感觉到，拥抱只是人际交往的方式而已，没必要视为洪水猛兽。这个训练打开了我心中的枷锁。实际上，看不开绝对是我自己的问题，不是别人的问题。后来和我拥抱的是一个大学心理中心的领导，原来总觉得她是领导，有些距离感，拥抱以后，距离拉近了很多，现在见面放松多了。我们顾虑那么多，就是一种偏见，是我们的视野不够开阔。可能现在大家觉得和一个陌生异性拥抱，接受不了，那是因为你像我一样，顾虑太多，观念没打开。学会拥抱，实际上对人的触动是比较大的，为什么？传统的伦理道德观念对我们的影响太大，现在需要自我解放，逐渐打破那些过头的条条框框。

大家的很多想法一般人都会有，为什么唯独你陷进去了？是你过分要求完美或者过分关注的结果。在性格方面，必须自我解放，允许自己有非分之想，允许自己受到干扰。比如说，有的患者怕自己有乱伦的想法，怕自己看异性的敏感部位，怕异性看出来自己内心的“阴暗”，甚至有时喜欢比较帅的或者比较性感的异性，就很自责，觉得不正常。这种伦理道德观念太强了，你把自己禁锢死了。这种性格像紧箍咒一样，形成了以后，越箍越紧，甚至已经箍到自己的骨头里了。这个紧箍咒现在怎么卸下来？绝对不是父母或者其他人用锤子砸一下就可以砸掉的，外界的力量再大都没用。那怎么办？只有自己认识清楚这个紧箍咒是怎么回事？然后靠自己的力量逐渐将其放大，一点一点把它砸下来。希望大家一两年之后能变得什么都无所谓，而不要像现在，处处“条条框框”，时时“伦理道德”。

四、性格之过——完美之“罪”

完美本来是好的，但在大家身上，往往完美过了头——过分的完美就成了一种“罪过”。世界上没有百分之百和完美，“过”的性格、要求百分之百就必然会违背自然规律。不完美才是世界的本质，世界上根本没有绝对的完美。世界本来就是不完美的，如果世界都完美了还发展什么？正因为世界是不完美的，我们才要努力奋斗，以促进社会的发展。任何事情只能相对完美，不能绝对完美。过头的性格就像拿着放大镜检查自己，拿放大镜来看“万一”，放大成了“万分之万”，好像马上就要发生了一样，怕“万一”的结果必然是痛苦。如有的人做事情、看书要求注意力百分之百集中，有的人上台发言要求自己“一定要轻松、自然，所有人都评价自己好”等。这样的要求，结果肯定适得其反，注意力会更加不集中、表现会更紧张。**过分要求完美违背了自然规律，而违背规律，与规律背道而驰，必然会受到惩罚，这种惩罚就是自我斗争。**这种惩罚和自我斗争往往会破坏了用于自我保护的安全外壳，表现为安全感的缺失，如怕万一、怕不好、顾虑、担忧等。要求百分之百，就没有“难得糊涂”。没有“难得糊涂”，遇到事总是不放心、丢不掉，就会很累，那不就成心理障碍了嘛。所以，现在要慢慢接纳世界和自己的不完美，“难得糊涂”一些。原来总是抱着“万一”不放，现在能够无所谓一些；原来两只眼谨慎地观察，怕这怕那，现在能睁一只眼闭一只眼了，就说明我们进步了。所以，面对自己想象的可怕后果时，你完全可以大声说：“有什么大不了的！”

世间万物本来就不完美，而我们苛求完美，就像我们自己给自己挖个坑，跳下去，在里面越钻越出不来。完美往往是自卑所致，自卑的人总是缺乏安全感，于是，就想寻求自我保护。自我保护的办法就是追求完美。结果越是追求完美，越是对自己不满意，越是心理失衡。因此，不要去追求百分之百和完美。

下面是一位很有文采的患者写的，四年前，她曾阅读过《心理疏导疗法》一书。她特别严谨、过分传统，是一个过分要求完美的人，因陷入强迫之中无法自拔。下面是再次求治时写给我的反馈摘录：

第一次看这本书，是妈妈买回来的，由于之前她跟我说起鲁教授的辉煌史，当时深陷苦海求救无门的我把这本书当成了救命稻草、灵丹妙药，觉得看了书我就会好了。因为相信自己的理解力，觉得书中的内容全掌握了。结果，症状减轻仅仅一个星期就反复了，并且掉进了更深的深渊，一度打击得放弃了治疗。

时隔四年，再次细读，才意识到自己犯了一个最严重的错误：当时的我唯一期盼的就是让症状消除，好让我尽快恢复到追求完美的理想生活状态的征程中，实现自己“远大的抱负”。

却没有意识到，我信奉追求的人生价值、理想状态才是我得病的根。好比一个人在荒山丛林中历尽千难万险，却为了去采一株光艳亮丽却至毒无比的花儿。完美主义、虚荣心就是这株花，我深深地被它的光芒所吸引，深到仿佛得不到它，人生便失去了意义，任由它将毒液注入我的血管，流遍全身，却无怨无悔。直到今天，毒液即将把我吞没，才幡然省悟，愚蠢的我所为何求。

我曾经很不屑于书中所说的从“知”到“认识”的过程，觉得是故弄玄虚，可是，走这一步我花了四年的时间。并且，我觉得，四年以后再回头看，现在的“认识”也可能仅仅是一知半解而已。人心难测，但最难看清的还是自己。

现在的我，一边努力地砍树，一边竭尽全力去挖根。但我已经不强求自己，既然没有“力拔山兮”的气魄和能力，就做一个愚公吧，日复一日，总有一天，会连根拔起这心魔之树。我试着学会去享受这个过程，痛并快乐着。

五、性格之过——虚荣心与自尊心

我们一再提到虚荣心的问题，下面就谈谈虚荣心和自尊心的问题。有的人说，我好像没有虚荣心啊！不要把这里的虚荣心理解为某个人喜欢穿名牌、傍大款、爱显摆等，我们所说的**虚荣心是指不现实地过高要求自己。**

随着社会的发展，社会资源越来越丰富，自由竞争，多劳多得，只要尽力，就会有相应的荣誉、财富和地位，很多人对物质或社会地位的欲望急剧膨胀，争先恐后加入追名逐利的队伍。在这个队伍之中，有不少人不考虑自己的实际情况而盲目追求，到最后，可能除了痛苦，什么也没得到。比如，大家掏了同样的钱，吃“包子”自助餐，你吃3个就饱了，姚明掏了和你一样的钱，他却吃了10个。一比较，你心理不平衡了，“凭什么我比他吃得少！”因此，也逼自己吃10个。人家吃10个，感觉很好；你吃10个，除了痛苦，还是痛苦。虚荣心强的人，常常和别人比，就会经常被别人的成功所打击。

我曾遇到过一个女患者，大学生，她很聪明，从小成绩很好，在赞扬声中长大，这样的经历让她形成了“自己就应该比别人强”的观念，因此，表现得处处过分要强。她是因为考试焦虑的问题前来咨询的。为什么会焦虑？想考研。别人考研最多是提前一年或半年看书，而她则提前近一年半看书。也就是说，到后年1月份才考研，她今年10月份就开始看书了，很辛苦，结果看到12月份，该看学校期末考试的书了，却看不下去，看到书就烦。到最后，一拿到书，就想把书撕掉。后来没办法了，找我开假条，申请缓考(寒假后个别学生单独考试)。我开始不太了解她，就给她开了假条。后来我才知道“上当”了。疏导过两次之后，我们就比较熟悉了，她告诉我，即使现在不看书，按照平常的学习基础，每门课考80分不成问题。但为什么不考呢？因为考80分她嫌丢人，非要考到90多分才行。我问：“你考到90分就满意了？”“要能拿一等奖才行！”“拿一等奖你就满意了？”“好像也没怎么太高兴。”接触中，我了解到，她还有两个很怪的行为。第一，别人不能握她的手或碰到她，但她主动去碰别人是可以的。如果别人主动握她的手或碰了她，她就要去洗手，实在不行，也要弹弹手或弹一下被碰的部位，才觉得心安。我分析了她的心理：要处处占上风，如果别人主动碰她，就感觉自己处下风了，心里就不爽。她点头称是。第二，从来不喝白开水，而只喝饮料或茶；除了冬天的青菜外，不吃其他蔬菜。我感觉这是她的障碍，她却说是她从小到大的习惯，但她这种习惯太过偏离常态，有谁不喝白开水、几乎不吃素菜呢？她就是心态太差，具有完美性格。她想攻读某著名医科大学的研究生。因为比较熟悉了，我就比较直白地告诫她：“心态决定命运，而不是财富、地位决定命运。如果你这种心态一直不调整的话，一辈子都是失败者。”“以你这种心态，即使你考上了研究生，即使你将来做了专家、教授，甚至做了院士，你的人生也是失败的！”她说：“从小我自尊心就比较强，不允许自己失败。”我说：“你可不要拿虚荣心当自尊心。”她有些不解。在我跟她解释自尊心和虚荣心的区别后，她就承认自己太过虚荣了。在数次疏导中，我调动周围的老师、同学主动碰她、握她的手，并陪着她喝白开水。虽然刚开始喝水时，她像喝毒药一样难受，但好在她不逃避，勇敢地喝了。回到宿舍后，主动让舍友碰她，她的舍友就感觉很奇怪。经过多次主动挑战，她的“白开水”、“蔬菜”、“握手”等问题很快得到了解决。

有的人学习或工作起来废寝忘食，一定要考到某个分数或达到某个高度，否则，心情就很郁闷，甚至比失败者还失落。我碰到很多这样的人，强迫自己去为了分数、目标、学位、职称、名利等奋斗，一生充满艰辛，但很少自我满意过。人要劳逸结合才好，该辛苦时辛苦，该放松时放松。拿我来说，平时工作比较辛苦，上课比较累，包括最近几天的集体疏导，一到晚上会非常累。在劳累了一段时间后，我肯定要好好休息一下，先回老家放松放松，然后会到外地旅游一趟。如果我一味地为了工作，比如这两个月我一直办集体疏导班，可能我是帮了别人，却把自己给累倒了。鲁教授对我期望很高，希望我能进一步发展疏导疗法，我深感责任重大，但我也只能是尽力而为，能帮多少人帮多少人，至于结果怎么样，不是我能决定的。如果我要求自己“一定要怎么怎么样……”恐怕我也会吃不消。

大家有那么多的不放心、痛苦，过分要求完美是普遍的原因，其他的性格多与过分要求完美有关，虚荣心也是过分要求完美的表现。人家都说我好，看得起我，我就一定要“怎么样……才行”，并不切实际地过高要求自己。自尊心是什么？自尊心就是一种自信，即现实地要求自己，相当于自信心，而“要得到每个人的赞扬，我一定要拿一等奖，一定要……”，处处和别人比较就成了一种虚荣心。有些患者看到街头的乞丐比自己快乐，都会嫉妒。自己确实不如人家快乐，为什么？因为人家要求低，今天准备要10块钱，得了20块钱就很开心，而你一天赚500块钱也不开心，因为你要求太高，欲壑难填。如果总和人家比，跟比尔•盖茨比财富，跟明星比长相，跟姚明比身高，纯属没事儿找自卑。

知识补充：关于气质类型

人的个性，一般包括气质、能力和性格等。其中，气质多与先天因素有关，而能力主要是后天培养的。

气质一般分四种类型：胆汁质、抑郁质、黏液质和多血质。

作为心理活动动力方面的个性特征，气质类型本身没有好坏之分，每一种气质类型都有积极的一面和消极的一面。例如，多血质的人反应灵活，容易适应新环境，但注意力容易分散，兴趣易转移。胆汁质的人，精力充沛，积极肯干，热情，但脾气急躁，容易冲动。黏液质的人，坚定、沉着、稳重、忍耐力强，但反应缓慢。抑郁质的人，感情细腻，小心谨慎，观察敏锐，但耐久力差，易疲劳。就像性格的内外向一样，气质类型没有好坏之分。例如，抑郁质听起来似乎与抑郁症有关，实际上不是这样的，气质类型和心理健康没有直接的关系。不少抑郁质的人心态很好，心理也很健康，只是说这种人做事情比较细，比较敏感一点，不代表他心理不平衡。多血质听起来似乎更健康，但也有不少多血质的人出现了心理障碍。

知识补充：本我与超我

精神分析学派的创始人是弗洛伊德（Sigmund Freud），他认为人格由本我、自我、超我三部分组成。本我是由本能冲动行事的我，是人格最原始的部分，处于潜意识的最底层。本我即动物性的我，追求本能的满足，遵循“享乐原则”，即怎么快乐我就怎么做。

超我是按社会规范、道德标准行事的我，遵循“至善原则”，代表良心、道德、理想的我，是“人”性的我。主要是在后天教育和社会影响下形成的，对自我起到约束作用，不让其超出一定的行为规范，否则，往往会感到自责或不安。

自我是在超我和本我之间通过协调形成的一种以“现实原则”调节本我活动的我，即“现实”的“我”。自我把本我、超我有机地结合起来，满足社会规范和现实的需要。其既要考虑道德规范的要求，也要照顾自己本能的需要。举个例子，我很饿，但却没有钱买吃的，此时正好遇到一个自助面包销售点，无人看管，自行付钱取货，自行找零。“本我”如何选择？没钱就偷，吃饱再说。而“超我”呢？饿死也不能偷，否则，不能宽恕自己。自我就是当超我与本我产生冲突后的一种面对现实的“我”。“超我”约束自己，没钱肯定不能去拿面包，可“本我”又想去偷吃，即刻满足，“自我”怎么办？想出更为现实可行的解决办法，比如借钱来买，或先拿了吃，后面及时足额还钱等。

本我、自我、超我像个跷跷板，跷跷板的状态代表着自我的状态。若一个人既适当考虑本我的需要，适当的满足、放松、快乐，也考虑到超我的需要，不太过放纵，唯乐是图，从而使跷跷板保持平衡，才能以一个健康的“自我”面貌出现。

超我遵循理想或至善原则，但我们现在的超我往往太过强大。“内圣外王”，即内在的我，要修炼得像个圣人，外在的我，要能征服所有人，让所有人给好评价。这是一种理想状态，本身没有问题。但如果我们时时将良心、道德、伦理套在自己身上，这个标准用过头了，往往就把自己套死了。

人是从动物进化而来的，本我是动物性的我，其力量是非常强大的。每个人都想没有任何约束，无限自由，不劳而获，想干什么就干什么。但多数神经症者的超我更强大，良心、道德等完全不照顾本我的需要，这个跷跷板就不平衡了（图 3）。心理障碍者自我监控过度、负性反思过度往往代表着超我的力量过大。人的一生都是超我和本我的斗争。超我过强，过分压抑本我，跷跷板失衡，那么自我就会出现问题——不自信，缺乏安全感，怕万一，自己和自己过不去。正因为这个跷跷板失衡了，你才感觉到痛苦。

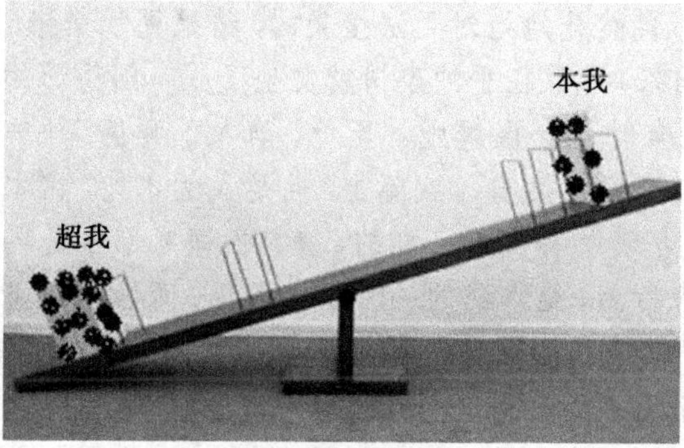

图 3　人格结构失衡示意图

超我是在一定文化背景下，在家庭教育和社会的影响下形成的。随着个人的成长，“超我”的元素往往逐步内化成自己性格的一部分，“积淀”到自己的“肌肉、骨髓”里，使自己成为了“自己”，这也是“江山易改，本性难移”的原因。为什么那么在乎人家的评价？人家根本就不在乎的东西怎么总是放不下？这是因你长期接受的教育或者社会的影响塑造了你特定的人格结构。

现在怎么调整？把超我的负担卸掉一些，学着无所谓一点，“吊儿郎当”一点，适当照顾本我的需要，让这个跷跷板重新恢复平衡。

这里介绍一个典型的案例：以前我接待过一个女患者，从16岁开始怕看异性的敏感部位，后来泛化到连同性的敏感部位也怕看，痛苦了十几年。她为什么不敢看异性的敏感部位？因为她自己认为，如果看了，别人就会认为自己是个不正经的女人。因此，这个“紧箍咒”一套上，就永无宁日了。越是不让自己看，自己越控制不住用余光去瞟，非常痛苦。后来泛化到连同性敏感部位也不敢看。她越想表现得正常点儿、“淑女”点儿，就越紧张，一紧张就显得不太自然。而这种不自然是她绝对无法接受的，结果更加紧张，更加不自然。结果，她最在乎的事情就发生了——因为她的异常表现，别人有时就会误解她。至此，陷入了死循环——无解，只能靠长期逃避度日。实际上，性是人的本能，在本能的层面上，人与动物其实是一样的，看异性敏感部位是再正常不过的一个行为，是本我的一种正常表现，而她却拿正常当作不正常，拿超我的伦理道德去压制本我，使跷跷板失衡，反而显得不正常了。

知识补充：关于“性”

性，伴随着人的一生。对于大家来说，性，往往是神秘而好奇的字眼。性教育在中国这个传统的社会里是比较封闭的，很多人都没有接受过科学的性教育。在性观念上能够进行调整，有时对我们心理素质的提高会有帮助。比如，我参加螺旋心理剧的培训，一开始我认为男女拥抱很不好，三天后就认为很正常了，之前的偏见就是因为我的观念狭隘。比方说，对于青少年早恋的问题，我不是太反对，只要注意对他们正确引导就可以了，没必要视为洪水猛兽。初中后，男女生互相有好感，交往多一些很正常，有些高中生谈恋爱，也很正常，只要提醒他们适当注意恋爱与学习的关系就可以了。而我们现在很多人对待性问题都不是采取这样的态度，太过封闭与古板。

为什么性的问题就不能谈，就要回避？古人说："食色性也。"食即饮食，色即性欲望、性满足，这些都是人的本性。饿了就想吃，到了一定年龄，性发育逐渐成熟后，就想跟异性交往，这是人的本能，都是为了生存和繁衍。本能为什么要去压抑？这方面，人与动物的需求是类似的。大家就是所谓理想的"人性"太多，"动物性"太少，把本能都压抑下去了。心理学大师弗洛伊德认为一切心理障碍都似乎与性心理发展的异常有关。他讲得虽然有些绝对，但也是有一定道理的。如果对性欲望过分压抑，不接纳本能的东西，当然就会出问题。因此，对于性这类本能的东西往往是越封闭越糟糕，越会影响一个人心理的正常发展。现在很多家长对于孩子提出的"我是怎么生出来的"或者"我是从哪儿来的"诸如此类的问题一概回避，孩子反而会更加好奇。在这个信息时代，对于性问题太封闭，他们就会想尽一切方法去了解这个对他来说神秘的东西。科学的性知识不了解，就会从歪门邪道获得非科学信息，反而更容易走上歧途。不少人的强迫症状都与性有关，比如前面那个不敢看异性敏感部位的女孩，就是伦理道德观念太强，对自己的束缚太紧，反而产生了强迫思维及行为。

就"性"的相关问题，我从以下三个方面简单谈一下。

第一，关于"性幻想"的问题。当大家进入青春期后，逐渐开始对异性感兴趣。往往会有性幻想，对异性产生好感甚至喜欢关注异性敏感部位等，这些都是很正常的。如果到了青春期，还没有性幻想，那才是大问题。

第二，关于"怕乱伦"的问题。有些强迫障碍者一想到乱伦就特别紧张，怕自己想，更怕自己"万一"会做出什么乱伦之事而十恶不赦。大家知道，青春期以后都有接近异性的想法，有时会出现与异性交往的性幻想，性幻想对象可能是某一个老师、同学甚至某个亲人，这都是很正常的。但如果一个人伦理道德观念过强、性格过于严谨，性幻想中一出现亲人，一下就陷进去了——**“不能这么想，如果我这么想的话，那简直十恶不赦，还算个人吗！”**因此特别恐惧，就会从此一发不可收拾。实际上，作为青春期的孩子，第一性幻想的对象是父母很正常，因为他和外面接触得比较少。按照某些心理学家的理论，第一性幻想对象，无论你意识到或没意识到，往往是你的父母。非常正常的想法，为什么会被认为是十恶不赦呢？把其当成洪水猛兽，就是自己的条条框框太多了。关于性的任何想法都是正常的，没有怪想法，更没有坏想法。想法不等于行动，不要太在意，想法就会慢慢地淡去。正是因为**不同性格的人对这些想法的态度不同，才导致了不同的结果**。如果你过分要求自己，把它扣上了一个坏想法的帽子，反而会自己吓自己。

第三，关于手淫的问题。所谓手淫，是指通过对生殖器官（通常也包括身体其他一些部位，如肛门、乳头等）进行有意识的刺激，从而获得性满足的活动。手淫是人类性活动中最常见的一种形式。美国学者金赛（Alfred C.Kinsey）在1948 年和 1953 年分别进行的两项著名的调查中发现，92% 的男性和 58% 的女性曾经有过手淫行为，并达到了性高潮。我国调查结果虽然比以上数据低一些，但考虑到中国人在性问题上所持的谨慎态度，估计实际手淫的百分比与国外基本接近。手淫本来是正常的，手淫作为一种正常的性欲满足渠道，是青壮年解决性欲的一种途径。人具有社会性，不同于动物。当动物的性与生殖能力成熟后，即可本能地产生性交活动以繁衍后代。而人类性意向与性行为并不直接连接，性腺的成熟虽然是性行为的基础，但性行为要受到各种心理、社会等因素的影响，这就大大增加了性行为的复杂性。性欲的满足和其性行为相互关联，并受心理活动的支配。人的高级和精细的心理活动在人们行为中起着主导作用，并受着社会规范、伦理道德、崇高理想等制约，在性冲动时有自我约束及自制的能力，因此保证了社会的稳定和平衡。人类在性生理基本成熟后，一般有10～15年的缓冲时间才能结婚。这段时间正是青春期生理发育的高潮，性腺分泌及新陈代谢最为旺盛，性冲动一般是很强烈的，所以，出现手淫、遗精等情况并不奇怪，是很自然的事情。人的性欲需要释放，适当手淫不但可以解除性冲动所引起的心理压抑及性紧张，而且有利于提高婚后性适应能力，甚至有着不干扰异性乃至减少犯罪的作用。因此，在某种意义上讲，手淫对于心身健康是无害而有益的，不应把手淫视为“不道德的”甚至产生“犯罪感”。有的人之所以因手淫而终日焦虑不安，自卑自责，甚至为此而轻生，主要原因是对手淫没有全面、正确的认识。

由于传统错误观念的影响，很多人认为手淫不好，手淫后往往会后悔、自责、恐惧、焦虑，给自己一些负性暗示。**手淫本身对身体并无伤害，但手淫后的这种负性暗示对人的伤害才是最大的。**如果手淫者受到错误观念的影响，认为手淫有害，手淫之后就会产生恐惧心理，后悔、自责。曾经有的书上说，手淫会生百病。果真如此的话，世界上岂不是几乎没有健康人了嘛！从古到今，民间广泛流传着“精液宝贵、手淫有害”、“一滴精，十滴血”等说法，这些说法是毫无科学根据的。由于旧的传统观念的影响，不少积极向上的青少年因缺乏科学的性知识，往往把性的生理现象看得太过神秘，而且与罪恶、羞耻等道德、伦理观念纠缠在一起，给自己带来了极大的精神压力。正因为有些宣传对手淫进行歪曲性的渲染，致使一些青年性冲动时，一旦有手淫行为，就会因心理负担过重而终日负疚自责，心神不宁，陷入一种不良循环，具体表现为：手淫前焦虑、紧张、恐惧，手淫后又自责懊恼，怨恨自己。在严重的心理冲突中，精神处于疲劳状态，长此以往会使手淫者背上沉重的精神包袱，轻者委靡不振，重者悲观厌世甚至自杀身亡，这些都是由于不良的暗示引起的，并不是手淫直接造成的。

有人问手淫会不会成瘾？美国学者凯利甚至认为，手淫根本就不存在过度的问题，也就是说不管手淫的频率多么高，都没有生理危害。当然有的人手淫形成了习惯，太过频繁，就需要适当调整，将注意力转移到学习、工作上，充实一点，能有效转移和减少手淫的念头。

六、性格形成的相关因素

下面谈谈外因与内因的问题。外因是指你成长的社会与自然环境，包括父母、老师、社会以及其他人等。内因是什么？是我们的性格。

认识心理障碍，首先要了解的就是疾病的根源。心理障碍主要和自己过头的性格有关。强迫、恐惧、焦虑、抑郁等，都源于性格，性格就是内因。我们的治疗是以“认识性格、改造性格”为主线，以树的模型来进行的（详见第三章第二节“一、心理障碍模型”）。治疗的目标是逐步改造和完善性格，手段是通过实践逐渐认识“怕”字，由“怕”到“不怕”。

性格的形成，有两大因素：先天因素和后天因素。**后天影响因素主要有三个方面：家庭教育、社会影响和自我教育。**在先天基础上，各种后天因素逐步塑造了我们的性格。先天基础主要指的是我们的遗传基因，在此就不多谈了，因为只要一生下来，基因就无法改变。那么现在想改造和完善性格，怎么办？只有通过后天因素去改变。

性格究竟是先天的还是后天的？目前尚无定论。不同的孩子，先天的气质类型确实不同。气质基本上是先天的，有的孩子生下来哇哇大哭或者特别喜欢动，而有的小孩就比较安静，这主要就是先天气质类型的差异。即使是先天的，也能在后天进行一定的调整，只是天生的相对来讲更难一些。但我们认为，先天因素在性格形成中并不起最关键作用，后天的培养才是最重要的。通俗地说，先天与后天因素在性格的形成中其比例大概是二比八。那么，后天又有哪些因素呢？后天的性格影响因素主要有三个。第一，家庭教育。第二，社会影响。这个包括很多因素，如社区环境、社会文化氛围、学校教育、个人的特殊经历等。第三，自我教育。自我教育主要指通过学习、实践而产生的内心领悟和认识。其中，家庭教育因素在后天的影响中所占比例最大。

性格究竟能否改造？当然是可以改造的。通过心理疏导治疗后，不少患者不但症状消除了，而且通过改造性格，心理素质得到了很大的提高，在工作中做出了巨大的成绩。关于改造性格，我们在后面会专门论述。

那么，哪个因素能对改造性格起主要作用？是自我教育。

首先，家庭教育这个因素我们很难改变。一个人性格的形成确实与父母的教育有较大关系，但在此告诉你的目的是让你对自己性格的形成有科学的了解，而不是让你去抱怨父母。现在你至少已经是十几、二十几岁了，不是让你再回去找父母理论，说："我们痛苦，有心理障碍都是你们造成的，你们负责吧！"对于目前的心理障碍，抱怨是一种最无益的行为，除了让自己更加痛苦和无助外，没有任何好处。有了障碍，去责怪父母，这是一个目标和方向性的错误。曾有一个高中生，她的强迫症状是觉得戴眼镜不好，不戴眼镜也不好，为此烦恼不已。到了集体疏导的第三天，她还认为自己的痛苦都是父母造成的，如果父母不那么说，自己就不会陷入强迫之中了，都是父母把自己害成这样的。原来，母亲曾说她不戴眼镜好看，父亲却说过："你不戴眼镜臭美啥，想勾引男孩子啊！"这些话确实有些过分。不可否认，她心理问题的形成当然和父母有一定关系，但如果一味将原因推到父母身上，抱怨父母，往往是枪口对错了方向，永远不可能击中目标，打倒"敌人"，这样不但无助于问题的解决，反而会越抱怨越痛苦。直到第四天，才开始往自己身上找原因——能将枪口对着自己了，努力的方向对了，就必然会有进步。为什么说抱怨父母，不能解决任何问题？因为我们现在接近或已经是成年人了，时光不能倒流，我们不可能再回到婴儿时代，让父母采取科学的方法重新教育我们一次，避免养成这种过头的性格。况且父母也有他们的历史局限性，他们往往都很爱孩子，只不过不懂得爱的方式，以他们认为恰当但未必真正科学的方式爱着孩子而已，我们不但要报答，而且要感恩。倘若不知感恩，还把原因推到父母身上，就是一种逃避方式——逃避自己的症状，逃避自我，不敢面对现实。抱怨父母，抱怨社会，有利于克服心理障碍吗？根本不可能，越这样抱怨，越无法面对现实。而不能面对现实，无法登山前行，就会更加痛苦，更加不利于走出心理障碍。

其次，社会影响我们更无法改变。社会影响包括你所处的环境、学校教育、接触的朋友、你的各种经历等。首先，这些影响已经塑造了你的性格，多数已成为过去，抱怨也没用。第二，你所生存的外部环境也不是你能任意选择的。比如，你不适应某个工作、某个城市或这个国家，就换个城市甚至出国，能解决问题吗？当然不行。倘若不去提高心理素质，换个工作、换个城市甚至出国，你只会更不适应。为什么？连你熟悉的环境都适应不了，何况一个陌生的环境！有的人把自己的问题推到他人或社会身上，抱怨他人或社会的不公，这也是一种逃避现实的表现，有百害而无一利。

看来，唯一能用来帮助改造性格的因素就是自我教育，而心理治疗就是自我教育的一种好方式。当然，自我教育还有很多方式，比如阅读书籍后的领悟、勇敢实践和挑战自我后的成长等都能帮助人进行自我认识，提高心理素质，完善性格。当然，有些人皈依宗教等，也能达到性格的完善。

那么，什么是自我教育？自我教育即自我认识、自我改造、自我成长。比如，有些孩子六七岁就可以看书，各类故事对他的性格会有一定影响。在十一二岁以后，随着自我认识能力的不断提高，自我教育会逐渐成为性格发展的主要因素。因此，不要总去抱怨父母，不要把责任全部推到父母身上。为什么同样的父母教育孩子，有的有心理障碍，有的没有，是因为他们接受的社会影响和自我教育不同。现在大家至少十七八岁了，就更应该加强自我反思与自我教育。所以，面对现实最重要，而不是总在回忆过去，抱怨过去，越抱怨、越空想，越没用。现在唯一面对现实的办法是调动自己的主观能动性，承担自己95%的责任，努力攀登，自己把自己救出来，而医生、父母再努力，外界条件再好，最多只能起到5%的作用。

外因已成过去，自己性格基本定型。想解决自己当前的心理问题，就只能找内因。而且**外因是没有办法控制的，我们唯一能调控的就是自己——看问题的态度。**

即使这么说，还有人固执地认为自己的痛苦都是别人造成的。那我问你："现在痛苦的是谁？你为什么这么痛苦？你感觉是别人不好，别人有这么痛苦吗？为什么你活得这么累？试想一下，同龄人遇到类似的问题，遇到类似的人，人家会不会这么痛苦？人家会不会这么想？人家会不会钻入这个牛角尖出不来？好好反思反思，你回答完这些问题就知道原因在谁身上了！不结合自己，怎么认识自己？你'枪口'总对着别人，能解决自己的问题吗？"

有问必答（二）：关于症状与性格的困惑

1. 青春期出现心理障碍，是性格缺陷导致的，可是发病前我并没有性格缺陷呀？

实际上，你的性格缺陷作为炸药包早已经慢慢潜伏在那里了，只不过在青春期，由于某个原因（甚至是自己的想象）成了导火索，将这个炸药包点爆而已。你可以想想自己症状出现前的性格，肯定已经有症状的苗头了，只不过那时还没太困扰自己而已。

2. 我有好多坏想法。

“坏想法”这个词用错了。没有什么坏想法，我们的很多思维都是正常的，只是你的视角出现了问题，感觉不好或不正常而已。去年，有一个参加集体治疗的女孩对我说：“黄老师，我有个想法，不好意思开口。”我们谈了很长时间，怎么开导都不说，后来我都快放弃了，最后她终于讲出来了。其实，也就是一个很普通、很常见的想法，只不过她认为不正常，认为说不出口而已。由于你的“条条框框”和“灰色眼镜”，把某种正常思维当做不正常，从而陷入一种自我斗争，这种斗争反而构成了一种病态思维，显得更不正常了。

3. 关于性的自我克制问题，比如一方面性生理上有这个需求，想手淫，但另一方面又常常自我克制，长期如此，会不会成为心理焦虑或心理障碍的原因？

如果生理上有需求，你可以通过性生活或手淫来满足这种性欲望。另一种方式就是把你的精力更多的转移到工作或学习中去，性欲望会被你繁忙的工作所转移。当然，我们不主张性压抑，你所讲的克制与你过头的性格有没有关系？如果与你过头性格有关，那你就要改一改。手淫是性压力的一种释放方式，为什么要克制呢？

4. 心理障碍，是不是脑子坏了？

经过前面的讲解，应该很清楚了。心理障碍是器质性的毛病吗？当然不是。别认为是不是自己的大脑坏了，是不是大脑里哪根神经出现问题了。大脑只是处于功能性失调的状态，也就是大脑神经细胞抑制与兴奋功能的失调而已。

5. 为什么心理素质不会随着年龄的增长而自然提高？

一般来说，心理素质是不会随着年龄的增长而自然提高的。随着年龄的增长，可能你的见识会增长，你的阅历会增加，但是如果你不有意地去认识，去领悟，去改变自己，心理素质一般是不会有大的提高的。因为心理素质的提高，需要有意地实践，经历多了，才会有经验；经验多了，才会有能力；能力提高了，才会有自信，才会有好的心态。所以，没有实践与挑战，就很难提高。临床上经常遇到的是，不知道如何提高，总是纠缠症状——为烦恼而烦恼，抓不住问题的根源。也有些人不知道“性格竟然还能改”，误以为自己天生如此，“没办法了”，因而，失去了提高心理素质的动力。

6. 生活在社会底层的人缺少生活的“质”吗？

生活的“质”并不是吃得好、穿得好，而是他能否感觉自我满足。人并不是成功后才能满足，而是懂得满足才能成功。有些人很有钱，但是心态不好，自己感觉过得还不如乞丐。乞丐有乞丐的快乐。生活在社会底层的人的生活不一定缺少“质”，而我们的生活恰恰是缺少“质”的。

附：A反馈材料一

自从有强迫想法的几年来，我的症状已有很多，就如同树上的叶子不胜枚举。但是经过这半年的集体生活，症状有所减轻，但有时还会出现担心和恐惧，强迫现象已明显减少，但我也知道这主要是我心理上的问题，“心病还需心药医”这句话是十分正确的。只有自己战胜自己，才能获得最后的轻松和解脱。我在此就结合今天所听的及近期的进展来谈一谈体会。

首先是有关惰性病理兴奋灶的问题，强迫思维在大脑中就是一个顽固的惰性兴奋点，它一旦兴奋，由于负诱导的作用会导致周围大脑区域的抑制，从而周围的兴奋进不去，惰性兴奋灶难以消除，所以老是纠缠着那个惰性兴奋灶中的问题，让自己痛苦。自己在生活中既然了解到这一点，那么在生活中就能有的放矢——多关注一些其他的事物，在病态思维来袭时（惰性兴奋灶兴奋时）做一些自己该做的事，注意力转移到别处，让兴奋灶周围的区域兴奋起来，这样对惰性兴奋灶才能达到抑制的作用。

今天有一个女孩说，她由于听到班里另外一个同学说英语老师不好，于是就对英语老师产生了抵触情绪，她将自己英语成绩不好完全归因于老师不称职，过分地抱怨外部的客观环境，而忽略了主观自我，从而无法集中精力听老师讲课，导致学习成绩下降。我的一个想法与她十分类似，就是上自习或者睡觉时要求周围十分安静，经常甚至连钟表的走动声都能影响到我的正常学习和睡眠，更不用说其他较大的干扰了，比如同学的说话声或是别人耳机中的音乐声（虽然声音确实不大）。我为此感到十分痛苦，曾把钟表放到窗外，或是不断地换自习教室，以寻求一个心中理想的环境，但是任何环境都有它的缺陷。这些细小的因素有时都可以让我的注意力不集中。您今天说这是由于过分关注外在环境而忽略了自我在其中起的主导作用，再加上本身就有强迫思维，这就使注意力很难集中到正常的事情上。又比如，最近我总是不喜欢坐带扶手的椅子，这使我内心感到拘束和不能伸展，也同样会使我烦躁，注意力不集中，躁动及一些生理上不正常的急躁反应，这些都强烈地干扰了我的正常生活。现在觉得你说的是有道理的：一个人有时无法改变周围的环境，但他可以改变自己的内心状态。我也体会到，如果你不去在乎它、关心它或者是不把它当成一个与自己相关的事物，那么它对你的影响也就自然不存在了，即你对它进行了客观的评价并把它当作一个正常的客观事实，摘掉了有色眼镜去看事物。

再来说一说我的“怕”。我近期一直出现的症状是，我在扔垃圾的时候，总是害怕会扔一个类似于炸弹之类的东西，对他人造成危害，对我的前途、命运有严重影响，有时以至于我吃完饭后要反复检查饭盒，找一找、看一看有没有易燃易爆物品，更严重的时候，我在扔半瓶饮料时，都要把饮料倒干净，害怕那会变成液体炸弹。最后，我努力去克服，冒险一次，不检查所扔的东西，看会不会有事，结果没有什么事发生，但是我还是不太敢将半瓶水扔到垃圾堆里。我知道这是不正常的思维，因为我看到我的同学将半瓶液体饮料扔到马路边，头也不回，我却还有点替他担心。我也在用自己的大脑分析这个问题，“怕”或许还是源于性格缺陷，这个性格缺陷就是过分严谨。或许摆在我面前的只有一条路，那就是用“习以治惊”的办法去克服它，用事实去让我相信那是假的。类似的情况还发生在我去公共洗手间的时候。有很多人都是在大便池中小便，然后就走了，我却不敢。担心我身体如果有什么问题，用过又不冲水，会将自己的病传染给下一个使用者。我虽然知道“习以治惊”，但我至今不敢尝试。严谨、多虑、胆小、不自信是我性格中的几大弱点。多虑、胆小还体现在我在退宾馆房间时，用过的登机牌找不到了，上面有我的名字等简单信息。我担心别人拿到会不会利用我上面的个人信息去做一些对我不利的事。这种例子时不时会冒出一个，所以，克服“怕”与改变性格任重而道远，然而从何改起还是未知数。

黄老师今天在疏导时说，如果你在一段时间真正快乐了，那么在此时自己的自信心就会增加，由于自信心的增强，对于一些以往担心的事情就会感到无所谓（其实那些事我知道也是不需要担心和关注的），这才是一种健康的心理状态。然而，我还存在的问题是，当我情绪进入低谷，或者外来压力过大时，这种自信心就会荡然无存，结果导致原有的强迫、恐惧症状再次袭来。现在看来，这种情况与我的不正常思维有很大关系。例如：我本来怕不认识汉字或者记不住公式，这些在没有考试或者轻松的时候几乎毫不困扰我，因为我根本没有在意它或者是过分想它，但在压力过大或者考试即将来临的情况下，我由于过分担心它、去想它，反而强化了那种不正常的病理兴奋灶，使自己越陷越深，因而产生紧张情绪，以致出现失眠、心跳加速等生理反应。因此，我认为建立自信心和保持轻松的心情是很重要的，一切都要想开一点，而且要尽量往好处想。换句话说，就是要乐观，什么事情都要马大哈一点，只有这样才能为自己塑造一个新的内心世界，才能改变自己看问题的态度及处理问题的方法。

第三章
了解心理疏导疗法

第一节　心理疏导疗法简介

心理疏导疗法由南京医科大学脑科医院鲁龙光教授于1984年创立，1987年荣获部委级科技进步奖，1988年被评为国家科委科技成果（编号：870156），是具有中国特色的心理治疗方法。

一、概　　念

心理疏导是指在诊疗过程中对患者阻塞的病理心理进行疏通引导，产生良性影响，使之畅通无阻，预防和治疗疾病，促进心身健康。心理疏导疗法针对患者不同的病症和病情阶段，以准确、鲜明、生动、灵活、亲切、适当、合理的语言分析疾病产生的根源和形成过程、疾病的本质和特点，教以战胜疾病的方法，激励患者自我领悟、自我认识和自我矫正，促进患者自身病理心理的转化，减轻、缓解、消除症状，并帮助他们认清疾病的运动规律，改造性格缺陷，提高主动应对心理应激的能力，巩固疗效。

“疏通”，是指医患之间广开信息交流之路，通过信息收集与信息反馈，有序地把患者心理阻塞的症结、心灵深处的隐情等充分表达出来。“引导”，即在系统获取信息的基础上，抓住主线，循循善诱，把各种不正确认识及病理心理引向科学、健康的轨道，协助患者优化认知结构，这也是病理心理向生理心理的转化过程。“疏通”与“引导”是辩证的关系，“疏通”是为了正确的“引导”，是“引导”的前提，“引导”是“疏通”的目标，是“疏通”的继续。只有疏通与引导达到统一，才能使治疗沿着正确、健康的方向发展。

二、心理疏导治疗模式

心理疏导治疗模式是：不知→知→认识→实践→效果→再认识→再实践→效果巩固。这种治疗是一个循环往复、逐步深入的认知改变过程。所以，其最终目标不仅仅是求得症状的消失，而是远期效果的巩固。

在此模式实施中，要求被疏导者做到：“善”，善于设疑（提问）；“精”，精于理解（内容）；“巧”，巧于联系（自己）；“勇”，勇于实践（怕字）；“贵”，贵于检验（结果）；“少”，少想多做（认识与实践同步）。

三、治 疗 程 序

心理疏导与治疗主要通过医患互动实现治疗信息与反馈信息的转换，达到患者认知结构优化的目的，其具体治疗程序为：

1．患者输出信息。提供真实、详实的自传性病情材料。

2．根据患者的材料进行分析，作出初步诊断。

3．治疗信息输出。根据患者的病情输出相关信息，如疾病的可能原因、本质、特点和治疗方法，取得患者配合，树立信心。

4．患者接受治疗信息，争取做到认识与实践一致，并写出反馈（体会）材料。

5．根据不断变化的反馈信息，输出新的治疗信息。

6．整个治疗按图 4 循环往复进行，循序渐进，消除症状，完善性格，巩固疗效。

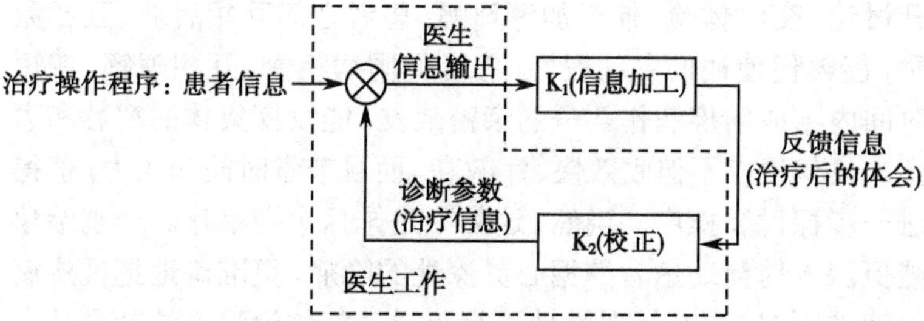

图 4　心理疏导及治疗程序示意图

K_1——患者对治疗信息变换（加工处理）：理解（深、透）→联系（自我）→转化（认知结构优化）→反思（总结、记录）；K_2——医生对患者的反馈信息变换（校正）：设计新的方案，预输出新的治疗信息；⊗——综合器：提取诊断参数，预计新的治疗信息输出

以上治疗程序反复循环，不断提高、优化认知结构，直至痊愈

心理疏导疗法以“认识与改造性格”为主线，以“少想多做”和“认识、实践与领悟”为主要方法，逐步克服“怕”字，减少困扰，直至达到“自我满意，平和心态”的最终目标。《疏导心理疗法》、《心理疏导疗法》、《心理障碍自我疏导治疗》等先后在上海科技出版社、江苏科技出版社和人民卫生出版社出版，已发行10 万余册。“心理疏导”一词已普遍用于医疗、教育、传媒等领域，受到了有关专家、学者及广大群众的一致好评。

二十几年来，我们根据心理疏导疗法理论，对各类心理障碍、心身疾病、精神病康复期预防复发及青少年适应障碍等进行心理疏导及治疗，效果显著。

为了满足众多患者治疗需求，在个别心理疏导治疗的基础上，不断总结经验，进一步摸索治疗规律，鲁龙光教授根据多年的临床研究，总结设计了一套对强迫症、恐惧症统一进行心理疏导治疗的模式。经过对 1000 多例强迫症、恐惧症患者的随访及疗效鉴定，痊愈及显著进步率达 85.7%。从对强迫症、恐惧症等的近期和远期疗效的统计学处理结果来看，集体疏导治疗比个别治疗的效果要好。集体疏导治疗进行系统讲解，组织患者展开讨论、交流体验，便于加深理解；患者之间互相启迪、互相激励，能够促使他们主动锻炼；患者们同病相怜、互相理解，在短时间内结成向疾病作斗争的亲密战友，能发挥集体的智慧和力量。集体治疗不但收效快、疗效高，而且节省时间和人力，值得进一步探讨和推广。当然，这并不是排斥个别治疗。个别治疗能更深入地帮助患者挖掘心灵深处的隐痛，更准确地把握疾病的症结所在，更有针对性地进行疏导。集体治疗方法就是从个别治疗中摸索出来的，在集体治疗过程中也需要辅以个别治疗。

第二节　心理疏导治疗前的基本认识

一、心理障碍模型

1. 病理之树　心理疏导疗法把心理疾病形象比喻为一棵树，由根、干、枝叶三部分组成(图5)。树的枝叶就是患者的各种症状，树的主干就是“怕”，树的根部则代表患者的性格缺陷。这棵树是由一粒种子在具有一定温度、湿度和各种营养成分的土壤中逐渐萌芽生根，发育长大。这里具有一定温度、湿度和各种营养成分的土壤就是指每个人所处的社会和自然环境。比如，在长期不适当的教育培养(社会环境)下或许还有父母遗传基因(自然环境)的作用，个体逐渐形成过强或过弱的性格，通常表现为：虚荣心、自尊心过强，而自信心过弱，伦理道德观念过强，对己、对人要求过高，自身依赖性过强等。这些性格上的缺陷使得其在

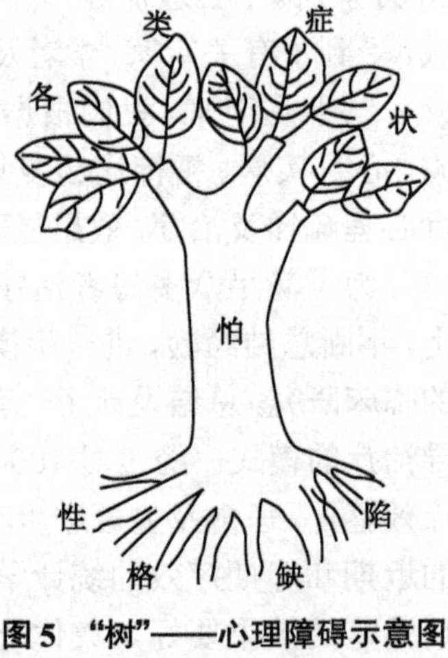

图5　“树”——心理障碍示意图

不可避免的困难、挫折或刺激面前，或束手无策，或不堪一击，从而产生心理障碍，滋生出千奇百怪的“怕”，表现出五花八门的症状。

那么，面对这样一棵病态之树，我们该怎么办呢？是将树连根拔掉吗？心理疾病的树根，即患者性格缺陷，形成少则十几年，多则几十年，可谓根深蒂固，怎可能在朝夕之间拔除？那么将树根所依存的土壤换掉？改变土壤就意味着要改变社会或自然环境，这显然也是不现实的。因此，在无法拔除树根、改变土壤的前提下，把树干和树根分离开来，即砍掉树干，去掉“怕”字是切实可行的办法。树干断了，众多的枝叶就会枯死，各种症状自然消失。待症状消失后，我们再进一步挖根，改造性格上的缺陷。

每个症状背后都有“怕”的存在，都有性格的影子。心理疏导治疗的树状模型，适合于强迫、恐惧、忧郁、焦虑等诸多症状。有的人感觉自己是抑郁症，给自己扣上抑郁症的帽子，似乎只是情绪低落，没有“怕”。其实，深入思考一下，为什么会抑郁？究其原因，正是诸多的顾虑、担忧所导致。就像J，她认为自己是抑郁，实际上是对很多事情不放心，顾虑太多。顾虑是什么？不就是“怕”嘛！

2. 焦虑、抑郁、强迫、恐惧与“怕”字　强迫、恐惧、焦虑、抑郁，听起来似乎差异颇大，但往深处分析，这些心理障碍的本质其实就一个“怕”字！这个“怕”，不是我们见到老虎时那种恐惧感，而是莫名其妙的“怕”，是自己有时也感到不应该的“怕”，但却条件反射似的、不由自主地发生了。其同义词有：“担心”、“不放心”、“恐惧”、“忧虑”，怕“万一”、“也许”、“可能”、“会不会发生”、“够不够好”等诸如此类。不同的心理问题“怕”的内涵不尽相同。

焦虑之“怕”——莫名其妙地提心吊胆，说不出原因。往往是由于过分敏感、谨慎、不自信等性格造成的，有的往往会担心焦虑本身或者担心焦虑感的出现，陷入一种越怕越焦虑的怪圈之中，无法自拔。

恐惧之"怕"——有明确对象。一般人都有恐惧心理，都怕一些东西，但如果这种恐惧超过了一定限度，影响了自己的日常生活，自己无法摆脱了，就是一种病态。陷入恐惧症的人，同样是一些过于谨慎、小心、自我中心、安全感不足、要求百分之百放心的人。

强迫之"怕"——不放心，或过分要求完美。过分追求完美、循规蹈矩、过于刻板、敏感、悲观等构成了强迫性格。

抑郁之"怕"——抑郁的人多敏感、要求完美，总是对某些事情过分钻牛角尖。有些看似外部因素所致，实际上，是他们缺乏灵活的性格所致。过于执著必然不能随机应变，造成的结果是无法面对现实、面对自我，自己和自己过不去。很多抑郁其实类似于强迫，他们知道那么想或做是不好的，但性格使然，他们无法放弃自己的"既定目标"、"原则"或"面子"，因此陷入自我斗争的旋涡。

强迫的人为什么多数都抑郁？究其根本就是摆脱不了"怕"字。越想摆脱，越无法摆脱，日子久了，能不焦虑吗？持续的焦虑，做事情还有兴趣吗？当兴趣降低、情绪低落了，就会伴发抑郁症状。

3. 少谈症状，莫摘树叶　心理疏导治疗就是围绕着这棵树进行的。治疗中，我们一般不揪树叶，很少就症状谈症状。如果你只揪树叶，就树叶谈树叶，分析来分析去，一片叶子落下去了，另一片又长出来了。对于症状来说，也是如此，大家应该都有这个体验：一个担心没了，新的担心就冒出来了。例如，分析某个"怕"会不会是真的？可能不可能发生？分析过后，可能不是真的，放下了，但第二个却冒出来了，再次分析，可能不是真的，第三个……那就糟糕了，就陷入"就症状谈症状"的误区了。况且，很多怕是分析不出所以然来的，树根在，树叶是永远摘不完的。同样如此，性格缺陷之根不除，症状也会层出不穷！如果只把重点放在症状上，对“怕”的理解就不会很透彻、很深刻，“怕”就克服不掉，就很难彻底解决问题，就像好多人会变换症状一样，这两个月怕这个，过两个月怕那个，再过两个月又怕另外一个。因此，接受疏导治疗时，要注意的是防止“摘树叶”——在症状上进行过多的纠缠，因为树叶是永远掐不完的。

A 以前就进入过摘树叶的误区。他原来最怕艾滋病时，只要一出现恐惧心理，就分析和罗列 7 条不可能被传染的理由，分析被传染的可能性为几亿亿分之一后，稍微安心一点。但没过几分钟，“万一呢？”就又恐惧起来。他了解的艾滋病知识并不比专业医生少，但他还不放心，到处上网搜索有关信息，天天钻研艾滋病，但事与愿违，越钻研却越害怕。自己都成了艾滋病专家了，有什么用？A 怕艾滋病一年多了，后来我帮他个别治疗后去上大学了，艾滋病不那么怕了，却开始出现其他症状，如“这个汉字是不是这么写的”“那个公式对不对”“考试时准考证号填了没有”等。A 来参加我们的治疗班，碰到了“同行”，就暂时把其他症状放一边，却又开始怕艾滋病了。很多人往往不断变换症状，回头看看以前怕的东西，好像也无所谓了，甚至会想“自己那时候怎么那么可笑呢？这个有什么怕的！”我们不仅会笑对方：“你那个有什么怕的！如果在我身上根本不算问题！”也会自己笑自己，笑自己曾经的怕。

为什么不总结经验？分析一片片叶子，掉到了误区里。虽然这么多担心性质都是一样的，但如果不分析这个树干，也不从自己性格上进行反思，就很难有所进步。好多人一辈子就在“摘树叶”——与症状的纠缠中度过。

那么，医生经常要了解你的症状，症状究竟有什么作用呢？其作用有二：①用来帮助诊断，分析你的心理过程哪个环节出现了问题？②判断疗效。比如，原来症状对你干扰很大，经过治疗后，干扰少了，或者你不太在乎了，就说明你进步了。因此，不要过多纠缠症状，而要分析症状怎么来的？为什么我有，别人没有？过多纠缠症状，而不深入思考，是治疗的一个误区。

二、登山之路

我们常把心理疏导治疗的过程比做登山，山的不同高度代表着不同的心理素质（图 6）。山脚下（位置 1）代表心理素质较差，有心理障碍，常为烦恼所困。半山腰（位置 2）代表心理素质中等或一般化，平时心理状态较好，但遇事容易烦恼。山顶（位置 3）代表心理素质较好，始终能保持乐观与平和的心态，遇事能够冷静沉着，轻松应对。在总体人群中，大部分人在半山腰上下，一小部分在山脚下，还有一小部分人能够到达或接近山顶的位置。

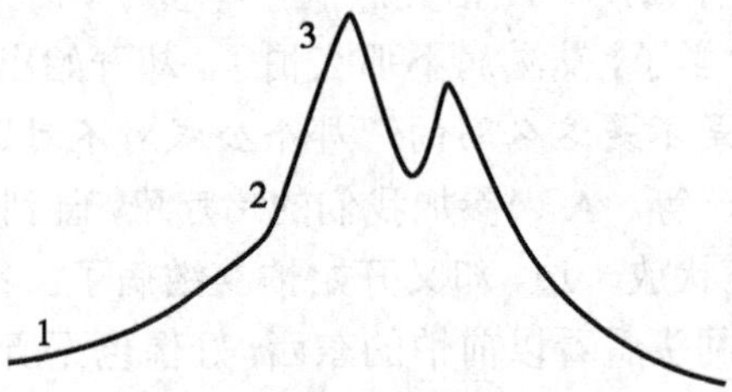

图 6　心理疏导治疗任务示意图

有了心理障碍，相当于在山脚下，身处密林中，视野均被树木所挡，没有自由感，很困惑，活得不开心，甚至很痛苦。我们近期的目标是爬到半山腰——通过心理疏导，减少症状，心理素质有一定的提高，视野开阔了很多，自由感大大增加，不再有明显的心理障碍的症状。那么，远期的目标呢？不但要爬到半山腰，而且要往山顶爬——不但要消除症状，而且还要继续提高心理素质，“会当凌绝顶，一览众山小”。高度决定自由度，谁越接近山顶，谁的心理素质就越高，谁的烦恼就越少，活得就越潇洒、快乐。虽然大家现在有心理障碍，但接受过心理治疗后，知道了自己的问题所在，就能不断认识自己，提高自己的心理素质，那么不但可以消除症状，将来甚至可以比一般人活得更潇洒。

三、角色及分工

如果将心理疏导治疗过程比做登山，那么医生和患者就分别是向导和登山者。有些登山者一直被困在山脚下，转来转去，即使想尽一切办法，还是在山脚下兜圈子，为什么？因为找不到方向。方向不对，即使再努力，疗效也不会太明显，到最后患者会逐渐失去信心和勇气，有的甚至认为得的是不治之症，想放弃生命。心理医生相当于一个非常熟悉登山之路的向导。向导曾经带着许多人上山，他会告诉登山者上山前的注意事项，如技术准备、体能储备等；也会告诉登山者如何找到上山之路，如登山过程中可能会遇到的问题和障碍及解决办法等。登山中途掉下来怎么办？遇到挫折，是怨天尤人，放弃？还是总结经验教训，重新攀登？相对于心理治疗过程，医生会给患者指导，会告诉患者治疗前的准备，治疗中的要求和注意事项，如角色和任务、反馈的重要性、心理障碍的原因、特点、如何逐步认识和战胜疾病，以及治疗中出现反复的解决办法等。

角色明确了，那么医生和患者又该如何分工呢？向导可以为登山者指明方向，陪伴登山，甚至在登山者体力不支时或跌倒时扶他一把，但向导不会背着或始终拉着登山者攀登。正如向导和登山者间的关系，在心理治疗的过程中，医患双方组成治疗联盟，医生可以指导患者或在患者特别困难时给予支持，但永远不能代替患者战胜心理障碍！如果非要对心理疏导治疗中的医患任务划个百分比的话，可以说，患者起95%的作用，而医生等其他因素只占5%。患者的95%包括认识、领悟及其主观能动性，医生等其他的5%包括恰当的治疗方法、医患关系、家庭和环境因素等。其中，医患之间的治疗关系是非常重要的。

四、长痛与短痛——治疗与逃避

一个跌落山脚下的人，往往痛苦不堪，而山上却有无限风光，爬还是不爬？爬，要付出艰苦努力，需要流汗甚至流血；不爬，会相对轻松，但却永远见不到光明。如果能够忍受流汗甚至流血的痛苦，努力爬到山上，就能看到山下看不到的大好风光；如果没有爬山的勇气和毅力，不敢爬，或者爬了一半就退却的话，将只能一辈子待在山脚下。心理治疗也是如此，逃避，是长痛，将会一生活在痛苦和烦恼之中，失去青春、幸福和整个人生；实践和挑战，是短痛，虽然短痛比长痛要剧烈得多（如果逃避的痛苦剧烈程度是“5”的话，实践与挑战的痛苦剧烈程度可能是“10”），但短痛过后将得到摆脱症状后长久的快乐和幸福。俗话说长痛不如短痛，努力了，就成功，逃避了，就失败，道理原本如此简单。

五、关于疗效

心理障碍能不能完全好？强迫症状能不能完全消除？回答是肯定的。很多患者在接受心理疏导治疗后，症状完全消失，充分证明了这一点。但对于不同患者而言，心理疏导治疗的效果是不同的。即使在集体心理疏导治疗班中，同等条件，同样治疗程序和方式，仍然会出现有的患者进步很快，有的疗效较慢，有的甚至原地踏步的情况。为什么呢？我个人认为主要有以下几个原因：

1. 患者的内因

（1）主观能动性。所谓主观能动性，是指患者一种自觉、积极地同疾病作斗争的内在活动能力。一旦主观能动性被调动起来，就会成为促进病理心理向良性转化的巨大力量，并成为是否取得疗效的关键。患者的主观能动性就像登山者的积极性一样，积极性的强弱程度将最终决定攀登的高度。如果一个人主观上不努力，而是被家属、老师逼迫接受心理咨询，无异于让一个“只愿躺着，不愿站起来”的人攀登高山一样，是不可能完成任务的。

（2）对心理治疗的接受程度。大量的临床实践及科学研究已证明了心理治疗对心理障碍的有效性和必要性。但有的患者受旧的生物医学模式的影响，对心理治疗仍半信半疑甚至持否定态度，这样的患者就很难深入地认识自己，疗效更无从谈起。

（3）不逃避的态度。逃避是心理治疗的大敌，只有以较大的勇气与毅力战胜逃避，才能不断获得胜利。关于逃避，后面会有详述。

（4）坚持性格改造是巩固疗效的法宝。心理疏导治疗以改造性格为主线，这是心理疏导疗法的特色和生命线。但改变性格是甚为艰难的，需要不断总结和领悟，需要痛苦的、长期的、坚韧的斗争。

2. 患者的外因

（1）家属的负面作用。家属习惯性地保护患者和协助患者逃避，对治疗很不利。

（2）复杂的求医经历。有些患者求医经历非常丰富，对其进行心理疏导治疗有利有弊。有利的是了解不同的治疗方法，形成一定的治疗认知基础；不利的是面对大量的治疗方法（信息），不懂辨别，无从选择，有的甚至产生医源性不利因素，结果看得越多，越不利于心理治疗的深入及疗效的获得。

（3）其他因素。如经济、工作、婚姻等现实因素对心理障碍的转归和预后也有一定的影响。

上述原因中，患者的内因起决定作用。如同一个毕业班，老师采取同样的教学方式，但有的学生考上了重点大学，而有的连大专也没考上，主要原因之一是每个学生的积极性和努力程度不同。因此，不同的个体在接受同一个医生帮助指导后，心理治疗的疗效可能是不一样的，关键取决于自己。

六、关于治疗形式

心理治疗的形式很多，分为个别治疗和集体治疗，个别治疗可采取当面咨询、网络咨询、电话咨询等方式进行，而集体治疗就必须现场参与了。个别治疗与集体治疗各有优缺点，但总体上，集体疏导治疗效果要更好一些，前面已经阐述。

除了以上治疗方式外，听录音、看录像或阅读书籍等进行自我疏导也是很好的办法。有的人通过上述方法，经过实践后也能逐步走出心理障碍的误区。这次集体疏导班开始前的两天，扬州一个16岁的高一学生，从12岁开始出现强迫症状，将近四年了。他最强迫的是什么？睡眠。他的顽固性失眠类似于一种强迫，往床上一躺，就开始逼自己："赶快睡，赶快睡，最好十分钟内睡着。""20分钟了，怎么还没睡着？""都50分钟了，怎么还没睡着？"越急越睡不着。他陷入这种失眠四年了，后来他看了《心理障碍自我疏导治疗》一书，仅通过两个月努力，症状就减轻很多。他询问是否需要参加治疗班，我说如果进步已经很大，就不用来了。所以找对了方向，持续攀登，就能不断进步。

相反，有些逃避严重的朋友，即使医生天天协助你，也可能很难进步。昨天有位已经报到的先生，钱都付了，今天却不敢来了。为什么？因为逃避！他说："不但怕与艾滋病患者接触，'恐艾'（艾滋病恐惧）的人我也不敢接触，我怀疑他们身上有艾滋病！"原来昨天报到时，我认为同为"恐艾"之人，应该同病相怜，因此，才给他介绍A的（A原来也"恐艾"，现在很好了）。结果大大出乎我的预料，就这么一介绍，他居然不敢来了，原来他怕A有艾滋病。后来我告诉他："你这就是在逃避，治疗班上要解决的就是这个'怕'字。"结果劝了他十多分钟也不行。他要求有空个别治疗，我回复没空，旨在逼他一下，希望他能自己战胜这个"怕"。最终他仍不敢到集体治疗会场，怕那些怕艾滋病、怕狂犬病、怕脏的患者们身上有病毒，坚持要做个别治疗。其实个别治疗我并不太想做，原因有三：其一，费用高，会增加患者经济负担；其二，不够系统，不可能像集体治疗这么完整；第三，个别治疗耗时长，效率较低。有时，个别治疗的效果不如集体治疗好。

B很怕脏，在个别治疗了三四次，充分疏导后，我让她挑战自我，接触脏东西、垃圾桶等，她很有勇气，克服了重重困难，进步很大。集体治疗前的一个月，几乎隔几天就要找我，看她有些依赖我了，我说："还有20多天就集体治疗了，之前尽量不要找我，尽量坚持。"她还不错，20天坚持下来了，没有找我。

第三节　心理疏导治疗的三个阶段

一、概　　述

心理疏导治疗共分为三个阶段。

第一阶段，疏通阶段，即认识病理之树——认识心理障碍的特点及其产生的原因、机制，将心理疏导理论形象化地描述，达到患者与自身联系、密切结合、举一反三的效果。要想战胜敌人，首先要知道敌人的底细和虚实，而后，才能寻找战胜它的方法。否则，盲目迎战，不可能获得胜利。第一阶段的目的就是"知己知彼，百战不殆"，即认识"为什么我有这个障碍""其根源是什么""这个障碍有什么特点"等。

第二阶段，实践锻炼阶段，即砍"树干"阶段。重点是认识"怕"字，克服"怕"字，即如何淡化病态思维，减少病态行为，摆脱病态思维的困扰。在患者提高了对疾病认识的基础上，指导其进行实践锻炼。以"少想多做，习以治惊"为原则，对所怕的事物多听、多看、多做、多接触，认识与实践锻炼相辅相成，相得益彰，促进患者认识、实践、领悟，逐步矫正患者病态的条件反射，减轻和消除“怕”字。这个阶段，有的进步较快，一两个月症状就基本消失了，而有的则不然。

第三阶段，提高心理素质、改造性格阶段，即挖“根”阶段。在症状消失或减轻后，继续提高对疾病产生与性格缺陷之间密切关系的认识，说明性格是可以通过认识和实践逐步改造的，只有逐步改造、完善性格才能巩固疗效，减少反复。这将是一个长期的、艰苦的过程。

疏导治疗的目标是达到“最优化”，即疗程短，疗效好，效果巩固。

我们经常把心理治疗比做攀登珠穆朗玛峰。为什么？难度确实很大！因为认识性格、改造性格是非常不易的。如果结合登山示意图来描述这三个阶段，那么第一阶段就相当于在珠峰大本营进行体能和登山技术的训练；第二阶段是从大本营开始攀登到半山腰；第三阶段则需继续努力，从半山腰到达顶峰。对大家来说，目前都非常关心第二阶段，怎么来摆脱烦恼，把症状先处理掉。很多患者会说：“医生，你告诉我怎么办吧？”他们恨不得马上登山，但是如果不先进行体能训练和登山技术训练而直接登山，那么结果可能就是失败——掉下来或者中途退却，这就是有的人不认识只实践而导致疗效不佳的原因。

心理疏导治疗虽然是由浅入深、循序渐进的，但三个阶段不是截然分开的，而是有机统一的。比如，在第二阶段，虽然我们主要讲的是症状的处理，但是所有的一切都是与性格结合起来的，在处理症状的同时实际上也就在改造性格，在处理病态思维的过程中，只要能逐步果断起来，及时从病态里走出来，就能改造犹豫不决的性格。从第一阶段的认识，到第二阶段的克服症状，直到第三阶段改造性格，都是有机统一、互相促进的，一定不能把治疗的第二阶段和第三阶段分离开来。在处理症状的过程中其实也在改造性格，在改造性格的过程中症状会减轻得更快。大家要加强认识自己，认识疾病，如果真的把病态思维认识清楚了，把病态思维的脾气摸清楚了，那么问题就自然解决了。就会由一开始的胆小、谨慎、要求完美，逐渐到后来的什么都不在乎。目前大家最关心的是如何摆脱症状，即第二阶段，但今后的重点应放在第三阶段。有的患者通过第二阶段，克服“怕”字，使症状减轻甚至消失了，但心理素质还有待提高。临床上有很多这样的情况，虽然患者症状很少了，但心理障碍的“树根”依然存在，经常会怕这怕那，为生活中的一些小事而烦恼。所以，第三阶段是一个长期的过程，甚至是一辈子的事情。

二、心理疏导治疗的模式

心理疏导治疗的模式：不知→知→认识→实践→效果→再认识→再实践→效果巩固。

从“不知”到“知”。一开始出现心理障碍，自己可能根本就不知道是怎么回事，甚至怀疑是不是自己脑子出了毛病。比如，有的患者去看门诊，七八分钟后就被医生诊断为“某某症”，然后开药，但并不向患者解释病症的来龙去脉，患者出了门诊可能还是稀里糊涂的，连“知道”都做不到。鲁教授门诊一般二十多分钟，他会先听患者讲述五六分钟，然后初步诊断，告诉患者问题是什么、怎么来的、心理障碍与性格有何关系，最后告诉你治疗的原则和方法。他往往还会给患者推荐一本《心理疏导疗法》阅读。有的朋友第一次接触这样的治疗方式，感觉奇怪，“这个医生怎么回事，谈了一会儿就卖书给我？”实际上那是鲁教授在帮助患者了解自己的心理障碍。患者中的许多人就是通过疏导疗法的书籍了解了自己的病症，看书的过程就是一个让患者“不知→知”的过程，至少为患者提供了一个正确的治疗方向。

我与大家在网上聊天时，有的朋友想找我咨询，我往往会问：“你看过心理疏导疗法的相关书籍吗？”他若回答没看过，我便会建议他买一本书看看再说，不要贸然前来。因为初步了解了这个疗法，带着问题来进行咨询，才能有的放矢，不但节省治疗时间，而且增强治疗效果，更能降低治疗成本。

从"知道"到"认识"。集体疏导治疗的头几天里，你会知道原来不了解的很多知识，但是"知道"了是否就真的"认识"了呢？远远不是。"知道"和"认识"有什么区别呢？"知道"即了解了一些方法、知识，例如怎样来处理症状。"认识"指将"知道"的知识与自己实际情况相结合，能用于实践，在了解的基础上产生了新的领悟。正如用粮食酿造酒一般，酿酒的步骤都清楚了，这只停留在"知道"，而通过自己动手实践，真正酿出酒来，并有了新的感悟，就相当于有了"认识"。"认识"是建立在深入理解的基础上。比如对某句经典名言，不同的人看法不同，或同一个人在不同时期也会有不同的看法。"生活，就是这样的！"——你理解有多深，认识才有多深。因此，我们要用整个身心去学习和实践。**用耳学习，触及皮肤；用心学习，触及灵魂**。心理治疗就是改变人心灵的过程，必须有触及灵魂的认识和感悟方能进步。

通俗一点讲，"知道"是"小和尚念经，有口无心"，而"认识"则是"老和尚念经，有口更有心"。小和尚念经，他可以把经文背得比老和尚还要熟练。但是，他理解经文的深刻含义吗？他理解不了，这个就相当于知道了，但不认识。认识就像老和尚念经，老和尚不但会背，而且能将经文与自己的人生阅历结合起来，能深刻理解经文的人生意境，也就真正达到认识的境界了。

什么叫真正"认识"了？有的朋友彻底走出来了，不但症状痊愈，而且对疾病规律和自己的性格有了较为全面的把握，即取得了"最优化"。此时，心理素质得到全面优化，对自我、对他人、对人生、对世界有了较深的领悟，获得了人生的"快乐密码"，那才能叫真正"认识"。这也将是我们下一步努力的方向。

我们很多人都是处在"知道"的阶段,也包括一部分接触过心理疏导疗法的朋友。有的朋友熟读疏导疗法,觉得书中对强迫症、恐惧症等分析得太精辟了,对疏导疗法充满信心;有的朋友甚至可以大段背诵《心理疏导疗法》的章节,但这都只是"知道"——知道这个病是怎么回事了,知道应该怎么做了。如果只是停留在"知道",而一点都做不到,就和不知道没什么两样。没有进步或进步很小,说明没有真正从"知道"跨越到"认识"。

"纸上得来终觉浅,绝知此事要躬行。"在疏导治疗中,"知道"到"认识"的关键是**不仅了解这个障碍是怎么回事,更重要的是与自身结合起来,了解一点,实践一点,认识才能逐步深化,直至痊愈**。后面讲到实践的问题,无论强迫还是恐惧、忧郁、焦虑,病态行为也好,病态思维也罢,都需要"知道一点,做一点"。对于病态行为,例如B,总是反复回头,反复洗衣服,这个实践就是不要回头,不要洗。当然我们后面会讲如何从不洗不放心到不洗也无所谓的过程。这个不洗、不回头就是实践的过程。当然,有的以病态思维居多的,病态思维来了怎么应对?"应对"也是一个实践的过程。知道和实践结合起来就会逐渐深化认识。没有实践,只是一味思索,很难有新的领悟。而且,有时想得太多,很容易钻入牛角尖里出不来。实践是从"知道"走向"认识"的桥梁,是产生领悟和取得疗效的必由之路。认识和实践相辅相成、相得益彰,是完成疏导治疗"螺旋式上升"任务的两大武器。

关于"知道"与"认识",我再给大家举个例子。在我读研究生的时候,有一个同学,与我关系很好。我的初步印象里,他是很阳光的,适应能力很强。上大学时,业余时间倒卖过书、代购过火车票等。上研究生之后,和同学混得很熟,天天一起打篮球。我原来觉得他什么都不在乎,也很乐观,心理素质挺好的。没想到几个月之后,我的看法改变了。为什么?他过于关注自己的身体,常担心身体会不会出什么问题。虽然别的方面都很好，但是这一方面担心“过”了，就把他击倒了。他上学半年之后，有次腹泻，到校医院去化验，结果小便里有微量的红细胞，肉眼是观察不到的。他仅凭着了解到的一些医学知识，第一反应便是：完了，肾可能出问题了。他“想”：有红细胞就意味着泌尿系统有问题，要么是膀胱出了问题，要么是肾出了问题。一想到肾出问题，他就陷进去了。肾一般有什么问题？可能是肾炎、肾衰竭、尿毒症……那不就完了嘛！他还没去做进一步检查就陷入极度焦虑之中，失眠了。原来睡眠很好，结果一下熬到一两点钟才睡着，四五点钟就醒了。第一天，他焦虑、高度紧张，不也是一个“怕”字吗？第二天，在学校医生的建议下他到某大医院肾内科去检查。拍片之后，医生说结果要等一两天才能出来，这两天他是在极度焦虑中度过的。两天后结果出来了，其实是输尿管有一个小结石，输尿管被划破了一点点，医院给他保证了：“肾功能没有问题，没事的，不用动手术，吃点药，一般过几天石头就排掉了。”如果心理素质较好的人，前两天可能会多想，但化验结果出来以后总该放心了吧？但他之后却陷入了疑病之中，始终摆脱不了这种念头：可能是化验结果不准，我肾上可能还是有问题。有了这种顾虑，先是焦虑，后来情绪开始低落、忧郁。我告诉他这是心理问题，后来还把《心理疏导疗法》给他看，也苦口婆心地跟他讲了很多道理，每天晚上陪着他在操场上转，但作用不大。他先是焦虑，五六天之后出现情绪低落，原来喜欢打篮球，之后篮球也不打了，书也不看了，课也不上了。干什么呢？躺在宿舍里面睡觉。他心情不好，能睡得着吗？睡不着，就躺在那里胡思乱想，越想越糟糕。最后实在受不了了，自己跑回老家去了，回到家待了一个星期，他姐姐又把他送了回来，直接送到了我家里。为什么送到我家里来？怕他再逃避。研究生一年级的课是非常多的，马上要考试了，他不上课怎么行呢？送回来之后他又郁闷了两三个月，二年级开学了，依然如故。当时，课也不多了，我说你干脆找个活干算了，一定要坚持实践，不要躲起来，不能太逃避。这次，他终于听进去了。先是帮自来水工地的民工挖土，挖了两天，感觉好一些。后来找到一个公司，他被派往一个省外的办事处，到那里工作了四个月，就当实习了。这四五个月，才真正改变了他的精神面貌。他刚开始到那里还是天天郁闷，但不像在学校天天躺在床上那么糟糕。在那里，工作很忙，什么都干。工作了四五个月，快考试时回到学校。此时，他基本从忧郁状态出来了。几天后，他对我讲："大哥，经过这段时间，我有了不少领悟！"我说"什么领悟？"我觉得很好奇，是什么让他想通了。他说"我感觉到人活着还是要乐观一点，我最深的体会就是要乐观。"要乐观看问题，我没跟他讲过吗？我什么道理都跟他讲过了，心理学的知识也讲了很多，他前面什么都"知道"，但没有结合自己，没有这个体会。经过四五个月，自己慢慢从坑里爬出来后，豁然开朗，回头一看，领悟到"人要乐观一点"，这才是"认识"。他这个认识确实来之不易，虽然时间不长，但已陷进去八九个月了。他现在非常好，工作也很出色。我那时写博客比较多，很多是关于调整心态及我治疗的一些领悟。他看了以后，写道："大哥写的让我受益匪浅，感受很深。"他也常写一些心得体会，像反馈一样，这也是一个不断提高认识的过程。就这么一个化验结果，把他打倒了八九个月。他知道不知道"人应该乐观一点，应该无所谓一点"？知道。知道乐观和真正能乐观有很长的距离，这就是知道和认识的区别。

怎样由悲观到乐观，怎样由顾虑很多到无所谓，这个就是需要大家不断领悟的过程。"不知→知→认识→实践"的治疗模式，就是不断提高认识、不断领悟的过程。为什么要写反馈？只有结合自己不断思考，不断领悟，认识才能逐渐提高，相当于由山脚下逐渐向山上爬。大家按照我的方法去做，会发现在刚开始的一两个月里感觉非常不习惯，反复会比较厉害，但一段时间后就会有豁然开朗的感觉。那就是顿悟，或者叫新领悟。

心理疏导治疗强调实践、认识、领悟，是一种曲折中前进的、螺旋式上升的治疗模式。（拿一个白色的杯子作比喻，说明心理治疗的过程）这个杯子是白色的，一般人看都是白色的，而有心理障碍的人看到的却是黑色的。什么意思？即一般人遇到一个事，不顾虑，无所谓，感到很正常，不会想很多，但是性格过头者就不一样了。人家看到的白色杯子，他感觉可能是黑色的，人家不顾虑的，认为没必要想的，他却感觉不想就不行，就担心“万一”、“可能”、“也许”等，想到事情的种种后果，不能像大多数人一样看问题，因此钻到了牛角尖里。“人家都说是白的，我看到的怎么都是黑的呢？”如果你看得不客观，就会痛苦，就会困惑，就会觉得奇怪。而如果对某一个问题，你和大多数人看法差不多，你就不会痛苦了。什么叫钻牛角尖？就是一般人不钻的问题自己钻进去了，即你看问题的方式和一般人的不一样。心理治疗的过程就是逐步改变原来的思维模式，逐渐恢复看待事物的客观化、大众化。经过心理治疗以后，你感觉到“哦，原来我看到的黑色好像没那么黑了，有点黑灰色”，再过一段时间，“哦，这个不是深灰色的，而是浅灰色的”。每一次“哦”就是领悟的过程，通过连续的小的领悟，认识逐步得到改善。一定数量的小领悟的积累，必然会产生大的认识上的突破，经过不断的实践，最终认识到杯子是白色的。说白了，心理治疗也就是这样的一个过程：从原来顾虑、担心很多，到后来逐渐放松直至无所谓的过程。说起来很简单，但是怎样从“顾虑”、“在乎”到“无所谓”？这是有难度的，也是心理治疗的难点所在。怎么转化？这需要你自己去认识和领悟。为什么要求你必须写反馈，虽然不写也可以，但是写反馈时自己再反思一下，梳理一下，往往会有新的领悟产生。这个领悟来自于什么？绝对不会是躺在坑里面，或躺在树底下睡大觉。不去摸索，不去经历这种痛苦，不去花代价爬山，你就不能欣赏到山上的风光。虽然这个实践过程会比较痛苦，但只有自己付出努力了，自己去摸索了，把医生讲的东西跟自身结合了，去实践了，才能逐渐获得新的领悟，才能逐步改变自己对问题的看法，逐渐使之平常化。

心理疏导治疗过程是一个螺旋式上升的过程，绝对不是通过集体治疗在一周或者一个月内一下子就能从山脚蹦到山顶上去的。螺旋式上升的过程，是经过不断向医生反馈，不断更新自我认识，不断用医生讲的方法去处理症状之后，产生新的领悟的过程。螺旋式上升指什么？一方面，认识不是一蹴而就的，而是逐步深入、积累的过程，治疗疗效也是由低到高慢慢取得；另一方面，心理疏导治疗是不断的“进三步、退两步”的过程，在反复中曲折前进的过程。反复不是倒退，而是前进过程中暂时的后退，没有关系，只要不失去信心，不逃避，接着往上走，一定能更上一层楼，甚至到达山顶。

症状的反复是正常的，没有任何反复就达到最优化的案例是不存在的。性格改造不是几日就能有大的改变的，因为根子没铲掉，长出叶子——症状反复是自然的事！关键是要在反复中进步。因此，反复并不完全是坏事，反复是进步的契机。战胜一次反复，就登高了一个台阶。在反复中前进，才能逐渐达到最优化。

了解了知道与认识，那么，实践怎么理解呢？实践就是我们所说的如何处理症状，如应对一些逃避行为、强迫行为以及一些自己感觉意义不大甚至无聊但却总丢不掉的想法等病态思维。医生告诉你怎么去应对，然后你逐步去运用这些方法，由生疏到熟练，直至运用自如，疗效逐步显现，就是实践的过程。有的实践是能看见的，如强迫行为的实践——反复关门的，我不关了；反复问的，我不问了。但更多的实践是无形的，特别是对于病态思维的实践，你转化认识的过程是看不见的。比如说，原来很顾虑的，通过疏导治疗，慢慢不再顾虑了，这就是一种无形的实践。相较于实践，认识的转化更是“润物细无声”的。经过一段时间的实践，有了效果后，再不断地认识，症状减轻以后，再逐步提高心理素质，效果就会逐渐被巩固下来，直至取得最优化。

附：A反馈材料二

今天听了一天的课，我的感觉就是在一些零散的方面悟出了一些东西，但是在全局的把握上还存在一些问题。同时，我明白“不积跬步，无以至千里；不积小流，无以成江海”的道理。或许这些小的领悟，最终会成为胜利的基石，因为这些感受都是将老师所讲的理论结合自己的思考与亲身体会得出来的。

去年个别治疗时，你让我有感悟时写写反馈，我总是怕麻烦不愿意写，觉得脑子里知道就行了，何必去写呢。同时也有另一种原因，就是当我处在短期的快乐中时，我就不会再深挖自己、继续认识，以为自己都好了。但是最近我发现这样做是不对的，因为写反馈是对自己的一个剖析与认识、深挖的过程，有助于自己深刻地认识自己，并对日后的实践产生正性影响。另外，有时候自己会感觉突然好像明白了什么，就是有灵光一闪的感觉，自己的恐惧或强迫症状也在那时短暂消失，在那时自己仿佛摘掉了有色眼镜能客观地看清问题了，那个时候往往就是自己有新的体会的时候或是小小进步的时候。有时自己在病态思维的一段时间中会获得一小段时间的释然，那时心里所想的可能对自己的进步也会大有帮助。然而我发现这些进步的想法，可以让我快乐，但是如果不记录下来，过一段时间之后自己有可能就忘掉了，就又掉回到自己性格缺陷所引起的病态思维怪圈里，然后继续痛苦，所以说要及时把自己的心得感悟记录下来，久而久之，一边剖析认识自己，一边积累心得，这样的话，进步将会更快些。

在克服病态思维的过程中，先进行根干分离，也就是先克服怕字，再逐渐加深认识，改变性格。这次我又强化了一次病态思维是虚假空的学习，因为在我对理论知识有些淡忘的时候，同时“怕”字来袭，我有时候就会想万一是真的怎么办，于是强化病理兴奋灶，进入恶性循环。为什么我对“怕”是虚假空的理论充满信心呢，因为我之前的无数担心与害怕都已证明了这一点，之前每次沉陷于病态思维当中，都认为自己怀疑的东西可能是真的，回首这几年竟无一样是真的，所以这让我有了些许信心。这些虚假空的“怕”产生于自己的主观认识与客观事实的不相符，性格不够均衡的人往往会因为遭受一点刺激而产生心理的巨大变化，不能正确认识事物，主观与客观不相符，从而产生莫须有的“怕”。

下面谈谈我怕的另一方面，那些事好像不是虚假空的，仿佛是存在一定可能性的，也就是您所说的“万一”。比如说我怕艾滋病这件事，就是我听说有艾滋病患者在网吧的凳子上安针以报复社会，我每次去网吧都挺紧张的，可能是由于心理作用，有一次我坐在座位上就感到“扎扎”的，似乎很轻，我也分不清到底扎着没有。我回家便检查腿和臀部，也没有发现出血之类的，但我总还是担心。你今天说，这类现象是把小事夸大，把纸老虎想成真老虎，自己吓自己。但我感觉类似事件是否是纸老虎还是未知数。比如，我后背有一小块，我感觉里面有一个小凸起，便担心它会癌变。你告诉我处事需乐观，但要是这是真的，又会如何？而且你怎么就能把“万一”当成不可能？中国不是有句古话叫做“不怕一万，就怕万一”吗？这样做是否有科学性？（过分钻“万一”正是一种病态思维，是导致自己痛苦的主要症状，不能抱着万一不放，把万一现实化。为什么别人没去钻？为什么别人不痛苦，而自己却这么痛苦？）目前，我对待这类问题还是在转移注意力，但我觉得这不能从根本上解决问题。所以，自己对这些问题的认识还有待进一步提高。（根本问题的解决来源于对自己、对心理障碍等认识的深化，需要不断地实践与领悟。等认识深化了，心理素质真正提高了，问题才能根本解决。）

我再来剖析一下自己怕艾滋病或者是被针扎的问题，在别人看来，那些事近似于不可能，别人很轻易地就将它忽略了，而对于我，在某些时候如自己快乐、高兴的时候，想到那些事也觉得没有多大必要去想，或者觉得那也是不太可能的，这就很接近正常人的看法，但是当情绪低落时，我就会重新感到恐惧和害怕。通过别人与我自己的对比，或者我自己两种不同状态下的对比，我也隐约地意识到，自己看问题的角度存在偏差——过度夸大危险存在的可能性，我应该去学习一下黄老师的那个同学，如何从悲观的情绪中走出来，其关键就是要学会乐观，以积极的心态去面对所发生的或者想到的事情。

第四章

认识病态思维

第一节　强迫类障碍的自我妨碍

临床所见，心理障碍者往往陷入了一种怪圈：越想放松，却越紧张；越追求完美，却距完美越来越远；越想睡，越睡不着；越想注意力集中，注意力越不集中……自我妨碍就是指越想表现好，就会越紧张，表现越差。由于失眠在各类强迫类障碍中较为常见，因此，将其单列予以介绍。

一、常见的“自我妨碍”现象

不同的任务需要不同的紧张度，与任务相适应的适度紧张感有利于发挥出最佳水平。太过放松，很难完成那些艰巨的任务，但如果过度紧张，结果往往会适得其反，可能连轻松的事都无法完成，别说难度较大的事了。**南辕北辙、欲速则不达、物极必反、过犹不及等也是此意。**下面这首诗能比较好地表达这种矛盾：**恰恰用心时，恰恰无心用；用心恰恰无，无心恰恰用。**

2007 年集体疏导班上有一个女会计，因为心理问题已六年不能工作了。她的症状是怎么出现的呢？六年多前，她因科长做假账去向总经理汇报，正在汇报的时候，科长恰好进来找总经理，就碰见了。本来没事的，但她总感觉科长可能发现了这件事，从此对那位科长非常害怕。后来，回到办公室做账时，只要科长坐在旁边，她就会紧张、手抖，越紧张，手就抖得越厉害，无法自控。后来根本没法做账了，不得不辞职在家。第二个症状也是从那时开始的，有一次参加酒席，大家坐一起，她就怕“万一喝酒时手抖，那可太糟糕了”，结果，一不自信，越怕自己抖就真的抖起来了，从此，陷入自我斗争的怪圈。就像我们如果在一段时间内关注自己的舌头，处处盯住舌头，舌头就真的不灵活了一样，这叫做自我妨碍。生理上或者心理上都会出现自我妨碍现象。她这样一抖就是六年，不但无法工作，后来连酒席也不敢参加了。她参加了集体治疗班后，回去的第三天就和别人合开了个公司，虽然有时手还抖，但是她敢于挑战自己，慢慢好转起来了。第二年随访，不但完全不抖了，而且也不怕再抖了。为什么越不让抖反而抖得越厉害？注意力全都在手上了：越关注自己有没有一点抖，自己就真的觉得好像有一点抖了，自责、不安、紧张，就会越抖幅度越大，就真的抖下去了。治疗时，我就让她当堂端茶，大家一起敬她，盯着她，后又让她写字，就让她抖，她反而不抖了。抖有什么大不了的，即使在酒席上抖了，酒洒出来，找个说辞应付过去就行了。“允许自己抖”，有了这个心态，慢慢反而不抖了。

类似的自我妨碍在社交恐惧者身上最为常见。社交恐惧和强迫症没有本质的区别。很多社交恐怖者往往陷入“越想表现好，越紧张”的怪圈，要求自己不能有一点疏忽，他的注意力全部放在对自己表现的关注上，陷入与负性情绪的纠缠之中，如：“我的脸红不红？”“我有没有紧张？”一旦紧张了，就觉得太糟糕了，告诉自己“一定不能紧张”，这样一想，就更加紧张，紧张到最后甚至脑子一片空白。其实，上台的时候，大多数人都是有些紧张的，有时甚至会口吃、脸红等，这些都是正常的。如果你允许自己脸红、空白、结巴，慢慢就不太紧张了。相反，越是不让自己紧张，越是想表现好，就会表现得更糟糕——“哎呀，不能紧张，不能紧张，再紧张的话，就丢人了，人家会怎么评价啊？我以后就没法见人了，我要失控了”等，想象出一系列后果。因此，越不接纳自己的紧张，就越紧张，最后可能真的就腿发软，满身是汗，头脑一片空白了。对自己的表现无所谓，“差一点就差一点呗”，放松一些，反而就会表现更好一些。只有顺其自然，不排斥紧张，无为——不妄为、不强求、不勉强自己、不过高要求自己，才能“无不为”。为什么有的人一直陷入社交恐惧的怪圈无法自拔？因为不能接纳自己的紧张，不能接纳自己不够好的表现，不能接纳自己的不完美，因此，不敢行动。而不敢行动，社交障碍是无法进步的。为什么？社交障碍的疏导治疗最重要的要求就是实践锻炼，在实践中慢慢变得“脸皮厚”，无所谓。

有不少人在公共场合发言紧张，从来不敢在公共场合发言，参加集体治疗，很想挑战自己，当众问问题，但刚想问时，一看这么多人，就又退缩了。这样被动、逃避，就很难挑战自己。如果在集体治疗这种大家相互了解的场合都不敢挑战，回到现实中，就会更逃避、更被动。我鼓励大家站出来，站在台前或者是往前面一坐，紧张也好，结巴也好，脸红也好，一片空白也好，“随它去”，多练几次，就会有收获。

二、关于失眠

1. 失眠与性格　失眠的原因很多，既有生理原因，也有心理原因。生理方面的原因，如甲亢患者因甲状腺激素过高，情绪易激动，容易失眠；消化不良的人，胃部不适当然也会影响睡眠；更年期的女性因激素水平的急剧改变而失眠等。有些药物和饮料也会引起失眠。但因生理因素而导致失眠的只占失眠者中的一小部分，绝大部分失眠与心理因素相关。

曾经有个女患者打电话给我，诉说自己失眠的问题，反复强调自己没有心理问题，也无任何生理异常，但就是睡不着。问她上床的时候怎么想的，她说什么都没想。进一步深问，上床的时候心理活动是怎么样的，她就回答上床的时候就怕睡不着。怕自己睡不着就是她的心理原因。上床睡觉原本是一个放松的过程，劳累了一天，神经细胞兴奋性下降，抑制性上升，很放松，到时间自然就睡着了，这是人体生理的自然规律。该放松的时候，她还在担心，怕睡不着，本来兴奋性该下降了，你却让兴奋性上升，越睡不着就越担心、越焦虑，兴奋性越强，如此循环，结果几十分钟甚至一两个小时都无法入睡。到后来，有的人会想："明天有很多事情要做，睡不着的话，会……"甚至有的想得更远："这样下去的话，总失眠，身体累垮了，可如何是好？""万一一直这么失眠下去，日子还怎么过啊？!"因此，要求自己"必须尽快入睡，越快越好，千万不要睡不着！"结果当然适得其反。睡眠本来就是一个自然和放松的过程，如同小溪流水一般，睡眠也有生理规律，疲劳时自然会入睡，但大家却给睡眠附加了这么多负担，就像不断往小溪里扔石头一样，溪水当然流淌不畅，怎么可能有一个好睡眠呢？很多失眠者会有以下习惯：还没入睡，就不断提醒自己快点入睡，不断地看时间，越看越焦虑，越焦虑越看，越看越睡不着，最后往往熬到凌晨两三点了，实在是太疲劳了，"一不小心"不那么关注睡眠了，反而就睡着了。一觉醒来或上次厕所等，马上就又担心睡不着了，又开始新一轮的循环，这就是类似于强迫的失眠，可称为强迫性失眠。

还有一种失眠也比较常见：往床上一躺，就开始胡思乱想，脑子里被乱七八糟的东西充斥着，今天的、明天的、过去的、将来的不断地涌上心头。这也是一种心理素质不高、情绪容易波动的表现，也就是一般神经症或者神经衰弱者最常出现的情况。实际上根源还在心理素质，因为心态不稳定引起的一种情绪紊乱，往往是担心居多，有时夹杂着一些兴奋，导致睡眠节律受到干扰。也许有人会说："我没有怕，只是有些不放心。"你的不放心还不是一种怕吗？

有一个女孩强迫思维，其主要症状之一就是严重失眠，说自己失眠严重时连续四五天一点都睡不着，非常怕失眠，近十年来，在当地看了七八年的心理医生，一直给她吃药，偶尔做次心理辅导。五六年前医生也说到了疏导疗法的心理障碍模型，她就开始接触这个“怕”了，但由于主要依靠药物而心理治疗太少，所以还是被这个“怕”字困扰。她在来找我治疗的三四个月前把所有的药物都停用了，立即出现了戒断反应，高度焦虑，几天都睡不着。去年参加集体治疗，我感觉她的症结是对失眠的后果太过夸大，为了打破条条框框，有天晚上，我建议她：“今天晚上你就看看电视、报纸或写反馈，一分钟都不要睡。如果不小心睡着了，你可提醒自己‘我怎么睡着了’让自己醒来。尽量一分钟都不睡，明天照样上课，看又能怎么样？”结果，那天晚上，她竟然一觉睡了将近 3 个小时，这是好久没有过的。经过疏导治疗后，她有了一个新观念：“睡不睡得着都无所谓，管它呢！睡一个小时就一个小时，就是一点没睡着也没有关系。”三四天后可以睡到三四个小时了。举这个例子是想告诉大家，原来她过分关注，觉得睡不好就会有种种的后果，睡觉就真的成了问题；一旦她不那么在乎失眠了，敢于说“睡不着又怎么样”或下决心拼一下——“做好连续两晚睡不着的打算”，反而能睡着了。

从另一角度来说，睡眠数量也没有科学标准，因人而异，有人习惯睡七八个小时，有人习惯睡五六个小时，都是正常的。睡得少并不代表不健康，睡眠多也不意味着一定健康。比如，有些抑郁症患者兴趣减少，做什么事都觉得没意思，一天可以睡十几个小时，但是仍然感觉疲惫不堪。这样健康吗？英国曾经有个物理学家每天必须睡足 12 个小时，睡不足就不行。而周恩来总理每天只睡五个多小时，身体一直很健康，每天的精神状态也很好。他虽晚年死于膀胱癌，但这种病与睡眠的多少关系并不大。上次疏导治疗班有位大学生，每天就睡四个多小时，但从来不为睡眠少而烦恼（当然，他有其他的烦恼）。他是怎么想的呢？“少睡点也没关系，我正好能多点时间做事情。我活 60 多岁，相当于别人活 80 岁。”因此，他从来没有失眠问题，身体也很健康。这些例子都是为了说明，睡眠数量的多少没有科学的界定。我们中有太多人就是太在乎自己的睡眠时间了，非要睡足八小时才可以。春节期间治疗班上的一个小女孩，总是上网到凌晨 12 点多，早晨六七点就醒了，醒来后掐指一算，自己仅睡了六个小时，觉得自己睡的太少了，不起床，非得在床上“赖”到十一二点，一定要凑够自己的睡眠时间才放心，其实根本没有必要。

在心理障碍的很多症状中，失眠是较难调节的，特别是强迫性的失眠，只有逐步地放开、放松，无所谓了，才能逐渐好转。“但睡眠时主要的任务就是睡眠，怎样做到放开、无所谓呢？”你越是想睡着就越是睡不着，这与排斥性的或者对立性的强迫思维是完全一样的，虽然非常难，但只要能逐步将加在睡眠上的过重的负荷卸掉，还是可以走出这个怪圈的，能将“条条框框”放开，逐步放松了，睡眠自然好转。对睡眠的过度关注，也是性格中“条条框框”的体现，因此，生活中无处不体现出我们过于严谨、过分要求等性格缺陷。比如，有些痴迷网络游戏的青少年，他们可以在网吧里待几天甚至一个星期都不出来，饿了就直接打电话叫外卖或者直接吃网吧里的方便面，他们可以 24 小时不睡觉，实在太困了就趴在电脑前睡会儿，他们根本就不在乎睡多睡少，有时还希望自己能一直不睡就好了，就可以玩得更尽兴了。他们没有那么多的条条框框，所以，从来就不存在失眠的烦恼。想睡就睡，即使一天只睡了两三个小时，也无所谓，睡一会儿起来，接着上网。当然，这样对他们的身心也是极为不利的。我们对睡眠不放心，过分的关注，就像前面那女孩一样，老怕睡不着，打破了睡眠的自然规律，就出现了一种“自我妨碍”。

越想睡得快，想尽一切办法要睡好，就越睡不好。有些人前一天没有睡好，第二天就早早上床，想着我要早点睡，并且把屋里弄得很舒服，为睡一个好觉而做好一切准备，越是这样关注睡眠，越想睡好，越糟糕。虽然七八点就上床，但可能十二点都睡不着。

实际上，**失眠本身不可怕，对失眠的过分关注，失眠以后的过分焦虑、恐惧、担心、自己吓唬自己的一系列想象和不良的自我暗示才是最可怕的，对一个人的伤害和影响是最大的，是导致大家心身俱疲的主要原因**。对失眠的恐惧和焦虑会让自己陷入“失眠→恐惧→紧张→失眠加重→更加恐惧紧张→失眠更加严重”的不良循环中，我们称之为“失眠怪圈”。实际上，一个人每天能睡两三个小时，身体就不会出太大问题。即便是彻夜不眠，也不会有太大问题，高僧经常静坐不眠或短暂打盹而身体无恙便是如此。据报道，河南有一位老先生，七十多岁，几十年没有睡过觉，做 24 小时脑电波检查，发现他还是有浅度睡眠的，但他感觉自己几十年没有睡过，并没有问题。因此，睡眠时间长短、睡眠深浅都用不着太在乎，这里不是让大家向老先生学习，而是想告诉大家，对睡眠不要太关注，把这个“框框”放大，反而能够睡好。像前面提到的那个女孩，她对睡眠无所谓了，不去关注了，失眠就大为好转。所以，要逐渐对睡眠放松，失眠没有什么，睡得少也没关系，只要不去太关注就行，睡眠差点儿没什么大不了的。不要总是想象“睡不着会怎么样，会精力衰竭，会崩溃”等。

另外，还有一种主观性失眠，具体一点说，就是原本睡眠不错，但自己主观认为没有睡好。鲁教授原来曾举过一个例子，一个患者来南京参加集体治疗时和很多病友住在一起，他对睡眠太过关注，总是抱怨自己没睡好，“昨晚又没有睡好，失眠了”。实际上，病友们反映他睡得很好，呼噜声是最响的，甚至都影响别人睡觉了，但他不信，仍坚持认为自己没睡好。有天晚上，大家趁他睡着后用毛笔给他画了个鬼脸，他一点没察觉。第二天，大家都笑他，但他仍振振有词："我就睡着那么一小会儿，你们还捉弄我！"这个例子就是典型的高估了自己失眠的程度，低估了自己的睡眠时间。

总的来说，我们就是要放得开，无所谓。郑板桥先生的"难得糊涂"是我们应有的生活态度，若能有这种态度，一切问题都会荡然无存，睡眠也是如此。

2. 调节睡眠的几点建议

（1）想走出失眠怪圈，最重要的是克服心理障碍。心理素质提高了，对以往担心的问题逐渐无所谓了，自然就没问题了。你对睡眠都无所谓了，睡眠自然对得起你。你不怕失眠，失眠也就慢慢消失了。

对于失眠的"怕"，也要通过不断地挑战，逐步砸碎自己心目中关于睡眠的条条框框。失眠多是心理原因，心理原因最主要源于性格之"过"——自己对睡眠的条条框框太多，导致对失眠的后果无限夸大，吓唬自己。例如："最好能睡七八个小时，至少要睡六个小时。睡不好的话，会头痛、效率低，学习、工作等都会受影响，这样就太糟糕了……长此以往，人会变憔悴，甚至身体会被拖垮等……如果将来还是这样，那这辈子就太痛苦了……"对睡眠过分关注，就会陷入"越想睡好，越睡不好"的怪圈之中。常见的情况包括入睡困难、早醒和醒后无法再次入睡等。

对于对失眠过分关注和担心的患者来说，一定要避免陷入"躺在床上努力逼自己入睡"的误区。为什么？很多失眠的人往往在床上"硬顶"，有时甚至"顶"上三四个小时。躺在床上，等待入睡的几个小时对人的伤害是非常大的，这几个小时可能是一种煎熬，在辗转反侧中焦虑、胡思乱想，这对一个人心身健康的伤害比少睡几个小时还要大，对其自信心的打击也是相当大的。"连睡觉都成问题，其他还能干什么！"这种不良循环很容易导致将失眠当做自己的生活中心和焦点，日夜关注和忧虑，使生活陷入长期的痛苦之中。

那么，对于这种习惯性的失眠应怎么办？可以采取两种方式。

1）少想多做，用正常的事情尽量转移对失眠的忧虑和关注。比如11点上床，到1点才能入睡，与其躺在床上痛苦煎熬2小时，还不如不上床，用这2个小时找点事情做做，看书、看报、上网、看电视都行，到实在困得顶不住时，再上床。如果上床20～30分钟，还是无法入睡，仍然焦虑不安，那就坚决起来做事情，避免胡思乱想。

2）采取逆向思维，挑战恐惧，砸碎自己对睡眠的"条条框框"。让自己躺在床上，想一些现实中的事情（非病态的"怕"），让自己一分钟都不要睡，实在困得睡着了，也要有意提示自己，不要睡，继续想事情，抱着一分钟都不睡的决心，拼搏一段时间，挑战自己。坚持下去，对失眠的恐惧感就会有所减轻。当然，这么做的目的，并不是让你真的一分钟都不睡，而是让你通过挑战，不断战胜自己的"怕"字，认清纸老虎的真面目。如果你不对睡眠那么关注，不对失眠那么恐惧了，可能本来你每晚只能睡一两个小时，现在"一不小心"反而能睡三四个小时了。

这两种方式都是一个目的，克服对失眠的恐惧，减少对睡眠的关注，逐步卸下加于睡眠的沉重负担，恢复轻装睡觉的本性，逐步砸碎自己头脑中对睡眠的条条框框，矫正在睡眠方面的过头性格，进入一好俱好的良性循环。当然，这两种方式可以联合使用，让自己忙着，做或想现实的事情，减少关注，减轻忧虑、恐惧，逐步淡出"失眠怪圈"。

（2）即使失眠，仍然要坚持正常的生活节奏。当然，对于睡眠质量很差的朋友，除了晚上可以采取上述方式进行调整外，白天还要注意的关键是：一定要忙着，越忙越好。生活安排得满，你就不会想补觉，或一直想自己没有睡好的问题。即使昨晚只睡了两个小时，但把第二天工作安排满，这样就转移了注意力，转移了你对失眠的过分焦虑、过分关注。否则，如果没事做，就很容易陷入失眠后的忧虑和不良暗示之中，就会感觉身心俱疲，甚至出现全身不适。坚持下去，你会慢慢改变对失眠的看法，睡得少没关系，恐惧、忧虑才是大忌。

(3) 降低对睡眠的要求。往往你真的能接受两三个小时的睡眠的时候，反而能睡四五个小时甚至更多，而如果不能接受两三个小时的睡眠，就很可能两三个小时也睡不到。这和强迫是相同的，如同前面说到的自我妨碍。

(4) 早上按时起床，保持生物钟的稳定。即使一分钟也不睡，第二天依然要保持正常的作息规律，按时起床，并且避免午睡。很多失眠者晚上睡得少，总想着要午睡一会，补个觉。岂不知，中午补觉，往往到晚上会更容易失眠。

(5) 睡前避免剧烈运动。有些失眠者希望靠超负荷的运动让自己疲劳，以利于睡眠。岂不知，往床上一趟，身体很累，脑子里却转个不停，还是胡思乱想，仍然失眠。

另外，饮食上也要注意，避免喝咖啡、浓茶等。

经验介绍：失眠者的足迹

下面这段总结的是一个顽固性失眠者走出失眠困扰后写下的感受，值得大家借鉴。

我现在也没有恢复到最原始的那种睡眠状态，因为还会有心理波动，每当要睡觉的时候潜意识就会有很多的负面因素，但我已不太在乎了。

我的失眠经历了几个过程：

第一阶段：睡不着使劲睡，即所说的强迫睡眠。以为要睡着了，"咯嘣"醒了，其实一般情况下是一晚上都没有睡，白天也睡不着，这是失眠最严重的一段时间，两天两夜只能睡四五个小时！睡眠严重不足，身体极端虚弱。

第二阶段：不强迫睡眠。我的睡眠是由强迫症引起的，睡不着我就顺其自然，一晚上也能睡上四五个小时。但是偶尔病情严重也会出现一夜无眠的情况，但是白天一定会睡得着。因为很累，就很容易睡着。

第三阶段：睡不着干脆不睡。这是我现在所处的一个阶段。每当我睡觉时，负面因素就会浮现脑海，我觉得与其在那躺着睡不着，不如干脆干点什么吧！所以我就看书、看新闻，我的强迫只有在我睡觉前才会变得非常强烈，在我做其他事的时候，强迫念头很少出现，我读书的精力非常集中，累了，我就把书合上，闭上眼回想一下自己看了什么，往往这时候我就睡着了！但是，我现在又进入了另一个"怪圈"，不看书仿佛就睡不着觉，我不知道这算不算另外一种症状？即使半夜醒来，我也能再入睡！也许心理素质强了，以前我半夜醒了经常是再也无法入睡的。

我不强求恢复到以前那种睡眠状态，我倒觉得不看书睡不着是一种不错的习惯，反正我计划要读很多书。呵呵，我现在身体恢复得很快，第一天上班还觉得很累，现在觉得轻松多了。

我觉得像我们这类人之所以会有心理问题是因为死板、苛刻等，所以，我不强求应该怎样，比如：该睡觉了就一定要睡了，该怎么样了就一定要怎么样等。你说过性格的改造不是一朝一夕完成的，所以，我也不强求某一天某一日自己一定要达到什么状态。反正我一天天身体都在恢复，精神也越来越好，即使有反复我也不在意吃药缓解一下。"顺其自然"这四个字，就是不可强求。包括治病，也不要强求一定要达到什么效果。我现在不恨强迫症，也不恨失眠，我也不觉得上帝不公平，正是因为有这些，才让我有了深刻反思自己的机会，这是我人生的宝贵财富，我很珍惜这种磨砺。其实，在我最艰难的那段时期，我没有想到我今天会坐在办公室里像一个正常人一样上班，而且状态恢复得如此之快。是不是我置之死地而后生？还是我真的成长与壮大了？我不像以前那么怕强迫症，也不像以前那样怕失眠，我觉得自己重新拥有了阳光，一个全新的自我正在成长！这种感受，只有亲身经历过才能体会。最痛苦的日子里，我觉得自己像死过了，现在，我正在复活。我觉得自己就像一只凤凰，真正的复活了！我以前白天的时候还时不时会有强迫观念，当我真正的有了新的希望与梦想的时候，那些负面的东西就越来越离我而去！我觉得会不会有一天感到睡觉是一种奢侈，而变得睡不醒呢？

忍常人不能忍，行常人不能行，此时的我变得很坚定，也很坚强！

资料：由崔永元的失眠谈起

（作者注：关于崔永元先生的资料，引用于正规网站或报纸，不当之处，还望崔先生见谅！）

崔永元是一个非常坦率的人，自从他承认自己有抑郁症开始，我就一直比较关注他。他公开承认自己有抑郁症，减少了社会大众对心理问题的偏见，减轻了很多心理障碍者的压力。“崔永元这么优秀的人竟然会得抑郁症，那我这个就不算什么了！”从各类报道看，他也是一个非常要求完美的人。他的“超我”过多了，很多方面好过头了。他做的节目，每次都要求做到最好，每一次他都绞尽脑汁，要把自己的栏目做得尽善尽美。下面是关于他性格的报道：

尽管在常人看来，崔永元是“高高在上”，是“名人”，更是“成功者”。但是崔永元自己如何看呢？他说自己大部分时间都处于一种绝望的状态，一种很失落的状态！他承认自己是个悲观主义者！正如他自己所言："不是巨大的工作压力压垮了他，而是与生俱来的性格缺陷'击垮'了他！"

他说："过去无论是和朋友聊天、陪女儿玩，还是做很多事情，脑子里只有一件事情就是工作。"现在，他把每一天的时间分成很多块儿，专心做好每一件事。工作的时候专心工作，陪女儿玩和朋友聊天甚至到野外散步时根本不去想工作。他说现在做节目前一般都要跟心理医生先交流。

他称自己内心的感觉跟别人看到的不太一样。他自己的感觉只有他自己知道。他如果告诉大家他大部分时间处于一种绝望的状态，一种很失落的状态，可能大家都不相信！

他时常对工作有一种紧迫感，所以必须抓紧时间去为自己立项，多做点事情。小崔表面上看来不再执著：执著于干事业，执著于争第一，实际上他的事业心仍在，仍在紧张地工作着。

《实话实说》的收视率持续下降时，崔永元的身体和精神承受着极大的压力！用他自己的话说就是"崩溃"了。

前不久，他还对记者表示对身体状况感到很悲观，黄金工作年龄顶多还有四五年。他觉得自己可能是个悲观主义者。坦承自己有过自杀的念头，非常多。包括有一段时间节目水平下降，观众评价不高，打官司打不赢，都想轻生，都有过这样的念头。他还认为自己可能是一个敏感的人，生活中比较小的事情就会使他印象特别地深。

看报道，崔永元近来不错。他原来天天失眠，后来北京有个医生跟他讲，吃药你也睡不着，情绪还那么低落，你干脆采取疲劳战术吧，跑到山边的一个操场，想走就走，想跑就跑，到你实在走不动了再回去。他就去运动。后来跑到自己实在跑不动了，会感觉比原来好一点。为什么好一点？体力疲劳只是一方面，最主要的就是不像原来躺在床上天天想或者呆坐了，跑步也能转移注意力。他知道那边风景不错，跑步时还能看看风景，一直钻牛角尖的状况无形中被转移了。适当地转移注意力，这是最能解决问题的办法。真正的身体疲劳不一定能完全解决问题，有的人睡不着，跑一万米以后还是睡不着。崔永元锻炼以后，心境开阔一点儿了，注意力从病态里面拔出来了一点儿。后来他策划了一项活动——“我的长征”，他是负责人，从江西走到甘肃，过雪山穿草地。他在“我的长征”的8个月中很少失眠，心里也不烦了。“今天我走了5公里，明天争取走10公里！我现在每天晚上不用吃安眠药就睡得特香！躺下就能睡着，饭量也大了，高兴死了！睡不着的都应该出来走走！”崔永元说。为什么？因为注意力转移了。天天忙个不停，安排路线、安排物资、制片等。他既是主持人，又是领队，心思全用到工作上了，估计长征路上也没有什么他看不惯的复杂的社会问题、人际关系问题等，也没那么多烦心的事了，睡好了，情绪也好了。2007年1月5日，他们用250天走完了原定的长征线路。

在北京，他睡不好，吃了5片安眠药才能睡着。说自己总是皱着眉头。可是，自从“长征”开始，他就发现自己睡得香吃得饱。小崔的助理告诉记者，自从离开北京后，小崔就感觉到前所未有的轻松：首先，他的电话接听量比以前少了许多，比起北京那种“繁忙”要好多了；其次，他睡眠比以前强，至少不用吃安眠药了，气色也好了。

“长征”犹如一剂灵丹妙药，他的抑郁症似乎真的好了。可是他的忙碌却丝毫没有减少，至少比在收视率越来越低的《小崔说事》的时候，工作压力小太多了。

长征后回到北京，他又失眠了。下面是杨澜对崔永元采访的摘录（2007年2月12日《解放日报》）：

杨澜：你有什么不适应吗？你不是“长征”的时候把失眠给治好了吗？现在回到北京怎么样了呢？

崔永元：我又连续吃了三天的安眠药。真的就是睡不着，好像觉得千头万绪。我想，我过去在这个城市是怎么过的？我能有这么大的本事，每天能干那么多件事，我真挺佩服以前的自己。现在我觉得好像难以应付，没法应付目前的这些事情。

杨澜：为什么呢？太嘈杂，太复杂，人太多，太浮躁？

崔永元：主要是复杂，就是基本上没有一件事情当天能结束。我今天忙了一天，回家一数，今天这五件事情开了头，让另外五件事往前发展了一步，仅此而已。而我在“长征”路上所有的问题，当天都能解决。当我睡觉的时候，脑子是空白的，就是说今天的事都没了，今天就剩下睡觉最后一件事了，你就睡吧。

后来，他在上海的一位医生那里治疗，情况我并不是很了解。从现在的报道来看，这两年还是挺好的。为他祝福！

知识补充：心身症状及“靶器官”

很多人为自己的头昏、头痛、胸闷、食欲不佳、记忆力不好等困惑不已。实际上，这些多是心理问题引起的躯体反应而已。

临床心理学称心理为心、生理为身，合称心身。心身一体，人就是心身有机统一的整体。大脑是整个神经系统的司令部，人的各个系统的生理过程都受到心理的影响。如果一个人出现了消极不良的心理状态，就会有比较明显的、可以直接观察到的不良心身反应。消极不良的心理状态是作用于心身的一种不良的紧张刺激，干扰人体神经内分泌、循环、免疫、消化、呼吸、运动、泌尿甚至生殖等各个系统的生理过程，影响机体的内部平衡和对环境的适应能力。

在日常生活中，每个人都体验过循环系统的心身反应。如紧张、焦虑时就会心跳加快、血压陡升，有时还会出现面红耳赤、脑子空白等。持续的焦虑或紧张，则容易造成头痛、头昏以及高血压等。在惊恐或愤怒时，心率甚至每分钟可达 180～220 次，心律不齐、血压上升、面红或苍白，甚至心前区疼痛、四肢发冷、濒临死亡感、昏厥、尿频、尿失禁或潴留以及呼吸系统、皮肤、毛发等方面的变化。我遇到过一个大学生，他有强迫思维，每次量血压都高，因为他持续焦虑。后来他的强迫思维逐渐消失了，放松了，血压自然就下去了。但如果焦虑的时间过长，几十年总是焦虑不安，心血管系统可能就会发生器质性的变化，那就真的成高血压了。高血压是即使你放松的时候血压也是高的，和暂时性的血压高不同。

在发生忧愁、悲哀等不良情绪时，会出现食欲不振、消化不良、便秘、腹泻、肠道及括约肌痉挛或蠕动节律失常等消化系统反应。有的人一紧张，就会吃不下饭，无食欲，甚至呕吐；有的人一焦虑，肚子就不舒服，拉肚子，这些都是消化系统的反应。很多慢性胃炎、十二指肠溃疡等，都是由于长期的焦虑所致。我们见过最典型的就是山东的一对夫妇，男的有性功能障碍，结婚六年都没有孩子。后来，周围的人都把责任推到女的身上，说她“没本事，连娃都不会生”，她心理压力非常大，后来就一直腹泻，最后便中带血带脓，持续了好多年，做病理检查并无异常。后来，通过心理治疗，男的问题解决了，女的怀孕后，生理症状自然消失了。可以看出，心身是密切相关的。

有的人一紧张就感觉胸闷，上不来气，这是呼吸系统的心身反应。因为紧张导致的呼吸不畅，特别是一些哮喘患者，他们一自我暗示，反应就越厉害，越厉害就越暗示，形成不良循环。曾经有一位干部，40多岁，年纪不大，但不能爬楼，每次从一楼爬到二楼，就会哮喘发作。这完全是心理问题，自己吓自己。

心理原因也可导致生殖系统出现问题，如阳痿、早泄等性功能障碍等。这些性功能障碍多数是焦虑所致，焦虑的背后往往是性格缺陷。例如，还没结婚就想万一我阳痿怎么办，有的人手淫时，感觉没以前那么好了等，为此苦恼不已，这些其实都是心理问题。

在消极不良的心理状态下，即使是一个青壮年，也会两眼无神、反应迟钝、皮肤焦黄干枯、消化不良、睡眠不佳、神态呆滞、举止蹒跚，看上去要比实际年龄要苍老许多。消极不良的心理状态引起的生理功能障碍和失调传向大脑皮质的信息也是消极不良的，它又会进一步加剧消极不良的心理体验，产生更严重的恐惧、忧愁、沮丧、消沉、怀疑、犹豫、紧张、浮躁、不安、不满、苦闷、耻辱、痛苦、愤怒、憎恨、嫉妒、焦急、后悔、自卑等情绪，形成恶性循环。消极不良的心理状态一方面使机体为适应这种变化而做出相应反应，调动机体的潜在能力，使之与内外各种不利因素进行抗争，另一方面会引起高级神经活动功能失调，破坏人体的心身平衡，对健康产生十分不利的影响。《黄帝内经》所说的“静则神藏，躁则消亡”，以及民间流传的“笑一笑十年少，愁一愁白了头”等，都对心身的相互影响关系作了精辟的描述。有的人得了癌症，但他的心态很好，活个十几年二十几年都没有问题。也有的人在癌症早期就发现了，但由于过分焦虑、抑郁，活不了一两年就去世了。观念一转天地宽。心态好，一切都好；心情不好，看不到希望，蓝天白云也枉然。心态决定一切，不但决定生活的质量，也极大地影响着身体健康。

在现实生活中，消极不良的心理状态还会引起心身功能失调，导致学习和工作能力下降乃至丧失的现象是屡见不鲜的。例如曾有一位高中女生，智力超群，成绩优异，曾在全省数学竞赛中夺魁，可是高考时却产生了紧张恐惧心理，手颤抖、心发慌、视觉感受性明显降低，对试题内容的认知、平常熟练掌握的知识的再现以及思维过程都发生了严重堵塞性障碍，在心理极度疲劳的情况下，她“不知道自己应该做什么”，失去了对整个行为的控制能力，结果交了白卷。反过来，积极良好的心理状态是生命的维生素，是生命活动的催化剂，能使人学习和工作能力增强，充满信心和力量。

在消极不良的心理状态下，人的心理、生理功能和过程都会受到影响，不能正常地发挥作用。这种情况持续久了，或者遇到急性威胁性紧张刺激，都可能导致各种疾病。像强迫症、焦虑症、恐惧症、忧郁症等心理障碍给患者带来的痛苦和折磨往往超过躯体疾病，并带来一系列的躯体反应。

医学专家在综合性医院门诊做过调查，仅仅因生理原因去看病的只占患者总数的三分之一多一些，还有三分之一是心身疾病，如原发性高血压、脑动脉硬化、冠状动脉硬化、恶性肿瘤、支气管哮喘、消化系统溃疡、糖尿病、性功能障碍等。剩下略少于三分之一纯粹是心理障碍，如疑病症或其他心理障碍导致的躯体不适。我接待过一个企业家，一年看了二十几家医院，病历有十几本，总是感觉身体有毛病：某个部位不舒服，到医院检查，结果正常，放心一些，还没轻松几天，另一个部位又感觉不舒服，再去检查……不了解的以为他是无病呻吟，实际上，这是一种神经症，叫躯体化障碍，和疑病症属一类。在当今死亡原因中，心脑血管病变引起的卒中、冠状动脉硬化造成的心肌梗死以及恶性肿瘤等几大心身疾病占70%，由此可见，心理-社会因素对人类的巨大影响。很多躯体症状的根源都是心理问题，总让自己不平衡就容易生病。

这里还要补充的一个概念就是“靶器官”。靶器官是近年来经常出现的一个医学名词，指的是某一疾病或某一药物所影响与针对的器官。例如，肝炎的靶器官是肝脏，胃药的靶器官是胃。但本书中借用靶器官这个名词是用来特指你特别关注的某个部位或因紧张而产生不良感觉的某个部位。例如，有的人注意舌头，就感觉舌头不舒服；有的人注意背部，就会感觉背上发热；有的人关注手抖，越关注就越抖。那么，舌头、背部、手就是我们所说的“靶器官”。

第二节　界定病态思维——分清是非真假

克服心理障碍首先要从认识疾病开始，做到知己知彼，方能百战百胜。如果总是感觉敌人很神秘，不知道长什么样？从哪个方向来？它有什么特点？那你就很难战胜它。所以，克服心理障碍要从认识心理障碍开始。

一、病态思维的界定

任何想法都是正常的，但对待想法的态度有病态与非病态之分。对大家干扰最大的，也是最难缠的是病态思维。那么，如何分清哪些是病态思维，哪些不是病态思维呢？首先要界定病态思维。这些过头的想法也可称之为非理性思维或过头思维，但为了避免患者陷入“纠缠不清”的误区，这里统一称为病态思维，但并不是让你给自己扣帽子。

病态思维怎么界定？**凡是怕“万一”、怕不完美、担心、怀疑**

等甚至让自己情绪低落的想法都是病态思维。

因为过分要求完美、瞻前顾后，所以为了避免一遇到“担心”、“万一”时再次陷入犹豫不决、纠缠不清的误区，大家**界定病态思维时，提倡“快刀斩乱麻”和适当地矫枉过正。**

“快刀斩乱麻”怎么理解？“凡是……都……”只要出现“担心”、“万一”等，都当成病态思维，一个帽子扣上去，少啰唆，不纠缠。

“矫枉过正”又怎么理解呢？比如一棵树长歪了，向左边歪了，如果想让树长得直，矫正时就必须往右边再多拉一点，保持一段时间，松开后，树才能直立生长，这就是矫枉过正。将前述的“万一”、“担心”等划为病态思维，大家相对容易理解一些，而对矫枉过正容易糊涂。这里的矫枉过正指的是后面的“让自己情绪低落的想法都是病态思维”。不少人感觉这个话讲得太绝对了。现实生活中，情绪低落的情况大家都有，比如和别人吵架了，“人家骂了我，那我情绪能不低落吗！”难道大家都有病态思维？一般人遇到这种情况都会生气，都会情绪低落，这也是正常的。这里的“矫枉过正”是有针对性的，是专门针对具有过头性格的人来说的。对于我们这些严谨、敏感、完美等性格过头的人来说，即使是现实原因让自己情绪低落，也可以给这种情绪低落扣一个病态的帽子，目的是为了更快地摆脱情绪困扰。也就是说，无论遇到现实的还是非现实的烦恼，接受过心理疏导者要能比没有接受过疏导者更快地走出来。否则，如果不提倡矫枉过正的话，一般人遇到了烦恼，可能会不在乎或者短期内就能走出来，但对于性格过头的人来说，可能会纠缠不休，三五天都忘不掉——会一直为打翻的牛奶而哭泣。

这里的矫枉过正主要是对于性格严谨、完美、敏感过头的人而言，并不适用于所有人。如果有的人本来就胆大妄为，没有任何“条条框框”，从来不在乎别人的评价，甚至坏过头了，如果再提倡矫枉过正，什么都不在乎的话，这种矫枉过正不但不合适，而且可能是火上浇油了。而对于严谨过头的人来说，就需要向那些不严谨的人学习，希望你“滑头”一点或“满不在乎”一点。比如，原来特别爱干净的，衣服上有个黑点都不舒服，现在衣服脏一点也没关系，随它去，无所谓。因此，不但病态思维的界定可以矫枉过正，性格的改造也可以适当矫枉过正。

二、病态思维的涵盖面

前面我讲的是病态思维，没有讲强迫思维。病态思维并不单单包括强迫思维，其他的一些担心、怀疑等以及你所顾虑的，都是病态思维。这些担心顾虑和强迫思维差不多，即你感觉没什么必要，但却控制不住，一直陷于其中。所以，个别朋友认为自己是抑郁，而不是强迫，感觉与我讲的好像联系不起来。实际上，我讲的病态思维当然包括你的抑郁情绪。你为什么抑郁？为什么不高兴？你不高兴的原因就是你顾虑太多，或者你无法适应这个环境。为什么无法适应？无非是因为想得过多，担心、顾虑。你这种担心顾虑是不是怕？是不是一种病态思维？我讲的病态思维，在座的每个人都有，就看你有没有为自己的病态找理由了。

三、敢不敢界定病态思维，取决于对自己和对症状的认识程度

“万一呢？是病态吗？不一定吧？我感觉很可能哦！”敢不敢扣病态思维这个帽子取决于对它的认识程度。就是说，人家眼中的纸老虎，我怎么看了就像真的呢？被吓得无路可逃或被缠着不放就说明你并没有真正认识它：一方面，对疾病的认识不够；另一方面，对自己认识不够。别人认为是纸老虎，你却认为是真老虎，你就要反思为什么了，特别是要往自己的性格上反思。如果能认识到是自己的性格所致，比如“是我处处太要求完美了”，那你的忧虑很可能就过头了，就可以说是病态的。

你只要深刻认识自己的问题，下次遇到的都是这类纸老虎，“都是病态的”，就相对容易调整了。否则，真的假的不敢判断，调整起来难度就大多了。

第三节　病态思维的本质和特点

病态思维就是纸老虎，更像个小痞子，它的企图就是装出很吓人的样子，骚扰你，吓唬你，最后控制你。你感觉他带着刀好像要杀你，像杀人犯，实际上他什么也没拿，只不过吓唬吓唬你，干扰干扰你，威胁你几句而已。如果你胆子过小、过分谨慎，它一出现，你就感觉它像个杀人犯或真老虎，害怕了，它就会缠上你。实际上，小痞子会在每个人身边出现，但最后为什么没缠上别人，唯独缠上了你？——他欺软怕硬。“小痞子会在每个人身边游荡”，指的是每个人偶尔都会有“怕万一”、“怕不够好”等担心或忧虑，即病态思维不是天外来客或洪水猛兽，并不是你一个人有的，而是多数人都曾经有过的，多数人都曾遇到过“小痞子”。想象本身没问题，也没有所谓的“坏思维”，甚至有些稀奇古怪的想法你也不是第一个，更不是唯一一个。只不过，出现这些担心后，心理素质好的人能面对现实，能及时提示自己：“没关系的”、“应该没问题的”，不会将这些“怕”放大，就不会再与这些“怕”纠缠，这些“怕”也就一闪而过了。而对于性格过头的人来说，就会将这些“怕”逐渐放大并陷入其中。因为“怕”这个小痞子专门欺负那些过分要求完美的、谨慎小心的人。面对同样的一个小痞子，大家对待的态度不同，结果截然不同，根源在于性格的差异，是过头的性格为“欺软怕硬”的病态思维提供了土壤，是对“虚假空”无限夸大的想象压垮了自己。

虚假空，是“怕”的本质；欺软怕硬，是病态思维的特点。怕“虚假空”的本质怎么来理解？怕“万一”就是虚假空。比如，你总在看人的眼光，猜测“人家会不会看不起我？人家会不会误解？”这些都是“万一”。“万一”就是“万一”，不要把它当成现实，这种“万一”就是虚假空。又如“万一地震了，我们在楼上就下不去了”。你说有没有地震的可能？是有可能的，但只是“万一”。如果因怕“万一”地震而不敢上楼，把万一当成即将发生一样，那就是抱着虚假空不放。“万一”、“可能”、“也许”在这儿相当于同义词。讲得更形象一点，你把小猫当成老虎了，你的“怕”是不是虚假空的？虽然长得很像，但我们的恐惧最多是个小猫。

欺软怕硬的“软”，是指心理素质差和具有过头的性格。如果你突然有“担心”冒出来，可能会紧张一下，但马上提示自己“应该无所谓的”，几秒可能也就过去了。即突然有个纸老虎出来，如果你有较好的心理素质，有这个胆量站在那儿看一看：“哦，原来是纸的，一边待着吧。”它就会慢慢离你而去。对于那些无所谓的、勇敢、果断、灵活的，能换角度看问题的，胆子大的人，它绝不敢纠缠。倘若，没看太清楚或连看的胆量都没有：“哎呀，真老虎来了！”吓得撒腿就跑——你一跑，纸老虎就会追，追得你无路可逃，就会进入一个恶性循环之中。为什么有的人想轻生？因为他向病态思维投降了，被追得无路可逃，往往会有“不如死了”的想法，让纸老虎吃掉了。让真老虎吃掉，别人还能给予同情，让纸老虎吃掉，那就很不值得甚至有些窝囊了。

本来是个纸老虎，不吃人的，经过我们的夸大、歪曲，感觉像真老虎，极为恐惧，甚至感到它已经要吃自己了。所以，问题的关键不在于事物本身，而在于我们的认识。我们的误区是什么？**无限夸大、悲观的想象把自己压垮了，然后陷入到可怕的后果和狭窄的视野之中。一切痛苦都来源于自己夸大的想象、自我负性暗示。**客观事实往往通过性格之“过”的放大镜被扭曲了：简单的事情复杂化，片面的事情全面化，虚假的事情真实化，正常的事情问题化。

由于性格之过，因此我们看问题的“眼镜”通常不是平光的，而是放大镜、哈哈镜甚至是墨镜，与心理素质好的人相比，看到的往往不全面、不客观，如盲人摸象，常钻牛角尖。外面阳光灿烂，但你总是背过身去，看到的永远是自己的影子。别人不在乎的我们为什么在乎？因为你戴着有色眼镜、哈哈镜，你看的都是哈哈镜里的自己和世界。非黑即白，以偏概全。例如，一个人对自己翻白眼，就感觉所有人都不喜欢自己；偶尔和一两个人关系不好，自己就觉得天都塌下来了。这种灾难化的心理在心理障碍者身上特别明显。要求自己“必须……应该……要不然会……”，如“在别人面前，我必须表现的自如，在别人面前，不能口吃、不能紧张、脸红，要不然就丢死人了，以后还怎么敢在这些人面前露面”等想法。想这么多，上台后怎么能讲好？不要以为自己表现得不太好，大家都会记着自己的“不好”，“以小人之心度君子之腹”，实际上，谁会在乎你呀？即使上台以后表现不是很好，人家过后就忘了，人家也有自己的生活，不会以你为中心。

问题的根源在哪里？为什么会有那样的恐惧感？再往下追就必然追到你过头的性格上了。

有个小故事就能很好地反映病态思维：有一个青蛙看到一只蜈蚣在走路。它心想着，用四只脚走路已经够麻烦了，蜈蚣是如何用100只脚走路的呢？它怎知该是哪只脚先走，哪只脚后走，接下来又是哪一只呢？于是它叫住了蜈蚣，并把自己的疑问告诉它。蜈蚣说：“我一生都是这样走路的，但从未想过这个问题。现在我必须好好思考一下才能回答你。”蜈蚣站在那儿好几分钟，它发现自己动不了了。摇晃了好一会儿，最后它终于倒下来。它告诉青蛙：“请你不要再去问其他蜈蚣同样的问题。我已经无法控制自己的脚了！”原来蜈蚣能够少想多做的，被青蛙这么一问，多想少做了，陷入想象之中，最后路都不会走了。大家想想，我们平时是不是这个样子？大多数人不会在乎的鸡毛蒜皮的事情我们在那里“钻”，为了“万一”丢掉了“亿万”。很多人一开始只是单一症状，但是发展到后面泛化出好多症状，为什么？就是因为心理素质差，通过“怕”这个树干长出众多的枝枝叶叶。因此，即使克服了症状，心理素质如果不继续提高，人际关系、工作等现实问题还是会让你烦恼不断，因此，改造性格才是我们一生要努力的方向。

有问必答（三）：关于“怕”字

大家看看自己到底有没有“怕”？自己的痛苦是不是因为“怕”引起的？讨论一下。

D：我的症状是老有余光出现，越不让自己关注余光，越关注，还有暗示。

黄：那些东西出现以后你有什么感觉？

D：烦躁。

黄：为什么烦躁？

D：怕它出现。

黄：你要好好反思一下，为什么不让它一闪而过呢？

D：我一暗示它就冒。

黄：你为什么要暗示？

D：还是害怕它出现，冒出来，对它太在乎了。

黄：为什么怕他冒出来？后面肯定有东西。怕他冒出来会干嘛？会干扰你做事的注意力，怕别人看到自己不自然，所以你就不允许余光冒出来，你不允许自己受到干扰。怕的后边是什么？是要求自己百分之百的投入，百分之百的轻松。余光我也有，一秒半秒的我也无所谓，我不在乎它。你还是怕自己受到干扰，没做到无所谓。说到底还是性格问题——百分之百。为什么不能冒呢？每个人都会冒，我上课时有时还会有点分神或冒出其他想法。若你一直太在乎它，怕它干扰自己，“一点不要出现才好”。越这样想，反而更加关注，它就越干扰你！你与F的情况非常类似，可以多与他聊聊。

H：我一进学校就紧张，总感觉很不自在，注意力也不集中。很长时间都这样，也不知自己怕什么。

黄：这是一种条件反射，但反射的背后还是“怕”。在公共场合紧张或人多的时候紧张，得反思一下，你怕什么？是怕不完美，担心自己表现得不好，人家会怎么评价自己，自己一举一动是不是很得体、自然，人家是不是都评价自己好等。

H：我一到学校，就好像真的不自然。

黄：其实，这是社交恐惧都有的症状。只是有的怕不完美，有的怕万一，同时伴随着虚荣心，对自己要求过高。你不自然，还是有“怕”的存在。

H：不想接触某些人际圈，总想着逃避。

黄：因为逃避会舒服一些，在那里就紧张。所以我讲不要逃避，顶着。按照“性格之树”的模型进行反思，你究竟怕什么？为什么怕？其实，大家在公共场合都有些紧张，时间长了，就习惯了。比如我，刚开始讲课也紧张，慢慢讲得多了，都成“老油条”了，就觉得无所谓了，也不紧张了。为什么一般人不在乎的，自己那么在乎？而且好像形成了恶性循环，总是关注，丢不掉？这就是性格的问题，以后遇到问题就按这个思路去分析。

H：还有，我以前害怕别人不喜欢我。因为那时候刚刚度过青春期，所谓的怕，就是怕交谈、交流，面对女孩或男孩都有。我的虚荣心真的很强，太要完美。虽然现在不怕了，但心里常想“如果我不能表现得那么好的话，面子就没了，就惨了”。是不是正常的？

黄：不过头就是正常，过头了就不正常。大家都希望别人喜欢自己，人际关系好一点很正常，但你总是怕人家不喜欢你，让这种顾虑干扰你，影响你的生活，造成了痛苦，这就是病态了。凡事不要过度，这个“度”就是你的生活有没有受到太大干扰。如果你百分之八九十的时间是比较轻松的，那就没有问题，因为心中偶尔有一些不快是很正常的。

黄：G，你主要怕什么？

G：我主要怕两个方面：一方面，做自己比较在意的事情时，提前会担心自己做不好；另一方面，事情来了之后，在做这件事情的过程中，我就会让自己以一个不是很恰当的水平去做。比如说工作的时候，我总感觉自己有点慢。以前有个朋友曾说过我动作有点慢，在症状暴发之前我还没有在意，但现在，我常感觉自己慢，所以工作中就会很刻意地去做快点儿，但是在这个过程中会比较紧张，并且虽然做得很快，但是感觉比较机械、不放松。还有，如果工作做得不好的话，或者离那个水平差一点儿，就会有点烦，并且也会有些担心。另一方面，跟一些自己比较在意的人交往的时候，比较敏感，尤其是对自己喜欢的女孩子。说到底，就是我想在她面前表现得好一点。

黄：结果更紧张？

G：嗯，在她面前，会让自己表现得很讨人喜欢，很得体，实际却比较紧张。还有，跟另外一类人交往，比如那个人比我成熟一点，比我能力高一点，就会担心在交往的过程中会有什么事情我应对不了。

黄：害怕别人对自己评价不好，或者看不起你？

G：对！害怕评价不好，自卑。在跟这类人交往的时候，我也会用一种理想的人格去和他们交往。

黄：自己会觉得很别扭、不习惯？

G：对！紧张、不轻松。我这样确实太痛苦了，我也不想这样，我在逃避，回到以前的生活已经不行了。我觉得看书很容易，但是做起来就难了。黄老师说的话都很有道理，从你的话中我能理解“过”与“不过”。一旦过了之后能够理解一些东西，找到平衡点，和看书还是有比较大的区别。

黄：那你怎么面对这些“怕”？或者说病态思维来的时候你是怎么办的？

G：顶！在公司里面，和女孩子聊天的时候，我就会下意识地张望，当时就会很紧张。这种紧张想要驱除却怎么也驱除不掉！我就会继续和她聊，但是会一直伴随着紧张。这两年，好像就是这样：症状来了之后，我不是很在意它，会继续聊天，但总感觉精神上在逃避。

黄："顶"没关系，我们是鼓励实践的。在怕的过程中，你是怎么办的？

G：我能自我认识，但是并不够从根本上解决问题。比如说我现在不怕了，但是过了一会儿，换了一个环境，遇上了同一个人或者同一件事情，我又开始怕了。

黄：主要是问你，一旦这个病态思维来的时候，你是怎么办的？接触时目光对视的时候，你是怎么劝自己的？

G：我只是在想怎样去把它忘记，不要总是去想这个问题。就像那个怕注视异性敏感部位的女孩，该看的时候，不敢看，不该看的时候却要看。

黄：你讲的两个词"忘掉"、"不要想"，是错的。

G：嗯，我也这样觉得。就是看书上说，过程是痛苦的。我原想这两年，我能走完这个过程。比如说这两个月，我能够克服这个问题；但之后，又一个问题来了，然后我又花3个月的时间去克服它；症状换个样子，又要去克服……就这样一直拖了两年。所以，我决定当面治疗。我觉得我这都两年了，还是那么痛苦，症状改变不是很明显，活得太累了。

黄：自己感觉没必要的或说控制不住的思维出来的时候，怎么去处理，后面会有详细讲述的。

J：我就是对什么事情都很担心，尤其会担心我做什么事情，别人会不高兴，会不会得罪别人，如果那样的话别人会怎么想我，会不会觉得我这样做不对。那时，我是怎么克服的呢？我就找理由来否定我的观点，心里想："我也没有义务那样做，别人其实也不是看不起我，别人不会这样想吧。"但是找了很多理由之后，我还是觉得惹别人不高兴了。还有，有些事情我要求很确定才放心。比如说，一件事情在今天出结果，但是在出结果之前，我就很担心，同时，我就会找很多理由来说明不值得我担心，可是还是很担心。另外，我会寻求别人的帮助，反复地问一些权威的人，“是不是这样？”如果别人告诉我是这样，当时我会放下心来，觉得是这样；但是过了一会儿后，又会觉得不是这样！同时，我会对自己的未来很担心，因为未来最不确定了，我就想很清楚地看到以后是什么样子的，以后生活是否很幸福。然后我会担忧，就找理由，不断地从现在开始往后推理。

黄：不断地问，不断地确认，是不是？

J：嗯。其实你回答了之后，我会特别放心。

黄：特别放心之后，过一天，你又不放心了。

J：但是你如果不回答我，我会一天都不放心。

黄：不放心没事，后面要学会处理它。这种不放心就是病态思维。

J：我常常会有一种感觉，即当我在处理事情时，或者做某一件事情的时候，好像钻在那里面，然后好几天都出不来。

黄：摆脱不掉？或者说不放心？担心结果？

J：是的，总是这样，反反复复。

黄：或者是遇到事情后，自己郁闷、生气，甩不掉？

J：嗯，就好像是自己不会转移自己的思维了。

黄：掉进去之后，会不停地在里面绕，直到什么时候一不留神，或者别的事情对你注意力有干扰，才会出来吗？

J：对。我处理的办法就是要么问朋友，要么一直这样，直到忽然找到了自己应该出来的那条路。有时在书店、图书馆看书、看杂志的时候，就突然好像找到了办法，就想人家能这样做，我为什么不能这样做？

黄：对！这就是领悟。但是你陷进去的时间还是挺长的。

J：是的，我这样的时间太长。

黄：过长了，就可以说是病态思维了。

A：我以前对待症状，做法比较简单。我一般一定要去确认自己怀疑的东西。我不会跟它抵触，但是我会被它牵着走。比如，我怀疑某一个东西，就会不断地去问医生，或者检查。一个医生检查完了之后，就会换另外一个医生继续问。对于艾滋病的恐惧，我自己也研究了一大堆东西，之后自己利用这些东西想办法一条一条排除它，感觉到底有多大的几率，然后告诉自己这个不可能。我也会去问一些比较权威的人，青岛、济南、北京等地方的专家问过不少。

黄：是去分析？

A：嗯，一定要去分析，得到答案，我不会跟它对抗。

黄：就顺着它走？

A：对。除了最怕艾滋病及相关的东西外，我还有一些强迫思维。对于生活中正在发生的事情，我会多疑、想得多，不过一会儿就过去了。我特别担心、恐惧的主要是未来要发生的事情。对于未来发生的事情，我就会想很多恐惧的结果，甚至一些我认为恐惧的画面，然后就会定格在脑子里面，让我非常害怕。

黄：那你这个恐惧的思维来了之后，你是怎么处理的？

A：之前就是没有办法，完全沉浸在里面。但是自从接触了心理疏导疗法，看了书之后，自己有这个意识去想办法分析，想办法解决这些问题。分析了之后，就想这事情是怎么产生的？值得这样恐惧、这样担心吗？还会跟以前自己担心的事情去对比。自己都意识到了本质上是一样的，但是，不知道以前的担心怎么一下子就出来了？有时候，还没有搞清楚是怎么一回事，就已经出来了。我就觉得很微妙，但没有抓住这个规律，所以，现在再陷进去，面临着新的问题的时候，还是找不到出来的办法。

黄：我们并不鼓励分析，分析是个误区。就症状分析症状，就像揪住一片树叶分析来分析去，永远无法解决树干和树根问题一样，分析下去不可能改变什么。即使这次分析好了，这片树叶落下去了，下次遇到新的问题，新的树叶又会长出来。很多病友的症状不断变换，但变换的是症状，不变的是痛苦。

A：我说的分析跟你说的还不一样。

黄：是指？

A：我是分析以前是怎么出来的。但是，现在面临新的担心的时候，就觉得这是天大的事，手头上干的事一点意义都没有。

黄：以前的那种经验、措施用不起来？

A：对。就是觉得以前很玄妙，自己没有领悟到是怎么出来的。

黄：感觉自己没有总结出一个方法来？

A：对。经常担心，担心久了之后，比如一个月后，心情很好。但是，会突然有一天在睡午觉的时候，就开始想："我怎么这么久都没有了担心的事情呢？"一想到这个，心里面就会"怦怦"直跳，好像又觉得未来不能预测一样。

黄：你是指症状又来了？

A：对。觉得担心久了，不担心反而觉得不正常了，就是这种感觉。

B：我现在有时候会逃避，就是我如果不回头去检查的话，心里面过一段时间就会出现焦虑感，浑身难受，实在没有办法。

黄：你是怕脏？还是怕脏东西被自己车子轧到了？

B：走路就怕鞋子踩到脏东西，要回头检查，假如不检查的话，就会焦虑。骑车子经过之后，我就担心轧到脏东西，会不停地回头看。走着看着，一路不停回头，像个神经病！我洗衣服也是，洗过多少遍后，还是不放心，再拿出来，再洗几遍，实在是……

黄：你为什么那么怕？怕把什么脏东西带回家，回家后传染给你儿子，然后你儿子得什么病，就不得了了？

B：嗯。现在逃避的时候多一点。比如说我看到地上有一个黑点，感觉像脏东西，我就会反复站在那边看，大约看上一两分钟，心里边会觉得"哦，没踩到，没踩到"，而且心中还要默念。但是还不相信，再返回，"哦，没踩到，没踩到"，我不再看两遍，心里就难受，我还要再看，“哦，在！在！”一直到心里那种难受感降低为止。如果我不这样检查，心里就会有难以抑制的难受。反复看，这样难受程度降低了，我就不看了，走了。还有，现在我怕锁门。今天从家里出来，我记得我是把门锁上的，但要出大门的时候，心里总是不放心，又想返回，下不了决心出去，结果还是回去了。推了两下，确实关了，之后又不放心，再推了两下，“哦，确实关了”。直到恐惧程度降低了，就开始走了。即使这样，现在还是有点不放心。

黄：你这样就是逃避，逃避当时是相对比较舒服，但是，如果你这样一直逃避的话，一辈子都是这样。我还是劝你，长痛不如短痛。治疗就要避免逃避。

F：我最怕注意力不集中的那种“飘”出去的感觉。

黄：怎么个“飘”法？

F：我一做正事，或者感觉那个事比较重要，需要好好做的时候，注意力就“飘”走了。比如，我这两天，感觉要珍惜这个机会，好好听课，结果一听课，注意力就“飘”出去了，不能静下心来，因此，听起来内心也挺矛盾的。

黄：你是听课的时候这样，还是从早到晚一直这样？

F：要干正事的时候，一暗示，“飘”得更多。不干正事的时候，好一些，偶尔也会“飘”一下，但没那么严重。

黄：我曾经帮助过一个小伙子，他比你“飘”得还厉害，几乎从早到晚注意力都不集中，一直有“飘”的感觉。因此，你的情况还不算严重。

F：但是有时特别难受，特别焦虑时几乎坐卧不安，什么事也干不了。

黄：为什么你会“飘”？或者说，为什么只有你才会有这种感觉？

F：干正事确实需要注意力集中啊！不集中怎么能干好啊？

黄：谁说干正事时，注意力非要那么集中的？！

F：我感觉是应该的啊！

黄：是你的感觉出了问题，你对自己太苛刻了吧？

F：还好吧。我感觉有时也不是很苛刻啊？

黄：至少你对注意力集中程度的要求太苛刻了吧！否则，为什么别人就没那么怕“飘”？或没那么去关注“飘”的问题？

F：我有些太在乎了。

黄：人家不在乎，人家反而比较集中；你越想集中，反而不集中了，这是个不良循环。根源还是你的性格，才会出现这种南辕北辙的结果。

F：是的。

E：我最怕的是刀。

黄：为什么怕刀呢？

E：怕自己控制不住，拿刀砍自己或砍别人。因此，如果刀放到外面，一定要把它藏起来，至少放在看不到的地方。我还最怕自己失控了变成“疯子”，因此，特别恐惧。看到街上的疯子，能躲就躲。看到电视上的疯子杀人，就怕自己也变成那样。因此，电视、报纸有时都不敢看。另外，失眠也是我的一大困扰。如果一旦想到那些担心的东西，就睡不好了。我在家睡觉就有这种体会，如果我不想那些怕的东西，情绪非常好的话，一会儿就睡着了。

黄：放松了，想睡就可以很快入睡，这是生理规律。想的多少与情绪是有关系的，过于兴奋或过于低落、忧虑，就容易想得太多，都会影响睡眠。你担心的东西可能白天我们都会担心，现在的问题是，你是不是一睡觉就控制不住在想事情，一直在兴奋，而你对这种想法很关注，希望它快点停下来，如：“能不能尽早停下来？早点睡着。”

E：也有，想快点摆脱这种想法。

黄：所以你一“尽快”，总希望再少想一点，反而你会更加关注它。就像有的朋友问的，“能不能叫我‘很快’接受它”就相当于“让我很快睡着吧”，一“很快”，反而慢了。你的担心有两个原因：第一个，怕失眠，这个“怕”相对淡一些；第二个，想尽快不要想，这个对你的影响是最大的。

E：我觉得你说得很对，你说只有反其道而行之才能解决……

黄：这个“反其道而行之”，我讲的是指对睡眠非常关注的，有“一定要快点睡，一定要多睡会儿”想法的人，如果“反其道而行之”，反而能更快入睡。我们讲“随它去”，指的不是排斥它，而是不要烦它，让它想，想是正常的，每个人都会想。

E：我觉得最好的方法是，你要把想到后的东西“接受”，接受后一分钟就睡着了，我觉得是这样。

黄：我讲的“大不了两天不睡觉”，就是和接纳失眠的现实一样的道理。

E：是不是真的一两天不睡了？

黄：这怎么可能呢？这么做的目的是让你逐渐建立这种对失眠不那么在乎、不那么恐惧的心态，顾虑没那么多了，负担没那么重了，反而睡眠会更快一些，睡的时间会更长一些。

黄：I，你最怕的是什么？

I：我怕的东西很不吉利。

黄：你直接说。

I：不好吧！你知道的……就是那些可怕的东西，还有那些有关的字、词、事情、日子等。

黄：什么东西，与什么相关的字、词？直接说，挑战自己一下！

I：……死……人

黄：I终于说出来了，为她鼓掌！你怕死人是怎么表现的？

I：刚开始时，一听到这些害怕的事，尤其是那些突然发生的事，我就紧张得打哆嗦。后来为了缓解恐惧紧张，就找了很多“框框架架”来转移思路，谁知这些框框架架伴随自己已经十五六年了。一紧张，就用那些框框架架去抵制。

黄：什么框框架架？

I：一出现字、词或想到那些事情，我就要讲“×××，×××”（两个国家领导人的名字），而且要重复好几遍，直到自己感觉放松一些为止。

黄：一讲就感觉安全一点？

I：是的。但有时我太紧张时，连这些框框架架也想不起来，就在那里硬想。要不然，不敢动、不敢说话或睁眼睛，感觉身上到处都是那些东西，走到哪里、摸过哪里、看到哪里，哪里就有了那些东西。这些框框架架我也曾很多次想摆脱，但就是摆脱不了，使我非常非常苦恼，眼泪流了成千上万次。

黄：确实很难过。希望你这次能拼一下，彻底战胜这些“怕”，也战胜自己。

附：A反馈材料三

今天听了老师的讲授，我对我原有的那种不正常思维有了进一步认识，主要体现在通过对“怕”字进行彻底、全面、多方面地分析和结合其他病友的实例，我发现的确这些问题的根源就是一个“怕”，其他人的事例对我有很大的影响。他们的问题如同一面镜子，反映了我自己。我觉得我也渐渐从众多问题中抓住了主干，并通过别人的问题与自身联系取得了不小的效果。

您今天讲到靶器官，一个人如果过分关注自己身体的某一部分，那么神经系统就可能建立不正常的联结，导致神经递质分泌不正常，反而会有不良反应。还是以我怕艾滋病这件事举例。我由于害怕自己得艾滋病，那时整天害怕自己发烧，于是就整天拿着温度计量体温，开始体温还算正常，但是由于自己情绪的高度紧张，有一次量体温37.1℃，这对一般人来说好像没什么大不了的，但对我来说就似乎是世界末日降临，继而感到后背一直发热，硬是拉着家人去医院看，结果仅仅是开了点消炎药，但这并没有从根本上解决问题，我还是时不时地觉得自己好像在发热。今天看来，这就是典型的心理-生理反应，其根源还是在于自己的内心。我既然已经认识到是自己的内心或者性格的问题，那么面对困难就不能逃避，即便自己当时很痛苦，但一时的痛苦却可能换来永远的快乐。

再来说一说今天所谈到的睡眠问题。通过我的亲身体验，我也认为睡眠很大程度上与心理相关。在初中时，也就是我心理问题产生的初期，总是出现入睡困难的情况。那时，我还没有睡就会想：昨天没睡好，今天一定要补上来，要不然会影响明天的学习效率。这样持续紧张，脑子就像坠入了一个深坑，越想越出不来，结果导致了长时间的连续失眠。现在看来，睡眠是神经系统放松时才能睡着，如睡觉时总是在想强迫思维或者过分关注睡眠本身，为了睡觉而睡觉，或是像我当时背着思想压力去睡觉，怎么可能不失眠呢！最后严重到什么程度？我一想到睡眠就紧张，一看到床就害怕，甚至我都不知道该如何去睡觉了。现在想来，其实也很简单，当你不去考虑睡眠的结果会对你有什么影响或者不去想睡眠本身会怎么样时，做到基本放松就容易睡着了。但是，放下思想包袱，轻装上阵，谈何容易！这就又扯到了性格缺陷的问题上，但今天还不是谈这个问题的时候。我的睡眠近来一向很好，但今天重提旧的话题，就像揭我的旧伤疤一样，我的心里又不禁有一丝紧张。但我在面对这个老对手时，我已经变得更成熟、更冷静、更有经验了，我也希望能调整自己的心态面对眼前的问题。

再谈谈我今天的一个小恐惧心理，在我与它斗争的过程中我已经成功了一半。我今天在出宾馆门的时候感觉门好像锁好了，又好像没锁好。其实，或许是我的“万一”心理在作怪，于是我开始被它牵着鼻子走了——要是谁进去偷我东西（这我倒不怕），会不会有人会在里面安装炸弹或者做一些其他对我不利的事，这时我明显意识到这是病态的，让自己不要继续想下去，坚决作出决定——没有回头去检查。虽然心里有些紧张，甚至到晚上还是如此，但我相信自己已经向胜利迈出了一步，没有逃避。接下来，应该做的就是要转变思维模式，不去戴有色眼镜看问题，最终达到克服“怕”字和改造性格。

今天早上，××说他有时经常会在集中注意力干某件事情时，老冒出无意义的念头，他努力使自己不要去想，不让这种念头冒出来，但是终究无果。其实，每个人都会有怪想法，但是我们对待它的方法却不尽相同。我原来总是想，我怎么会有这样的想法？是不是我的大脑或是精神有了问题？于是就越陷越深，越陷越想，继而联系到那些不正常思维（怪想法）对自己的将来及前途的影响，不寒而栗。就像我觉得这个字为什么这样写，继而怕自己不认识字或者将来还是这样则前途无望等。但后来我的思想转变了，我不再去逃避，如不看有字的或是躲着字多的东西，越是有字我越看，并通过一些事实证明，我的识字功能是正常的，这不仅是一种“习以治惊”的过程，还是建立自信心的一个过程。我也发现，我越是怕，我越是要鼓起勇气跟它斗一斗，看看它到底是个真老虎还是假老虎。

以前往往当“怕”字来临时，我自己的内心防线就全垮掉了，更别说去认清它了，结果就是被它牵着鼻子走，戴着灰色眼镜去看世界，弄得自己整天提心吊胆。虽然怕的事情不同，但根源是共同的，我也认识到，我有时过分关注自己、太在意自己、放不下，或者太关心别人对自己的看法是导致这些问题的根源。但我现在已逐渐学会做好自己应该做的事，尽力了就无怨无悔，不去想那么多，尤其是不能总往坏处想。最重要的一点就是我要去学习和观察别人在面对这些事时的态度，逐渐把自己的不正常思维拉向正常思维。比如我担心时就会想，如果是黄老师、我父亲或者是我的同学遇到同样事情，他们会怎么想，如何做，以此为榜样，不断学习进步。

今天老师还讲到，生活中的确有很多可怕的后果，正常人也同样会担心，只是程度与我们不同而已。正常人或是乐观的人通过理性的判断就不去顾及或在乎“万一”的事了，而我却总是把“万一”夸大成即将发生的事或是现实。因此恐惧悲观，从而生成不安全感——怕。通过今天的学习，我认识到，虽然存在着这样那样的危险，但危险并不是无处不在，我们的思想如果过分的极端化去关注那“万一”，而放弃了绝大多数美好的事情，这样是很不值得的。纵观古今，成大器者都是具有一颗大无畏的心，有一句话我记得很清楚，就是“大丈夫生死何足惧”。只要我们人生道路走得直、走得正，没有虚度光阴，不断地为社会作出贡献，这就足够了。但我还是没有达到那种思想境界，总是太在意自己，牵挂得太多。但我也会慢慢地卸掉包袱，去实现自己的价值。

世界上没有百分之百的完美，我“过”的性格——要求百分之百放心，就破坏了自我保护。不完美才是世界的本质，过分的完美违背了自然规律，而违背规律就要受到惩罚，如不安全感、不放心，拿放大镜审视自己与周围的环境，结果导致怕“万一”——必然会带来痛苦。这就解释了我重复摆放东西、要求工整、位置合适或是重复一个动作使自己满意的不正常性——即我过分要求完美而违背了自然规律，痛苦也就成为必然。既然知道了产生问题的原因，那么我就会刻意去学得马大哈一点，少在乎一些，结果就会好转。

对“怕”字，首先要分清是非真假，界定其病态思维的本质。然而，就我的感受而言，有时我在怕“万一”的问题上，那些问题似真非真，又似假非假，我根本分不清楚。您今天说，在分不清是非真假的时候就不去分，随大溜就好，别把自己看得太重！但我对这句话的前半部分都能理解与做到，但让我真正别把自己看得太重，我有些做不到，这也正是我困惑的地方。因为我觉得我肩负着众多使命，不论是来自家人、学校还是朋友，这些都使我顾虑重重，也希望老师在今后的讲述中为我指点迷津。

第五章

淡化病态思维，矫正病态行为

第一节　正确应对病态思维和病态行为

怎么对待病态思维？鲁龙光教授讲得很好，对待病态思维，就像对待一个自己不欢迎的人一样，不要理他，但他没有做进一步的解释，我们下面进行更详细、更具体的讲解。

病态思维出现以后，具体怎么处理？这个就是我们重点讲解的内容之一。对于这个病态思维，这种担心、万一，人家怎么不太在乎，而自己怎么老放不下？人家吵了一架，转身就忘，活得依然潇洒，而别人就说了自己一句，却三五天都出不来？甚至有些想法自己感觉也很无聊，但却总摆脱不掉？甚至出现强迫行为或逃避行为？

病态思维就像一个自己不欢迎的人，自己厌烦它、唾弃它，但它却仍然纠缠不清，让自己很郁闷、很无奈。更形象一点说，病态思维就像自己讨厌的小痞子、小混混一样，不是吗？病态思维和小痞子还有哪些相似之处呢？

首先，两者都不受欢迎，本性都不讲理。

其次，病态思维就像小痞子一样难以摆脱。别人根本不在乎的人，我们却很怕他，有时又烦他，无论自己如何努力，似乎都无法摆脱他的干扰，病态思维也是如此。这种别人根本不在乎的想法总是冒出来，自己也感觉很无聊或者无意义，感觉很恐惧，又特别烦，但却无法控制它何时出现，对此束手无策。

再次，和小痞子一样，病态思维虽然不至于让人失去性命，却让人痛苦不堪。就像是一个小痞子，虽然不杀人，但一直缠着你，你会怎样？

对待病态思维怎么办？应该像对待小痞子一样。

想象一下，现实中有个小痞子（不是杀人犯），一直缠着你，在你做事情的时候，时时刻刻都受到他的干扰，怎么赶都赶不走，你会怎么样呢？小痞子就是自己的不放心、担心、怕、顾虑、忧心忡忡等想法。怎样才能摆脱它，让它离你远去呢？

（看到这里，把书放下来，暂时停下，仔细思考一下，如果现实生活中，有个自己非常讨厌的小痞子或小混混总来纠缠自己，很难摆脱，让自己身心俱疲怎么办？怎么样才能摆脱掉这个小痞子的干扰，让他离自己而去？我们过去的方式是不是恰当？为什么他一直缠着我们？——处理病态思维和对付小痞子的道理是一样的。如果这个问题思考清楚了，你就基本了解如何对待病态思维了！）

一、对待病态思维的策略

1. 两个误区——对抗与屈从　对待小痞子，你可以选择的不外乎三种态度：①和他来硬的，骂他或者打他，赶他走；②和他来软的，他让自己干什么，自己就做什么，或者见他就躲避，总之，让其牵着走或追着跑；③一直不理他。既不来硬的，也不来软的；既不和他斗、不排斥他，也不说好话或躲避，坚持不搭理他。

这三种方式，哪一种才能让小痞子远离你？当然是第三种，前两种都是误区。

（1）太硬：对于一个小痞子，你越是骂他、赶他，他就越是缠你，觉得你还是怕他的，下次还会接着来。

（2）太软：屈从于小痞子，跟他讲道理，顺着它，让他牵着鼻子走，他不会因为你的顺从而改变小痞子的本性，而是会一直控制你、干扰你；如果他一出现，你就躲避，他会一直追着你，直到你无路可逃。

（3）如果每次他过来干扰你，你都不理他，少想多做——对小痞子视而不见，听而不闻，少些无根据的、无限制的夸大想象，多做正常的事情，继续做自己的事情。就这样，一两次你不理他，三五十次你不理他，慢慢地，他就感到很无趣："奇怪？他怎么既不排斥我、不跟我斗，也不顺着我的意思走？似乎不怎么怕我嘛！"渐渐地，他出现的频率和每次出现的时间就会减少，这样，对你的干扰就会越来越少了。

误区及策略解释：病态思维是个"小痞子"，却装出一副要杀人的样子，不同的人面对这个欺软怕硬的对手，反应完全不同。心理素质好的人，一看到"小痞子"，可能也会吓一跳。但他敢于面对，很快就能看清楚小痞子的本质，就不在乎了，更不会纠缠不清。而心理素质差的人，一看到小痞子，感觉像杀人犯，没有胆量看清楚，就惊慌失措，因此，以对待杀人犯的方式对待专门欺软怕硬的、本质上虚假空的"小痞子"。这个误判影响可就大了。如果面对杀人犯，该怎么办？怎么样才能让他暂时不杀你？只有两个选择，一个选择是与其战斗，看能否将其打败；另一个选择是打不过就逃，逃不掉就投降，听从他的指挥，以暂时保全性命。面对杀人犯，如果视而不见，可能当场就没命了。我们现在往往是用对待杀人犯的方式对待小痞子，结果就进入误区了——恰恰上了小痞子的当了，陷入与小痞子的纠缠之中，无法摆脱。同时，病态思维也像纸老虎，欺软怕硬，而我们却常把它当成真老虎，陷入误区。病态思维虽然是一个小痞子、一只纸老虎或者像一只小猫，但是由于自己的"性格放大镜"会将其视为杀人犯、真老虎而痛苦不堪。

正如现实中，自己受到小痞子干扰的时候，无论他怎样干扰，就是不理他，不太关注他，随他去，小痞子就会慢慢离去一样，对待病态思维也是如此——需要“视而不见，少想多做”。否则，就容易陷入误区。什么是误区？采取错误的方式对待病态思维。

那么，对待病态思维的两个误区具体是什么表现呢？

误区一的表现：**怕病态思维出现，排斥它，赶它走。你越是这样害怕它，它就越是缠着你。比如一些“怕”字甚至某种感觉，越是不想它冒出来，越是频繁出现。这种误区在余光强迫、念头（或画面）强迫、关注异性敏感部位强迫、注意力集中强迫、社交恐惧、非道德观念强迫、失控恐惧、过分关注身体某个部位而致感觉异常等心理障碍中较为常见。**

误区二的表现：**被病态思维追着跑或牵着走，如分析、推理各种可能性；无根据、无限度地想象、假设；检测、核实、尝试、感受；出现逃避行为或重复行为等。具体表现为，一出现“怕”，就让它牵着走，分析来分析去，为“怕”说好话，找借口；有的怕它，顺着它走，让自己干嘛就干嘛，如反复检查、询问等。**有的是一出现担心，就让它追着跑，不断地陷入“想象”中去，出现逃避行为，如逃避人际交往、学习、工作、日常生活等，甚至陷入无路可逃的绝境而轻生。**这种误区在大多数强迫症、恐惧症及其他心理障碍中常见，如焦虑、抑郁、疑病、神经性贪（厌）食、适应障碍等。**

在神经症患者中，多数人往往是两个误区都有：往往是先怕某些念头出现，排斥它，而后越想越恐惧，出现屈从或逃避行为。其原因都是对某些念头或事物的病态想象而产生过分恐惧，陷入想象的旋涡，无法自拔。也有的是直接陷入第二误区，很少出现第一误区。

2.“视而不见，少想多做”策略　面对病态思维，屈从与排斥都是无法摆脱的，都是误区。大家陷入心理障碍，这两个误区必然有一个，或者两个都有。这两个误区，一种是对抗，一种是屈从。在这两个误区之间，有一种“走独木桥式”的正确方式——视而不见，少想多做（图7）。即病态思维来了以后，无论它怎么干扰我，我继续做自己的事情——知道它存在，但不搭理它，不与其纠缠——既不和它斗，也不让它牵着鼻子走。

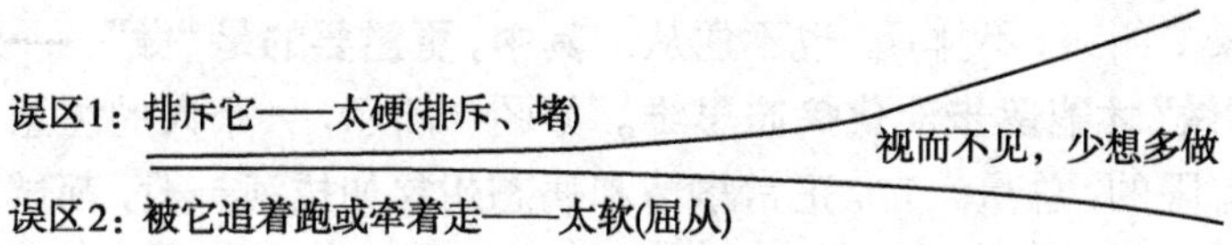

图7　"视而不见"策略示意图

刚开始走"独木桥"时，类似于走"钢丝"，很难把握，很少有走上"正路"的时候。为什么？因为自己对于病态思维太过恐惧（把纸老虎当成真老虎，把小痞子当成杀人犯），一出现病态思维，自己要么排斥，要么就屈从，长时间习惯于采取错误的方式对待病态思维，因此，很容易习惯性地陷入两个误区之中。但如果你能坚持实践"视而不见"策略，随着你对病态思维"小痞子"和纸老虎的本质看得越来越清楚，越来越不在乎它，它对你的干扰就会越来越小，就能逐步从误区里走出来。如图7所示，治疗的过程是由左向右前进的过程，随着你的实践，由"钢丝绳"逐渐走向"独木桥"，再逐渐走上"宽阔的大道"。开始时，"钢丝绳"肯定走不好，容易掉到两侧的误区之中，多实践锻炼，等你胆子大了，走熟练了，就不会再掉下去了。

克服症状的过程也是自己由弱变强的过程：①极度恐惧、极不自信，没看清楚就斗或跑，纠缠不休、痛苦不堪（越怕，纸老虎或小痞子就显得越强大）。②能够鼓起勇气顶一顶，看看是真老虎还是纸老虎，是小痞子还是杀人犯。此时，虽然仍然很恐惧，仍然腿发软，没有自信，但有一定的勇气。③马上能看清楚（有自信），"原来是个纸老虎、小痞子"，恐惧感就消失了。

这个"视而不见"策略有两层含义：①视而不见，是指你不要过分地关注它。无论你排斥它，还是被它牵着走，都是误区，都不是视而不见，而是过分关注它了。“视而不见”是从面对病态思维的角度考虑的，即“如何对待病态思维”。②少想多做，通过“做”将对病态的关注转移到对正常事情的关注上，是为了更好地做到视而不见。少想并不是不想，而是尽量不要和病态想象多纠缠，不排斥，也不屈从。**其中，更重要的是“做”——通过“做”才能逐步淡化病态思维。**如图8所示，一个人的注意力是有限的，总量一定，正常事情和病态想象如拔河一般，都试图吸引你的注意力，当你更多地关注正常事情的时候，对病态的关注就会减少。否则，没有事情做的时候，注意力就很容易被这种“小痞子”所干扰，被病态思维占据。“少想多做”是从如何实施行为的角度考虑的，即“如何实施非病态的、正常的行为，减少病态行为，淡化病态思维”。**思维往往很难控制，我们可以控制的是我们的行为。可以担心、可以恐惧，但不能因为“怕”而改变自己前进的方向或步伐。自己有时控制不了自己的想法，但可以控制住自己的脚步——行为。**

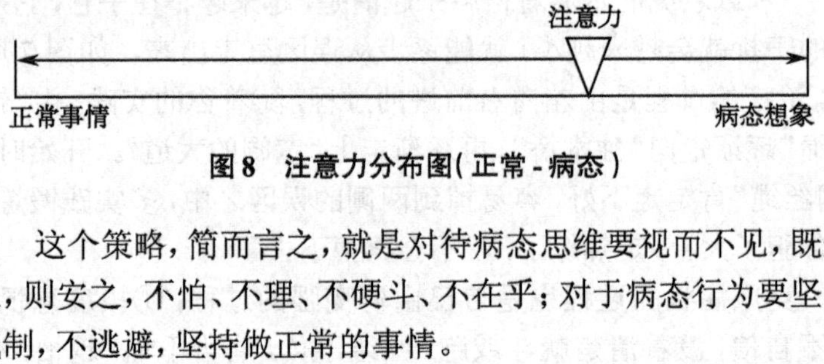

图8　注意力分布图(正常-病态)

这个策略，简而言之，就是对待病态思维要视而不见，既来之，则安之，不怕、不理、不硬斗、不在乎；对于病态行为要坚决抵制，不逃避，坚持做正常的事情。

这两层含义中，最重要的是“少想多做”——无论遇到什么情况，有什么烦恼，有什么担心，都坚持做正常的事情，不被病态牵着走。比如你正在看书，“小痞子”(病态思维)出来了，你马上紧张了，此时，你是继续看书？还是把书放到一边，不看了，和病态思维纠缠不清？错误的方式有二：①把书往边上一放，“快滚！”“怎么又来了，烦死了，又来干扰我！”跟他打，赶他走，结果你打不过他，最后还是被他缠上了。②把书往边上一放，和他讲道理：“我不认识你，你为什么要骚扰我？为什么不能放过我？求求你别干扰我了吧！”顺着它，去问、去检查等，最后它还是缠着你。正确的方式应该是这种想法来了之后，接着看书，不理它，视而不见。刚开始可能很难，因为自己长时间习惯恐惧它，习惯于纠缠不清。此时，虽然眼睛盯在书上，想视而不见，但还会不由自主地关注和担心，仍会受它干扰，第一次、第二次的时候就是这样，第三次、第四次、第五次可能还是这样。刚开始的时候自己不可能完全不受干扰，这种担心肯定是会有的，可能干扰还非常重，感到厌烦，极为难受，但是只要你坚持不理它，久而久之，就会渐渐看清楚“小痞子”(病态思维)“虚假空”的本质和“欺软怕硬”的脾气：**他只纠缠那些在乎他、怕他的人。**经过磨耐心、比毅力，多次“视而不见”，不再在乎它的时候，“小痞子”来的次数就会越来越少，干扰你的时间就会越来越短。许多严重的心理障碍得到优化后，可能偶尔还会出现某种症状，但是病态思维在几秒内就能淡化掉了，自己不会受到太大的干扰，对“小痞子”的本质和脾气逐渐认识清楚了，就不再怕他了。到了这个高度，策略运用就会随心所欲，此时，并不是有意去应用所谓的策略，而是自然而然地、不自觉地运用，在不自觉中“滑出”与病态思维纠缠的误区。实际上，最后的策略就是没有策略——不在乎，不关注，随它去。此时，你已经摸出对待这种病态思维的规律，很有心得、经验了，就不会再被病态思维干扰，这也就是“习以治惊”的过程。

我遇到过一位大学四年级的男生，他是我见过的症状最重的患者之一。他的情况与 F 非常类似，但症状比 F 还要严重，对他的干扰时间更长，更为痛苦。他是上大一时出现症状的。有次上课时，外面的鸟叫声吸引了他的注意力，他突然跳出了一个念头：“万一我的注意力一直飘到外面去，回不来，怎么办？”从此，开始出现强迫症状并日渐泛化，整天处于一种惶惶不安之中。总担心不集中的念头和感觉冒出来，甚至怕一直如此下去怎么办？越想尽快摆脱此感觉，越无法轻松，陷入恶性循环。与F一样，刚开始他也是上课时注意力无法集中，但到后来，看书甚至散步、娱乐时也无法使自己的注意力集中起来，越急越糟糕，最后严重到什么程度？早上醒来，只要眼睛一睁，一直到晚上好不容易睡着为止（他失眠比较严重），这种不由自主出现的不集中的念头和感觉持续存在。因此，曾屡次想轻生。他是2005年找到我的，现在情况已经非常好了。他主要是陷入了第一个误区——对注意力不集中的感觉过分排斥，总想让自己完全集中。他为什么会陷进去？性格——过于严谨的性格！没有人能做到注意力一直百分之百的集中，要求自己"百分之百"就是自找痛苦。为什么必须要百分之百集中呢？差不多就行了。偶尔集中，偶尔不集中，多数人都这样，这很正常。他越要百分之百集中，结果连百分之五十都集中不了。最紧张的时候，看书时每个字知道，但一句话是什么意思，都不清楚。为什么？他太紧张了，绝大部分注意力都在监控注意力集中不集中本身了！在我们谈过几次之后，他一直在摸索前行。在我和他接触四五个月之后，有一天，他打电话说："我今天竟然有四五秒没太关注那种感觉，把那种关注感忘掉了。但后来我一想'竟然没了'时，那种感觉又出来了，直到现在一直还有。"我鼓励他："这就是一个很好的开端，很好的领悟，继续实践，会越来越好的！"后来，没有病态干扰的时间从偶尔几秒逐步增加到一次几分钟。一两年之后，他的情况大为好转，有时几天才出现一次那种关注感，但几秒就过去了。他也无所谓了，也不像以前那么在乎了。从他的情况就可以看出：当你不在乎的时候，病态思维出现的频率和时间就会逐渐减少，症状就会逐渐离你而去。

通过上面这个案例，也可以看出：对某种感觉的过分关注往往是病理性的，是不符合人的本性的，而将注意力投入到需要关注的事情上的"正向思考"的习惯才是生理性的，是符合人的本性的。随着你不再像以往那么在乎它，引起病态关注的"逆向思考"自然会慢慢减弱，而符合人性的"正向思考"自然会慢慢恢复。

"视而不见"策略，即**一出现"怕"字（或想得多而情绪低落了），马上提醒自己：自己想得太多或太在意它了，过分在意就是病态的。既然是病态思维，是"小痞子"，不是"杀人犯"，我为什么还要像以前一样怕它呢？不要理它，做正常的事情以便转移！长期坚持，慢慢放松，逐渐习以治惊！**

与病态思维走"平行线"——通过调控行为，淡化病态思维。所谓视而不见，转移注意力，即它干扰它的，你做你自己的事情，相当于与病态思维走"平行线"，就像小痞子时常干扰你一样，刚开始他一直缠着你、黏着你，一直和你同行，让你不舒服。如果你能坚持"视而不见，少想多做"，一直做你的事情，不理他，慢慢他就离你越来越远。这里的平行线不是真正的平行，而是前期"并行"，后期"渐行渐远"。刚开始的时候，病态思维往往是你自己思想的一部分，常与你的正向思维或积极思维交织在一起。随着你视而不见，不关注它，慢慢淡化它对你的影响，它就会时远时近，症状会呈现波动性，你会有症状偶尔会远离自己的初步体验。继续努力，症状会慢慢离你远去，最后消失在你的"视线"里。那么，怎样从病态思维里走出来呢？行动。

突然出现"怕"字时，就像不小心拍了一下篮球，篮球就跳起来一样——病态思维出来了，一直有紧张感、恐惧感。那么，怎样才能让篮球不再跳动，让你的心理障碍逐渐消除？只有不再关注它，不要再拍它，不要一直盯着它。你总盯着它，"会不会？可能不可能？万一呢？"分析来分析去，太过关注，相当于在给病态思维输入能量，你拍第二下、第三下篮球，篮球可能会跳得更高——病态思维会更猛烈地干扰你，你就会陷入情绪旋涡。病态思维与自己的关注感相当于物理学上的作用力与反作用力，你对它的作用力（关注和担心）越大，它对你的反作用力（干扰）就越大。

原来很在乎的，现在就随它去。“了犹未了，何妨以不了了之”。小痞子来犯，高的也好，矮的也罢，我该干嘛还干嘛，视而不见。**“见怪不怪，其怪自败，见怪奇怪，其怪更怪。”**——出现怪念头、怪想法，不以为怪，不受惊扰，镇定自若，那些所谓怪念头、怪想法自然会慢慢消失。否则，这些怪念头会让自己更不放心、更困惑。那么，现在你就不要理它，逐渐地不再关注它，让心情平静下来，它会随着你对它的作用力减少，而减少对你的干扰。每次都采用这个心态“习以治惊”，逐渐就会形成一个新的、良性的条件反射。逐渐把这个策略运用得得心应手，就能很快改变心态，下次它再冒出来，你可能几秒或者一瞬间就能不在乎了。当然，这需要有个实践和领悟的过程。

有些患者为了摆脱那些痛苦的观念和行为，想以默念数字等方法来转移，结果又往往出现数数字的强迫、恐惧思维和行为，可见这些方法不可取。

面对病态思维，只有不再理它，随它去，才能逐步走出误区。因为思维由我们的性格决定，在性格暂时尚不能得到较大改造之时，我们的思维有时候没办法控制，但是可以通过行为策略性地调整自己的情绪和态度。

3. 视而不见策略的关键点

（1）第一关键点：做事效率会受到极大的影响，降低效率要求是摆脱不良循环的第一步。

采取“视而不见”策略对待病态思维的初期，会非常痛苦和不习惯，因为自己长时间习惯于采取错误的方式对待病态思维，因此很容易不由自主或条件反射般地走入误区（要么斗，要么被牵着鼻子走）。这时，想让自己做到视而不见，坚持做事情时，由于病态思维的干扰，注意力会非常不集中，**做事效率不可**

能很高，表现不可能很好，要能够逐渐学会接纳、允许自己表现不好甚至犯错误，这是能不能让病态思维逐步远离自己直至最终消失的关键。

实际上，今天小C表现很好，他心里像猫抓了一样难受，怎么可能像出现障碍前或完全放松时那么投入呢？不可能。所以，这时要降低对效率的要求，尽量不要过分要求："我怎么又听不进去了?!"你越烦，越关注病态思维，它就越干扰你。因此，降低效率要求是摆脱不良循环的第一步。对于各种担心视而不见，不太关注它，这种策略的初期会很难受，特别是工作或学习会受影响，这是正常的，要尽量坚持。运用策略进行改变的初期，是感觉最为艰难的，如同使用摇把发动拖拉机一样，刚开始转动时很难，费很大力气才能转动一点点，但继续坚持，真正运转起来了，就会越来越轻松，心理治疗的实践也是如此。

此处，让你降低要求，不要过分的关注，并不是让你不求上进，更没有让你对自己的人生彻底放弃——"躺在家里，学也不用上了，工作也不用做了，多舒服啊！"如果不求上进，那是逃避。这里主要是说明，面对病态的"怕"，应用策略初期甚至中期，你没有完全认识清楚它的特点时，它会对你干扰很大。此时，要降低自己对工作或者学习效率的要求，以免掉入误区，请别误解。比如，你在学习时，病态思维冒出来了。一边在看书（代表着做事情），一边被病态思维所困扰。这时做事的效率会很低，会受到很大干扰，原来一分钟看五行的，现在一分钟只能勉强看一行。"一分钟看一行？这个效率太低了！"如果不接受，你往往就会厌烦这些干扰。厌烦它就代表你在排斥它。此时你越烦它，就越看不进去，最后可能一分钟连一行都看不进去。所以，运用策略的初期，做事效率会受到极大影响，因为你还没习惯于不理它，而是习惯和它斗或习惯害怕而躲它了。正确的方式是什么？晾到一边，不要理它，让它干扰去，能看一行就看一行，能看半行就看半行，无所谓，随它去，随它在这里

"绕"。这样，随着你不那么关注它了，你的做事效率自然而然会上升，由一分钟看一行逐渐到两行、三行……总之，少纠缠，多做事。抵制病态行为，实施正常行为，坚持方能胜利。

由恐惧到不太恐惧，再到不恐惧，对病态思维，由关注到逐渐不关注，其过渡的过程是一种自然的"滑入"，而不是有意为之。应抱着一种无所谓的态度，即便是对于什么时候能达到"不怕它、不纠缠"的高度，也不勉强，也"随它去"。越勉强，越想早些摆脱它，往往就越难摆脱，欲速则不达。

在坚持的过程中，由于症状的干扰，自己做事效率不高或表现不好，大家往往无法接纳，这也是有些人无法坚持下去的原因。不能接纳自己受干扰时的不佳表现，这也是过头性格在治疗中的表现。实际上，由于自己过头性格的存在，出现一些病态思维干扰自己，注意力不集中，效率不高或表现不会太好，这是必然的，也是自己的现实。对于这个现实，也要接纳，而不是好高骛远，仍然处处和别人比，或和自己出现症状前的好状态相比。否则，不能面对自己的现实，会越比越没信心，越比越差。接纳自我，面对现实，未来才会渐行渐近；总是幻想与抱怨，未来只能是"海市蜃楼"。

安全感从来都不是来自于外面的，而是来自于自己的内心。一般心理治疗最后都是要改变你的认识，改变你内心对事物的看法，即调整你的性格。心理疏导治疗始终是围绕性格改造进行的。少想多做，就要坚决，不要下不了决心。一切正常的、有意义的事情，能淡化对病态思维关注的事情、可以转移注意力的事情，都可以做。比如，现在参加集体治疗时出现病态思维的干扰怎么办？哪些事情是正常的、有意义的？把注意力转移到我身上，转移到我讲课的内容上，转移到大家的讨论上等都是有意义的，而自己在那里焦虑、苦斗、烦恼、想象则是毫无意义的。

转移注意力的初期会非常不习惯。为什么？因为自己已经习惯于病态的条件反射，甚至有的习惯于逃避。**放不下已经成为习惯，当改变一种习惯的时候，就像是要你的命。**往往把小痞子当成杀人犯，把纸老虎当成真老虎，很恐惧，结果采取了错误的方式，陷入了黑暗的漩涡，无法摆脱。为什么有的人讲“暗无天日”？或者讲“我从来没有发自内心的高兴过”？“怕”字一来，自己挖个坑跳下去，当然暗无天日了。

当然，改变病态习惯有个过程，不能急于求成，前面我讲过了。如C，坚持了几天，总感觉“怎么还不好？怎么进步不大，就那么一点点……”心里极其难受，没坚持下去，又逃避了。你现在总掉入第二个误区，它一来，你撒腿就跑，就是不敢正面面对它，看清它的真面目，即没有视而不见，少想多做，而是让其牵着走。为什么会这样？因为你一直在那里跑，背对着它，哪有工夫看它长什么样？没有实践，怎么会有领悟呢？由“老虎”转向“猫”的过程，与“黑杯子”转成“白杯子”一样，来自于实践、探索，来自于领悟。经历过黑暗才能见到曙光，要忍得住痛苦，耐得住黑暗。否则，一遇到黑暗就不适应，退回来了，可能就会陷入长期的迷雾之中，无法见到光明。

(2) 第二关键点：勇敢实践、主动挑战。**主动出击，不断挑战和突破自己。**“钢丝”不好走，但慢慢摸索前进，走习惯了，渐渐就能避免掉入两个误区，“习以治惊”。

对于误区一的主动挑战：**怕病态思维出现的，现在就允许它出现，看出现了又能怎么样！**而不是一味采取原来的软弱心态，就怕它出现，反而被它欺负。短时间内，可以采取提示或鼓励其出现，目的是逐渐击碎过去怕它出现的那种恐惧心态。当然，让其出现并不是一直顺着它，而是允许它出现，出现后自己一定要坚持继续做事情。在做事情的过程中，逐渐淡忘对病态思维的关注。如果它不出现，那不更好嘛！当然，鼓励、提示它出现的目的是逐渐克服怕它的心态，让其出现的目的是将来少出现。例如，怕自己注意力不集中，就让自己不集中，不集中的过程中，还坚持做事情，看又能怎样。击碎自己“一定要集中”的“条条框框”，这样，对注意力不集中的“怕”就会逐渐减轻。怕失眠的，就让自己失眠，学习那个失眠强迫的病友，“我今天晚上一分钟都不要睡，看又能怎么样?!”有勇气、有决心，不那么怕了，结果睡眠反而有了很大改善。长远来讲，就能逐步形成“爱来不来，来了我也无所谓”的心态。

2007年，我接待过一位国外回来的华裔小伙子，当时他上大学四年级，从幼儿园大班开始就有强迫行为。小时候，他妈妈讲暖水瓶太烫，不要摸，他就偏要摸几下；剪刀太尖，不要拿，他就非要对着眼睛试几下。初二之前，他只有强迫行为，并不痛苦，因为没有“不该摸、不该拿”等反强迫思维。等到他上初二后，开始出现反强迫，认为自己跟别人不一样了，就陷入烦恼了。后来发展为控制不住地擤鼻子、咳嗽，而且声音很大，越怕自己擤鼻子、咳嗽，反而越控制不住。进入一种“怕擤鼻子、怕咳嗽→紧张→习惯性地擤鼻子、咳嗽→怕别人歧视、自责等→怕下次再出现此类行为→紧张，再次出现”的恶性循环之中。越是正式的场合，比如考试前、人多的场合，强迫行为出现越频繁，异常痛苦。我对他说：“你不要对自己要求太严，不要怕擤，实在难受的话，擤就擤吧，擤了之后关键就是继续做手头的事情，不要太在乎它，不要对这个擤这么关注，这么讨厌。允许擤鼻子的动作出现，允许自己表现不好，是你进步的关键。”后来他不对自己那么苛刻了，允许自己擤鼻子、咳嗽了，反而强迫行为减少了。通过几个月的努力，进步明显。虽然他后来在找工作面试时症状又出现了反复，但他勇气可嘉，敢于挑战，拿面试场合当实验场，锻炼自己，后来，就越来越放松了。毕业后，换了五六个工作，再也不怕面试了，更不怕反复了，可以说，已经痊愈了。2011年年初随访，他一直在国外一个大公司工作，也谈了女朋友，各方面情况良好。

对于误区二的主动挑战：**以前习惯做的病态行为坚决不**

做，以前不敢做的正常行为果断去做。通过行为的改变逐步调控过去对病态思维的恐惧心态。对于长期陷入“万一”的病友来说，他们所担心的“万一”是永远不会发生的。但为何纠缠“万一”不放？是因为其性格和视角问题。当病态思维出现时，以前习惯于逃避了，现在叫他坐那儿不逃避，该干嘛干嘛，当然会很难受，甚至极度恐惧，这就是心理治疗的难度。很多人顶不住，就会逃避，逃避就会重蹈覆辙。有的人也会顶一阵，但坚持不下去，逃避一下。下次来了，又逃一下。最后感觉还是没办法，“算了，顶着干嘛？还是顺着它吧”，这就是长痛和短痛的问题。你能顶得住一阵，登上山了，就是美好的风景——病态思维对你的干扰就慢慢消失了。你顶不过去，你没法承受登山的艰辛，不能忍受实践带来的“短痛”，逃避了，就可能一辈子都待在山脚下，烦恼和痛苦。为什么建议大家接受心理治疗，不能一辈子靠药，如果你现在 30 岁，吃到七八十岁会是什么感觉？吃 40 年的药，经济上是次要的，最主要的是你的生活质量将受到很大的影响。因此，逃避是心理疏导治疗的大敌，也是心理治疗的难度所在。

有的人常想：“接纳这种症状很痛苦，其他人都和我一样吗？有什么方法可以让自己很快的接受它呢？”此时，“很快”这个词就用得不当，“很快”不是又强迫了吗？“一定要”“很快”，你想两天将其克服掉，可能两年都克服不掉。所以，顺其自然，随遇而安最好。我们常讲顺其自然，好多人没办法理解。比如说，我不放心，想检查门，于是再去关几下，这不叫顺其自然，而是理解反了。有的病友到医院看病，有的医生讲：“唉，你顺其自然，你想扭头就扭头，只要你不痛苦。”这样的说法不是太科学。走在路上，别人都不回头，而你却不断扭头，一步一回头，能不痛苦吗？就像 B 说的：“和同事一起走在街上，不断地回头看，自己都感觉像神经病一样。”所以很多大道理作用并不大，比如“想开一点”、“自信一点”等，虽然都是实话，也是对的，但是往往没用。不去一点一点摸索，怎么才能认识到这个小痞子什么德行、什么脾气、什么模样呢？你现在看都看不清楚，怎么可能达到想开、自信和顺其自然的境界呢？

克服“怕”字的实践，犹如乘坐过山车，关键需要有“坐进去”的“勇气”。坐过山车之前，一般人都会很紧张、恐惧，但有的人一狠心，敢于挑战自己，“反正死不了，坐上去再说”，能果断行动。坐进去，经历飞速旋转的时刻更为恐惧，有时甚至有失控、濒死之感，但坐下来后，多数人都有一种难以言状的喜悦。这种喜悦仅仅是敢坐过山车吗？不尽然，更多的原因是战胜了自我，战胜了自己的恐惧之“心”！这种“上车”前后的过程与大家挑战“怕”字极为相似，关键看你够不够果断，能不能再狠一点，有没有坐上去的勇气！若有的人面对恐惧，犹豫不决，说“让我想想再说”，这一“想”，结果往往就是逃避。而逃避永远是无法战胜自我的！

(3) 第三关键点：**在有些情况下，分不清是不是病态思维怎么办？随大溜。**

在某些状况下，会特别恐惧、紧张或情绪过分低落。此时，自己往往无法界定是不是病态思维，分不清哪些是病态的，哪些是正常的，怎么办？这种情况在治疗的初期，自己还没摸清“怕”字的本质和脾气，没有摸清如何处理病态思维时，或者在病情反复比较严重时，是经常出现的。此时，关键是“随大溜”，即**观察或想象一下，大多数人或心理素质较好的人遇到这种情况，会如何想或如何做，自己也这么想或这么做**。此时，能否“随大溜”，坚持少想多做，取决于你的勇气。

二、病态行为与病态思维处理方式的异同

首先，要理解病态行为和病态思维之间的关系。病态行为一定是来自于病态思维的，即有病态行为，肯定有病态思维，但反过来，有病态思维不一定表现出病态行为。B 总是回头，为

什么？不放心，担心踩到脏东西。正因为他先有不放心的病态思维，然后才出现了不断回头检查的病态行为。病态行为是面对“怕”字时的一种逃避行为，如反复询问、反复检查、反复洗涤、重复某些仪式性的动作、逃避某种场合等。当然，多数病友往往是既有病态思维，又有病态行为。

对待病态行为和病态思维的方法是不一样的。对病态思维，要“视而不见”。面对病态行为，要坚决不做。这里，“坚决不做”与“少想多做”意思是一致的。坚决不做什么？坚决不做病态行为。多做什么？多做正常的事情。病态行为肯定不是该做的事情，因此，对病态行为就要坚决抵制，不逃避。因为思维上有些习惯性的担心你暂时是抵挡不住的（你什么时候能做到招之即来，挥之即去，那你就没有心理障碍了），那不由自主地出现这种担心怎么办？应该随它去，“爱担心就担心”，“怕”字在脑子里转，“那就转吧，放一边，不理它”。比如一关门，就担心没关好，想重复检查。虽然想最好不要去担心，但你的性格缺陷决定了你不能不担心。你已经习惯了担心，这时，就随它去，行为上，坚决不回头检查即可。

当然，不少人出现的逃避行为也属于一种病态行为。比如有些朋友对人际关系非常敏感，处处被动，遇到人就躲，遇到有些场合就逃避，都是逃避行为。对待这些逃避行为，也要认识和抵制，即不要跟着病态思维走，坚决做正常的事情，转移对“怕”字的注意力，带着处理病态思维的理念抵制病态行为的发生。

与“怕”字战斗、实践，实际上就是一个系统脱敏的过程，由“紧张→不太紧张→比较放松→完全放松”的过程。系统脱敏什么意思？和“习以治惊”意思大体相同。系统脱敏，就是先从不太紧张的开始锻炼，逐渐向比较紧张的“怕”挑战，然后再向最怕的挑战，直到最后不怕。比如，节目主持人前几次登台，一般都会很紧张，登台次数多了，锻炼多了，逐渐地接纳了那些紧张感，慢慢也就不紧张了。又如，我带着B接触脏东西，由不太脏到比较脏，不断挑战，逐渐地，很脏的，她也不那么怕了。

有时我们确实是太缺乏自信心了。实际上，你若敢对你的担忧和顾虑来一句，“有什么大不了的！”就像一个小痞子在你身边跳来跳去，“随你来，你爱来就来，爱跳就跳，烦不了！”你有这种发自内心的底气，自信离你也就不远了。刚刚让G上来讲话，他一直逃避退缩，表现得不够好。这些退缩与逃避行为，要坚决抵制。抵制的方法就是站起来，不管它，上台再说，这就叫不逃避。

对于病态思维和病态行为的处理，有几首诗词能很好地说明处理的方法。

1. **“咬定青山不放松，立根原在破岩中。千磨万击还坚劲，任尔东西南北风。”**（清•郑燮）虽然目前处境不好（立根原在破岩中：心情不佳或处境艰难），但任何风浪我都不在乎（任尔东西南北风：各种各样的症状干扰），只管做自己的事情（咬定青山不放松：尽量少想多做，将注意力放在“多做”上），而且坚持下去（千磨万击还坚劲：多实践锻炼，顶得住病态思维的频繁袭扰，不逃避，不放弃），一定能够战胜狂风暴雨，获得最终的胜利。病态思维就相当于“东西南北风”，而病态行为就相当于“无法咬定青山，随风雨而倒下”，正常行为相当于“咬定青山不放松，千磨万击还坚劲”。

2. **“他强由他强，清风拂山冈；他横任他横，明月照大江。他自狠来他自恶，我自一口真气足。”**（金庸《倚天屠龙记》）这首诗更形象一些，任凭病态思维多张扬、多蛮横，表演出多可怕的样子，心不为所动，继续做自己的事情，一切纸老虎、小痞子都是“浮云”，终会显出原形，一切烦恼都会烟消云散。

3. 昔日寒山问拾得曰：“世间谤我、欺我、辱我、笑我、轻我、贱我、恶我、骗我，如何处之乎？”拾得云：**“只是忍他、让他、由他、避他、耐他、敬他、不要理他，再待几年你且看他！”**（《寒山拾得诗赏析》，史原朋编著，中国社会科学出版社，2004年）

避他就算了，因为你逃避，他会追。忍他、由他、耐他、让他、不要理他都是可以的，晾他在一边，若干年后再看他，他已经销声匿迹了！

有几个病友一有“怕”字出来，注意力就不集中了，有的本身“靶症状”就是过分关注、注意力不集中。如果出现这种情况，那就允许注意力不集中，允许自己受到干扰，至于它干扰你多长时间，是两小时还是两分钟，都随它去，这种顺其自然的“无为”心态才能让自己及时从误区里走出来。

当断不断，必受其乱；该做不做，债务日多。无论面对病态思维还是病态行为，果断地行动甚为必要。“果断”一些，就不会犹豫不决、纠缠不清；“行动”起来，就不会在病态思维的泥沼里越陷越深，就不会在逃避的歧途上越滑越远。行动是战胜一切恐惧和忧虑的法宝。

对于病态行为和病态思维，实践的方式也不尽相同。对于病态行为，应果断地快刀斩乱麻，越坚决、越果断，越有利于认清病态思维，有利于改造性格。强迫行为，我们可以反其道而行之：强迫检查的，检查一次就走；强迫洗涤、怕脏的，就尝试接触脏东西；强迫性仪式行为的，如非要默念某些词语、完成某个动作，坚决不念、不做……而对于病态思维，更多的实践是“无形的”和“策略性”的斗争，采取“视而不见”策略——“不硬斗、不屈从、不怕、不逃避”等去应对，慢慢淡去。而无论强迫行为还是强迫思维，最后的痊愈都来自于“实践”后的总结和领悟——认识改变。

三、病态条件反射的转化

1. 病态反应与常态反应　一般人遇到特殊的情景也会突然出现某种担心，但经过冷静思考之后很快就会觉得没关系或无所谓了，不会继续担心下去，这种往往是正常反应（R2，R为reaction——反应的缩写）。但性格过头者遇到某些情景或出现某些担心，就会通过一系列的想象不断地联想下去，陷入无法自拔的地步。这种反应往往是过头的，我们称之为病态反应或歪曲反应（R1）。病态反应的特点是“出现快，极悲观，不良循环，非客观”。比如想自己“违反什么原则了、做得不够好、人家会怎么看自己了”等，感觉后果不堪设想。刚开始会一步步病态联想下去，越想越害怕，有一系列想象的过程。后来，经过多次这种病态的联系，只要出现某个情景或到某种场合，似乎不用联想，一瞬间就条件反射似的直接想到最可怕的后果，这种思维的过程就是将事件灾难化。

如图9所示，大家往往是沿着R1的路线坐“情绪过山车”。比如，遇到某件令人烦恼的事情，情绪往往会低落好几天，经过努力或不经意间走了出来，还没轻松几天，遇到另一件事情，情绪又低落下去。由于心理素质差，不断地在“坑”里跳进爬出，谁能忍受这种剧烈的情绪折磨？我们治疗的目的就是要让非常态的、灾难化的反应时间慢慢缩短，取而代之的是正常的、常态的反应，即逐步由R1向R2过渡，尽快从“坑”里爬出来，避免陷得太久太深。比如，以前不好的情绪来了，你会被情绪带进去两三个小时，经过治疗以后，现在可以三五分钟内用正常反应替代不好的情绪，或者这种不好的情绪出现的频率逐渐减少，这就是病态反应向正常反应的进步。

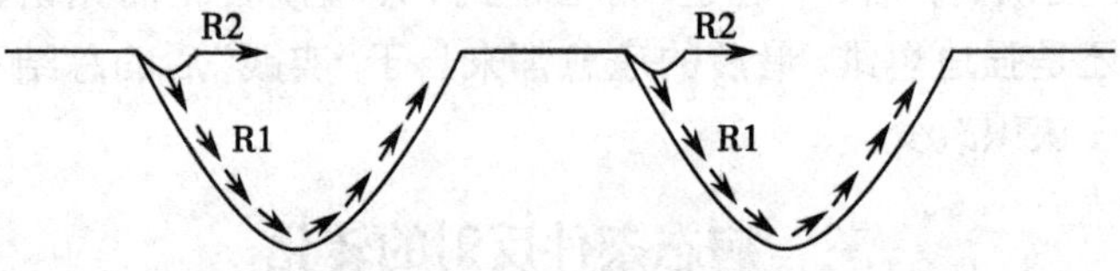

图9　条件反射转化示意图

一般人有时也会有情绪不好的时候，有时也会有灾难化的反应，但是他们很快就会用正常的反应来替代之前不良的反应。由于性格的原因，大家病态的反应往往更多，那么我们现在就要学会用策略慢慢地调整病态的心理，让 R2 更早地出现。正常反应出现多了，症状对你的困扰就少了。

2. 凡事，不要想最坏的结果——不要等到跌入深渊后才想出来　病态思维都是因为自己毫无根据、无限夸大的想象所致，这种想象如脱缰的野马纵横驰骋，将自己一步步带入无法自控的境地，恐惧不堪，以致最后完全失去信心，被病态思维所控制。因此，不要任想象的野马脱缰下去，而是及时提醒自己从病态想象中摆脱出来。否则，每次陷入“最坏的后果”之后，就很难做到理性和轻松。有的病友就常常陷入这个误区，想到最后，“大不了一死”、“真要是到了那个境地，大不了……”实际上，这些无限夸大的、病态想象的后果是自己内心无法接受的，并不是痛下决心，真的看开了，真的无所谓了。因为，这种将“万一”夸大成“现实”的想象，即使心理素质不错的人也是很难接受的。因此，这种安慰往往不起作用。在病态想象的初期，就要提示自己，及时从病态思维中挣脱出来，逐步减少与病态思维的纠缠，这样才能逐步形成良性循环，减轻症状。即别到跌入 R1 的谷底时再努力往上爬，而是在 R1 的早期就能及时提醒自己跳出来。

四、“习以治惊”的理解

“习以治惊”是我国古代最具特色的行为治疗方式。中医学巨著《黄帝内经·素问》谈到对惊恐病的治疗时说“惊者平之”，“平”的含义，金元名医张子和在《儒门事亲》中的解释说“《内经》云：惊者平之。平者，常也，平常见之，必无惊”。“惟习可以治惊。《经》曰：惊者平之。平，谓平常也。夫惊以其忽然而遇之也，使习见习闻则不惊矣！”即面对恐惧的事物，多看看、多听听，多接触，恐惧感就会逐渐减少直至消失。

从行为主义角度看，心理疏导治疗中的“习以治惊”包含了一个由正常条件反射逐步代替病态条件反射的过程。这个过程可以概述为由“怕”病态思维的出现、一味排斥病态思维或一出现病态思维就被病态思维牵着鼻子走，到病态思维出现后，既不排斥也不屈从，采取不怕、不理的态度，少想多做，逐步做到“视而不见”，并将思维尽可能地转移到正常的事情上，逐步减少病态思维对自己的干扰，直至“不惊”(即取得最优化)。

对于“习以治惊”，有的朋友可能会误解。“习以治惊”，即通过实践逐渐摸清楚病态思维的本质和脾气。“由怕到不怕，由真老虎到纸老虎”是一个心理活动改变的过程，也是认识问题视角的改变过程。**“习以治惊”的过程不但包括勇敢的练习和实践，而且包括更多的认识、领悟、体验**。应该逐步深化认识，体验“怕”的特性和脾气，摸清对付它的门道，而不是单纯地“斗”。否则，往往越斗越恐惧，越斗越痛苦。通过不断地领悟才知道，事情原来不是我想象的那个样子，原来自己怕的东西确实是纸老虎而不是真老虎，把自己戴的“墨镜”转换成“茶色眼镜”，把“茶色眼镜”转换成“普通眼镜”——一般人认识和观察世界的眼光，这样就不会再困惑了。前面提到的那个怕手抖的女会计就曾陷入“习以治惊”的误区。她自己在家看《心理疏导疗法》，书里说要与“怕”字作坚决的斗争，于是，她就不断去实践。本来怕聚会时手抖的，后来遇到聚会她就勇敢地参加，不逃避，但是一段时间后，她发现自己越抖越厉害，越实践越痛苦。最后，除了在众人面前手抖的难堪记忆，好像没多大进展。她这是只实践，不认识。虽然去实践了，但却还在第一个误区里兜圈子，还是“最好不要抖，一定不能抖，否则……”心态没有改变，就很难进步。后来参加集体疏导班，我鼓励她“随便抖”，她反而不抖了。为什么？允许自己抖，不再害怕了，认识上有了改观，行为自然会改变。

在取得突破、获得初战胜利以后，仍然不能放松，必须坚持不懈地反复进行实践锻炼，以巩固和扩大疗效，直至痊愈。要说战胜强迫症、恐惧症难，无非是一个“怕”字使人时时处处放心不下。由于长期过分认真养成了习惯，要想一下改掉确实有难处。我们治疗的目的**不是让自己的病态思维和“怕”一点都不出现，而是要学会相对正常和健康地处理这些“怕”**，减少其对自己社会功能的影响。

五、焦虑症状的处理

有些病友的焦虑症状非常严重，整天处于惶惶不安之中，甚至为了自己的焦虑而焦虑，为自己的担心而担心。在过分敏感、谨慎和悲观性格的主宰下，过分关注自己的感觉和状态，结果陷入“越想摆脱焦虑，越焦虑”的怪圈之中。在持续的焦虑下，往往会出现各个系统的心身反应，如头胀、头痛、心动过速、胸闷、呼吸困难、消化不良等，到医院各临床科室门诊检查。检查的结果往往无法真正消除他们的焦虑状态。长此以往，则会出现抑郁情绪，对任何事物失去兴趣，不愿参与任何活动，有些人感到无法适应学习或工作，休息在家。焦虑伴发抑郁状态，越休息，往往焦虑感越重，有时甚至连药物也无法缓解。

实际上，很多焦虑者在工作还是休息的选择上往往存在误区：认为应先休息，等情绪调整好了，再继续工作。这种情况完全反了。为什么？越空闲，越容易陷入胡思乱想，焦虑会更加严重。只有忙起来，才能自然而然地滑出恶性循环，逐步调整好，而不是休息下来，有意地进行调整。如果刻意进行调整，往往会适得其反。

2005年，中央电视台体育频道《早安中国》栏目推出了旨在提高年轻人心理承受力的“超强心理承受力极限大挑战”节目。从全国20～30岁之间、受过良好教育、身体和心理健康状况良好的年轻人中选出的挑战者，使其独自一人在一间全封闭的房间里生活，并接受全方位的监控。在这个特定的生存环境中，看不见外面的光线，也没有电视、电话、电脑、钟表、书本等任何信息来源。没有时间概念，更无法与别人交流，挑战者将要承受完全的孤独与寂寞。想睡就睡，不睡的时候就闲着，看参与挑战者能承受多长时间。节目播出后，很多年轻人跃跃欲试。有的人雄心勃勃参与挑战，但坚持不到两天就受不了了，要求出去，而有的可以待到十几天。为什么大家最后都受不了？太空闲了，闲得发慌，最后会陷入极度焦虑和狂躁之中。再不出来，感觉就要崩溃了。虽然这种实验有些极端，但可以说明，太空闲时，一般人都会胡思乱想，我们这些容易没事想事的更容易想入非非。因此，某种程度上说，空虚和无聊就是一种病。

那么，当一个人陷入焦虑状态时，该怎么办呢？

第一，尽量忙着，将注意力从对焦虑的过分关注中转移出来。一般情况下，只要是清醒状态，我们的大脑都会充满想象，即使是打坐，也会有想象。如果没有思考正常的事情，那些无聊的、病态的思维就会乘虚而入。因此，最好找一些不太费脑子的事情，特别是忙着与人打交道的事情，能更好地转移自己的注意力。如果能够坚持下去，不逃避，就能逐步走出焦虑状态。上次集体治疗时，曾经有位 40 岁出头的南京病友，半年多的时间，一直处在极度焦虑之中。恐惧死亡，失眠严重，总怕这样下去，自己身体会出问题。越焦虑，越失眠，感觉身体越差，更加焦虑，甚至感到活不了多长时间。每天无所事事，“死”字当头，对其他事情包括最喜欢的娱乐都失去了兴趣。自己也知道，这样担心、焦虑会加重自己的心理负担，身体会更糟糕，但却不知道如何走出这种似乎无解的死循环，一直陷于惶惶不安之中。我建议他找个活儿干，忙起来。他找个事情做，应该不成问题，但他一直逃避，未见行动。后来，参加了 7 天半的集体治疗，还不错，坚持下来了，没缺一次课，但焦虑感未见明显缓解。自己迟迟不行动，我感觉这样下去不是办法，只好帮他行动起来。好在他比较相信我，我就介绍他到我一个朋友的图文店里做义工，只干活，不领工资，唯一的目的就是让他忙起来，逐步减少与病态思维的纠缠。开始他没有任何信心，感觉不一定有用，也感觉不一定能坚持下来。在我的鼓励下，他同意去，但要求上半天班，我只好同意。出乎我预料的是，到了图文店后，他不但坚持下来，而且从第一天开始就上了全天的班。每天的工作都很忙，帮助复印、打印、卖文具、送货等。二十多天后，我问他："你怎么样了？""没事了，好了。"他真正行动起来了，比我想象的要坚强，走得比我想象的要快。

第二，可以适当服用一些药物，缓解焦虑。有些朋友对药物的不良反应过分在意，看说明书先看不良反应，然后，拿不良反应往自己身上套，有时还会通过"靶器官"的形式暗示出一些不良反应来。还有些朋友对药物比较抗拒，一概拒绝，这些都有些太过敏感或太过绝对了。当你特别焦虑时，服用一些药物帮助缓解也是非常有必要的。

第三，多认识、反思。为什么自己会焦虑？很多焦虑者都有性格缺陷，如过分要求完美、过分敏感、总怕万一等。与其他神经症一样，只有从根本上解决问题，逐步改造性格、提高心理素质，才能最终回归平和。

第四，可以适当参加体育活动。在体育运动中，存在着固定的规则，其目标很具体，精神容易集中，散乱的心理容易归一。因此，运动对缓解焦虑也有一定作用。

六、克服"怕"字的实践——找到"怕"的主线，果断出击

从图10可以看出，正是错误的应对方式——拿对付老虎的方式对待小猫，拿对待杀人犯的方式对待小痞子，才导致了连自己都感到不可思议的症状。因此，克服症状应从调整"应对方式"做起（实践），逐步矫正失当的认识，改造性格——减少症状。如何调整应对方式？实践！如何实践？"习以治惊"，

像大多数人一样去对待所恐惧的事物，逐步克服“怕”字，认清“怕”字的本质。**如何“习以治惊”？找自己最怕的事物去接触、挑战**，这样才能走得更快一些。否则，如果不下狠心，一遇到“怕”字就逃避，就如钝刀割肉，无法一刀两断，结果必然是把青春扔给上帝，把痛苦留给自己。

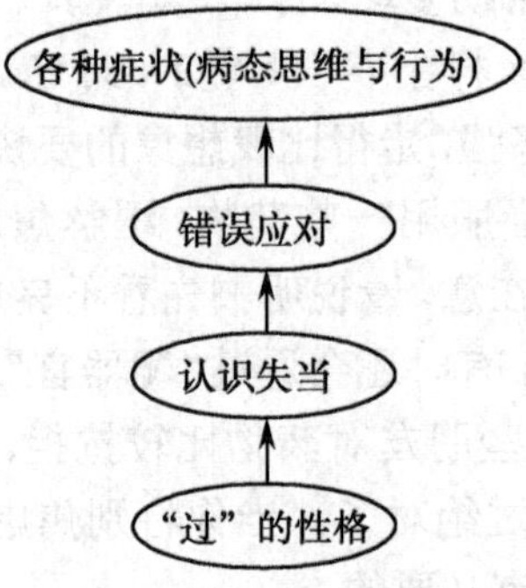

图 10　性格与应对示意图

在挑战自己“怕”字的时候，我们往往是没有信心的，但需要有拼一下的勇气。

下面介绍一下 A 个别治疗时的情况，希望大家学习他的勇气。关于他的症状，在前面已经详细介绍过了。他的症状是怎么引起的呢？有一次，他看了一篇报道说，有的人用带有艾滋病血液的针头安放到网吧椅子上，以扎人来报复社会，之后就怎么也摆脱不掉对艾滋病的恐惧。后来，即使被蚊子咬了一口，也会担心被传染艾滋病。其实，他对艾滋病很了解，知道平时身体接触或被蚊子咬是不传染的，但就是不放心，一天要反复问家人几十次，他的父母迫于无奈，不得不一遍一遍地回答他：“不会的！”“肯定不会的！”实际上，这是父母在跟他一起逃避。在个别治疗结束时，我就叮嘱他父母：“以后他再问你们，你们就不要直接回答他，让他自己考虑。”这样，他问的次数大幅度减少了，但有时还是会反复问父母。其实这也是一种逃避心理——“说出来，即使你们不回答，但我告诉你们了，你们知道了，我就放心点。”后来，我告诉他父母，他再问你们，你们就挑他最怕的回答。问会不会被传染艾滋病，你们就说：“肯定会传染。”从此以后，他就再也不问了。为什么？他不愿自讨没趣。刚来时，症状很多，处处敏感。例如，连墙上的蚊子血也怕，看到蚊子血，就担心是不是艾滋病患者的血；不敢坐宾馆的马桶；看到墙上的红色涂鸦也害怕等。在进行两次个别疏导后，我就让他实践、挑战。他怕蚊子血，我当时就用蚊子血在我身上擦一下，在他身上擦一下；他怕针头，我就拿两个针头，告诉他是从医院的血液检验窗口拿来的，我和他一人一个，用纸包好，装进裤子口袋里，然后才进行交流。他没有逃避，就挺过来了。后来我又尝试带他做进一步的实践。怎么实践？当然要找到他怕的“主线”。他最怕什么？最怕的当然是艾滋病携带者了。但我没有这方面的朋友，没办法。他的第二“怕”是什么？“洗头房”，他认为那里最容易有性病或艾滋病毒。因此，逃避症状严重。一年多来，从不敢从洗头房门口经过，甚至别人开车，只要他坐在车上，碰到洗头房，一定要绕行。因此，我就鼓励他一起去洗头房挑战一下。他一开始非常逃避，一怕艾滋病，二觉得不道德。我说：“进去干洗一次头，又不是让你参加色情活动，违反哪家的伦理道德了？”经过激烈的思想斗争，他同意去挑战一下。可到了洗头房附近，他说：“黄老师，我们能不能明天再来？”很清楚，“明天”是典型的逃避语言。到了明天，他就可能推到下一个明天。我鼓励他：“挑战一下，不逃避，一定要有勇气。”还不错，他就勇敢地进去了。进门以后，他非常紧张，呼吸急促，脸色发白。我让他先坐下来，他不敢坐，为什么？他嫌洗头房的沙发太脏。他想走，我就鼓励他：“坚持一会儿。”他很有勇气，没有逃避，他站在门口，如果想逃避谁也拉不住，但他坚持挺住了。坚持了两三分钟后，稍微轻松一些了。我和他父亲洗头，前后有十多分钟，他一直站着，洗完头我们就出来了。那天晚上相安无事，但第二天上午他就撑不住了。为什么？那天晚上在洗头房里被蚊子叮了一下，他越想越怕，坚决要回家，说自己治好了，不用再治疗了。第二天晚上，我一直和他谈了近3个小时，指出他的逃避心理，让他面对现实，考虑自己的“大局”，鼓励他继续进行勇敢实践。我和他谈：“想回去可以，什么时候能‘随大溜’，能像我们一样，坐下来干洗一次头了，就可以回去了。”最后他“横下一条心”，决定拼一拼。第二次去，和上次不一样了。我让他坐沙发，我本以为他不敢坐，也不会坐的，没想到他竟然一下子坐下来了。对他来说，第二次洗头房之行是个转折点。虽然还不敢洗头，但经过激烈斗争，自己敢于挑战，已经是很大的进步了。第三次去，他硬着头皮被洗了一次头，之后就回家了。对艾滋病的恐惧心理减轻了很多，平顺地适应了大学的生活。

有问必答(四)：关于克服“怕”字

G：自己有时很紧张就会出现逃避现象。比如不能与他人对视，或者是遇到自己不想见的人就躲开。我感觉这是病态思维的第二个误区，被病态追着走，不知道对不对？

黄：这个当然是对的。

E：我想问一下，晚上睡觉的时候，躺在床上没事干，然后担心的那几件事情就在脑子里面绕，这时要做到视而不见、该干什么干什么，但是晚上就要睡觉了，怎么做到视而不见呢？

黄：你担心的那几件事，让它牵着走了？

E：是啊。

黄：一般在睡着之前，有多长时间？

E：有好几个小时。

黄：好几个小时一直在担心这个事，脑子在转？

E：对，有时担心有好几个，就在想那几个最担心的，一直到实在太累了，才睡着。

黄：你如果习惯性的入睡困难，那为什么非要躺到床上熬呢？我前面说过，少睡点没关系，躺在床上，辗转反侧，逼自己入睡，焦虑、紧张对自己的伤害才是最大的。与其在那担心、受折磨，不如起来看看书、看电视、上网，都比躺在那里强。

E：还有一个，睡觉的时候，就怕那些念头出现。我九点半就睡了，希望自己睡得好，但又怕自己睡不好。如果白天稍微有点不好，那几个困扰自己的“怕”就出现了，总是在脑子里转，摆脱不了。有些时候，如果睡觉之前心境很平和，和我老公说说话，把音乐开着，一会儿就睡着了。但是，大多数时候是睡不好的，往往几个小时都睡不着。

黄：你主要是掉在第二个误区里面，让它牵着走了。第一个误区有没有？怕它来，怕自己冒出担心？

E：我觉得不是很排斥它，就是感觉，它到时候就来了，然后我顺着它就想下去了。我总是会担心睡不好觉，睡觉的时候一定要很安静，然后还要听一点音乐。老公不在，我都是一个人睡觉，老公在身边，我就觉得很踏实。这两天他不在，我睡得就很不好。

黄：那你下次再出现这类担心的时候，你就要换一种态度和做法。如果你今晚担心比较重，入睡困难的话，就起来做点事。

E：夜里起来能做什么呢？看书肯定是看不下去的。然后肯定会担心：快点睡吧，要不然我第二天肯定精神不好，第二天肯定又会再陷进去，又会想那些东西。因为如果我睡得好的话，我就会觉得第二天精神特别好，然后那些胡思乱想也会少了。

黄：你又陷入一种病态联想里了，为睡眠加上了太多的负担，那你怎么能轻松入睡呢？面对失眠，就要有一种破釜沉舟和置之死地而后生的勇气，彻底击碎“一定要睡6小时、8小时”等条条框框。今天晚上，你就让自己忙着，一分钟都不要睡。当然，不睡觉不是让自己坐着发呆，而是要安排满，“正书”看不了，看闲书、看电视都行，就不躺下来。如果不小心睡着了，可以提示自己不要睡，“怎么能睡呢！”让自己醒来，看你能顶多长时间。如果真的一晚上不睡，也没关系，明天继续听课。看看不睡觉又有什么关系，大不了就是明天有些难受而已。相对于“怕失眠”以及由此产生的焦虑、病态联想对你的煎熬，这种身体的难受感对你心身的影响要小得多。当然，如果不小心睡着了，超过了几分钟，那就随它去吧。我要表达的还是这样一种理念：失眠也是个纸老虎，欺软怕硬，专门欺负那些怕它的人。你越怕，它越来。相反，你不怕了，它就会离你远去。

黄：E，你现在看到这把菜刀有什么感觉？

E：现在有人在这儿，我觉得问题倒不大。

黄：你一个人时怕自己控制不住？

E：家里没人时，我心里就会想，我会不会拿刀把自己砍了。

黄：我们现在都不管她，她想砍自己，随便她砍。

E：但现在有这么多人的时候，我在想，我拿着刀，如果我要砍的话，别人会把刀夺下来的。

黄：不，我们都不会夺。今天晚上你就带着这把刀，放枕头边上……

E：你是不是担心我一个人在房间？

黄：我不是担心你，而是鼓励你。今晚你自己一个人睡，就把刀放枕头边上，随它去。这种怕也好，担心也好，一个帽子扣上去，病态的，不要理它，拼一下试试。当然开始会睡不着，你可以看电视或多写一点反馈，反思一下，自己究竟陷在哪里了？

E：但是，我昨天晚上睡觉的时候，虽然没睡着，但没有那种无谓的担心了，我想的是白天你讲的内容和其他的一些事情。

黄：你想病友或者我讲座的内容也行。但是有个前提，对睡觉的态度，希望你像那个失眠的女孩学习，“管它呢，睡不着就睡不着吧！”她真的很有勇气，心态也变得很快——在参加集体疏导三四天后就变了。

E：我以前从来不知道我的睡眠和自己的强迫有关，昨天感觉确实如此。

黄：你现在肯定还是对睡眠比较关注的。当然，你可能现在常想到白天我们上课的内容，那你就想吧，只要不陷入“越不要想越想”的恶性循环之中就可以了。

E：我就怕“如果大不了两天睡不着”，就真的睡不着了。

黄：你的“怕万一”又出来了，你不可能两天都睡不着，两天都不睡的难度更大。我就是让你有一种接纳的态度，正如接纳紧张，反而紧张感会减轻，允许自己手抖，反而不太抖了一样，睡眠也是同样的道理。欲速则不达，这就是辩证法。让你抱着两天不睡的态度，目的并不是非让自己两天不睡。而是接纳了失眠，对失眠没那么关注，不想那么多后果，放松了，反而更容易入睡。

F：就你说的两个误区，我谈谈我的想法。比如说，有人锁门时担心没锁上，他想回去检查，如果照你那样讲，应该是继续走路，不回去，对不对？

黄：关门时，锁好了，往回推一下是完全可以的，大多数人都会回推一下的。推一下，知道锁好了，但仍然不放心，再去推第二下，就多余了，或者说就是病态行为了。因此，我经常说：“≥2”就是病态的。

F：那如果会不断地想：“有没有锁上？”再推一下，再推一下，此时就不应该再推了？

黄：你提的问题很好。出现这种担心、不放心、夹杂着各种可怕后果的想象，总想回头，此时该干嘛？视而不见，坚决离开，继续走自己的路，让那些“小痞子”在一边自讨无趣吧。虽然不舒服，不放心，但坚决“抬腿”。担心暂时控制不了，但自己的腿还是可以控制的。

F：那我想问，此时如果转身就走的话，这一定程度上也是对它的排斥，是第一个误区。

黄：你误解了。两个误区，主要是针对病态思维的态度。第一个误区，是怕这种担心的念头冒出来，而不是怕自己做强迫行为。对病态思维排斥的误区意思是，在它出来之前，你就想："千万别出来，千万别出来。"出来之后，你特烦它，一直想把它驱逐走。比如说你总担心注意力不集中：一定要集中！这就是对注意力不集中的念头或感觉过分在乎，过分排斥了，这才是第一个误区。而抵制住强迫行为，坚决不做，就是不跟着病态思维走，而是做正常的行为，这不是排斥，更不是第一个误区，而是"正道"。

F：出现那种情况的时候，我有时候会想："滚一边去，才不理，这些都是一些什么想法！"然后不按它的部署去做，直接走了。

黄：这样就是视而不见。

B：老师，你说的第二个误区我能理解，它总是追着我，让我检查，我检查就是被它牵着走了。

黄：对。对你这种要重复的病态行为，坚决抵制，而不是去检查，去逃避。

B：我反复检查的时候或者骑车的时候，感觉到脏东西碰到我，我也不管它。

黄：对，出现这种感觉，一个帽子扣上去，不要理它，绝对不再回头看一下，看看地上、脚上有没有，应该继续往前走，决不检查。不要像有人说的"你想重复就重复，只要你心里不痛苦"，总是重复，怎么可能不痛苦呢？

D：我的情况是两个误区都有吧？

黄：你第一个误区比较多。每个人都有余光，但你太过在乎了，"不要关注余光，不要出现余光"，怕它出现干扰自己的注意力，不就是排斥吗？当然，你因为余光问题而不愿上学，经常躲在家里，就是逃避行为，当然属于第二个误区。

D：对于这种病态思维，有没有可能一瞬间突然就感觉自己好像好了？

黄：有可能的，你有了一些灵感，或者一些新领悟，感觉心境突然一下开阔的时候，症状便会减轻甚至会消失，这是常见的。

D：有了这种感觉之后，自己突然好了，复发的概率大吗？

黄：一般情况下，反复是肯定的。在某些情况下，某个树叶掉了，但树干与树根依然存在，对于怕的本质与特点你尚未完全掌握，心理素质也没太大提高的情况下，反复是正常的，也是必然的。

D：如果一瞬间好了，那该要怎么做？

黄：那你就享受轻松。它再来时，想办法走出来就可以了。

D：突然感觉自己一下子好了，然后却担心会不会真的好了，怎么办呢？

黄：好了就好了。当然，你后面的担心在大家身上也很常见，换汤不换药，还是怕万一，仍然是一种强迫思维，你说该怎么办？

F：如果我这样大胆做的话，会不会心思一直停留在某一个想法上，比如说，已经走了好长一段距离了，但心里还是放不下担心的事情。

黄：对，虽然离开了，但还是不放心，很难做到视而不见，这是正常的。但再难受也要顶着，这就是“习以治惊”的过程。

F：这样我感觉跟戒毒一样。

黄：心理治疗与戒毒的确有一些类似之处，一开始会很难，需要慢慢来。因为性格决定了自己习惯性的把“怕”字当成真老虎，它一来就感觉特别害怕，一直受它的干扰。那么现在要求你壮壮胆子，做到视而不见，开始肯定会紧张，会发抖，但是你多次坚持，就会逐渐认清它了。

B：有时特别紧张时，会感到天旋地转，脑子也不灵了，已经到极限了，实在没办法了，忍不住还是看了。

黄：这种看就是逃避。实在难受时，应向大多数人看齐。最好能果断地找其他事做做，别陷进去。

B：但是就那几秒，我实在是坚持不住了，怎么办呢？

黄：这时确实是很难的，顶不住就会逃避，这也就是心理治疗的难度所在。逃避与否是治疗成功与失败的分水岭，后面会进行专门讨论。

B：脑子里面会出现很可怕的后果。

黄：那些可怕的想象就是病态的。

B：我会想到鞋也脏了，裤子也脏了，然后，就感到更可怕。

黄：你不要一直顺着想下去。你和我讲话也好，出去吃饭也好，看电视、和人家聊天都是可以的，都是正常的事情。

B：你让我走路不回头，但是想到一会儿回家时走路不回头，我现在就开始紧张焦虑了。

黄：紧张就紧张，随他去，明白这种担心是病态的就行了。比如说现在你的注意力不是在和我讲话上吗？

黄：I，我昨天陪你写了那些最怕的死人的名字，你现在有什么感觉？（昨天I不敢写她最怕的几个逝去邻居的名字，我带她一起实践。我先写出我的一个去世同学的名字，在我的鼓励下，她写出了几个人的名字。但当我让她同时写上她孙子的名字时，她坚决不写，认为不吉利。后来，我将我去世同学的名字和我儿子的名字写在一起，她才敢写。）

I：你昨天非让我说那些话，让我写那些名字，当时我也有这种感觉，天旋地转，脑子一片空白。

黄：这就是爬山的“短痛”，流汗甚至流血，才能登高望远，看到更好的风景。忍得住“其痛无比”，才能“其乐无穷”。（她昨天的反馈材料就是写出她所恐惧的死亡邻居的名字，并且将死人名字和自己孙子的名字写到一张纸上，写满两页纸。今天早晨交反馈时，她出色地完成了任务。）现在什么感觉？

I：昨天晚上烦躁不安，没睡好，到现在还很难受。我还是想让你把几个孩子的名字从那张纸上扯下来。

黄：为什么？

I：还是感觉不好。我觉得这样对咱们的孩子太不公平、太残忍了。咱们的孩子又没招谁惹谁，咱们为什么要这样呢？就拿我来说，得病近二十年，对我的孩子，也没什么关心和帮助，我本来就很内疚。现在却采取这种方式对待孩子，太难受了！

黄：阿姨，想对孙子好点，就要战胜这个纸老虎，能轻松快乐地生活，才是给子女造福啊！你现在完全是被病态思维牵着走了，是一种逃避。我们一起坚决战胜它！以后出现这种“扯下来好”、不放心的心理，都把它当成病态思维！

F：我觉得大家有时候做不到“随它去”，还夹杂着一些他们想象的后果，那是不是比较不利？

黄：对，问题就在这里。为什么害怕？为什么被吓得瘫到地上？就是把纸老虎想象成真老虎，陷到病态里了，认为那个后果太可怕了，感觉不躲的话，它会吃你的，出现“如果我不……就完了”等想象的后果。

F：我觉得应该马上定格那个后果。

黄：我提倡“果断”二字，扣上病态思维，扣上“小痞子”，“定性”，贴个标签。既然是病态思维，既然是小痞子，我为什么还要与其纠缠呢？他又不杀你，你为什么要在乎他呢？当然，这也是一个摸索的过程。

H：假如像你之前说的，一个人去买衣服，看了两件，看看哪件比较好，但是他选不定，这种情况是不是属于……

黄：如果持续出现犹豫不决的情况，就是病态思维。那就选一件相对比较好的买回家，而且尽量避免回头再想买的好不好。

H：就是说，闭着眼睛随便拿一个？

黄：不是闭着眼睛瞎选，而是选一件相对满意的带回家。为什么？你还没失去理智。付过钱以后，就不要再想是这件好还是那件好。如果再想，就可以当成病态思维。

H: 要是选错了呢，怎么办？

黄:“要是”，你又强迫了吧？

H: 我就是经常后悔。这样就不对了，是吧？

黄: 对，如果经常后悔，从某种程度上说，也是一种病态。

J: 有些人可能有一些想法，想做一件事情，这件事情还是有一点合理度的，但可能造成心理上的困惑。

黄: 如果这件事是现实的，尽快做出决断，并且不要后悔。

J: 比如说关门，关好门以后，一般正常人也会想“是不是没关好”。所以，我关好门后，就想“是否可以参照正常人，回去推一下”，然后会想“如果我此时去推一下，我还是不是正常人”。

黄: 那就干脆不推，随大溜。你刚才围绕“推不推”、“推几次”一直在纠缠，搞不清楚该不该担心，是不是正常，有点钻牛角尖了，这也可以当成一种病态思维，这样界定，就不至于让我们陷入恐惧的圈子里面。

J: 有必要一次也不回推？

黄: 可以，关好就走。希望大家逐渐培养无所谓的精神——有什么大不了的！这样就能保证我们的心情相对愉快，不至于陷入病态思维。

G: 这样绝对，会不会出现反面的后果？比如真的没锁好。

黄: 你不要怕过分，希望你更果断一些。

G: 要是真出现万一这种情况呢？

黄: 你又在想象了，“要是”、“万一”两个词都是你病态想象的体现，都可以当成病态思维，果断一点，快刀斩乱麻。分析来分析去，你能快刀斩乱麻吗？就像割肉一样，不果断就永远割不掉。

G: 我想问一下，怎样摆脱我以前的这种症状？常常有一种念头纠缠着我：叫我不要在别人面前正常的发挥，一直抛不开，一个人在家里待一星期，一直为这个东西斗争。但我不做事不行啊，没饭吃啊。然后我允许这种念头出现，但把它放在一旁，麻痹自己的思想，不去理他，这种感觉好像有点……

黄：这种做法是对的，虽然像有个脏东西粘在自己身上一样不舒服，但是这样坚持忽略它，不管它，它对你的影响就会慢慢变小。

G：就是说让它有，不去管它？

黄：是的，就是让它有，让它在一旁骚扰吧！随便怎么干扰，自己就是坚持一条，少想多做，继续做我的事情，不搭理它。

G：还有一个问题，前一阵子我怕得罪人。有一次，我对一个人很随便说了一句话，后来，我感觉说得不好，怕人家误解。我就想很多，想到他会不会报复我，如果他右手拿着刀捅我的话，我该怎么应对？想了很多，非常恐惧。

黄：大家想象力都很丰富，由一想到十，只不过太过头而成病态的了，风声鹤唳，草木皆兵，任由这些病态想象把自己吓倒，甚至类似杞人忧天了。“人类一思考，上帝就发笑”——关键是我们的思考多数都是悲观的、过头的，甚至有的连我们自己都觉得好笑。出现这种担心，没必要和它纠缠，与其讲理、分析、无限制地想象，不如少想、多做。

J：黄老师，是不是说一有病态心理就立刻停止，不再想它。

黄：不是不再想它，也不是戛然而止，而是尽量做正常的事情，淡化那种关注感，把注意力转到正常的事情上。反过来说，戛然而止你也做不到，否则，就没障碍了。

J：即只是转移，并不是说能够真正地做到视而不见，即使下次再想到这件事的时候，还是会去想它，还是很害怕？

黄：对，前几次一直害怕它，很恐惧，这时你当然是不理它，去做该做的事。前几次甚至几十次你还是很紧张，但多次之后，它再来你就没以前那么恐惧了。为什么？你看得越来越清楚了，越来越能认清纸老虎的本质了，“习以治惊”了。

J：我就觉得出现这种情况以后，只有想通“怕”的本质以后，才会真正的不怕它。

黄：看从什么角度分析了。如果分析“有没有可能”“会不会”就会陷入第二个误区，往往是分析不清楚的，甚至会越分析越怕。如果从性格上反思，可以。但是必须反思“为什么”、“是什么导致我和别人想的不一样”。

J：对，只有把这个想清楚了，才能真正做到“视而不见”。

黄：做到“视而不见”也有个过程，绝对不是几次就能做到的。

J：每次通过“视而不见”来转移注意力，但是如果我没有理清这种实质的话，我最后可能还是恐惧。

黄：可以从性格上分析，也可以每次做到“视而不见”，逐渐警示自己，这也能逐渐克服病态。克服“怕”字与改造性格不是截然分开的——克服病态有利于改造性格；只有改造性格，提高心理素质，才能更好地克服病态，两者是相辅相成的。

J：我觉得反思性格和克服症状是因果关系。

黄：应该说互为因果。当然，最根本的手段是改造性格。挖掘性格缺陷和克服症状是互相促进的，绝对不是说先把症状全部克服了，再来挖掘性格缺陷。你在逐步实践“视而不见”的同时，也在逐渐挖掘性格缺陷，就是说，你在克服症状的过程中，由紧张到不太紧张，这说明你的性格也在慢慢地改变，从原来的严谨、胆小变得无所谓，两者是互相促进的。如果每次病态思维出现，自己很快就淡化了，随着你应用自如，随着你心理素质的提高，随着新的条件反射的建立，你就会慢慢觉得这个老虎有点假，这种病态思维出现的频率会越来越少。出现担心、病态思维的时候学会怎么应对，表面上有一个程序，但其实可以简略化，可以是一瞬间的事情。

A：我以前有一症状，我害怕看异性敏感部位，然后强顶着“怕”去看了，看了七八遍还是怕。去年看《心理疏导疗法》，书里说要深挖自己怕的东西。我也不知道我究竟怕什么？但是我一看到就紧张，后来我深挖自己，再反思，然后我一下子就不害怕了。

黄：反思自己为什么怕？怕的背后是什么，和我刚才讲的一样，最后一定要反思到性格层面，这是完全可以的。

F：G 前面说把不放心的想法先放在一旁。可是以怎样的态度放在一旁？有时那种情况实在很多，忙得实在管不过来，我没心思想那个，我先摆到一边，等一会儿再去想。现在看来，这样是不对的，态度上首先应该坚决反对，然后再放到一边。

黄：不管什么态度，先别烦它，放一边是可以的。但“等会儿再想”类似于病态行为，是一定要抵制的。

F：继续往下分析那种思维活动，这种分析也要抵制？

黄：你以这种方式分析病态思维，可能会被它牵着鼻子走。要知道这是个误区，要尽快做事情转移注意力，不要纠缠下去，对这种不做事而一直分析病态的行为当然要抵制。

F：如果一边看书一边分析病态思维，我是应该继续一分钟看一行，还是说一定要先把这个分析停止呢？

黄：让分析停止？你可能做不到，也停不下来。正因为你感觉想下去也不好，但无法停止，才出现心理障碍的。

F：就是说，从全力分析这种状态改进到一分钟看一行。

黄：改进到我该看书就看书，看书时病态思维干扰比较大，我可能看得很少，效率很低，但无所谓。只要坚持把注意力“尽量”转移到书本上，就行了。

F：我对它的一种态度就是我期望能达到一个效果。

黄：你期望达到一个效果：集中百分之九十五注意力，不再受到病态思维干扰。当然这是我们未来想要达到的目标。但现在的目标是什么？现在的目标就是改变原来的习惯，避免走入误区——把书摆一边，找理由分析、说好话、纠缠不清等。现在能做的是什么？把书拿起来，继续看。对各种担心抱以“随它去”的心态。慢慢看，一分钟看一行也无所谓。如果降低效率要求了，看一行能接受了，对病态思维不太关注了，反而能看两三行。否则，“一定”要看五行，你就很烦病态干扰，可能一行也看不下去。

F：就是说如果我要求太高，一开始执意要看进去，那样反而效率更低。

黄：当然了。好多考试焦虑就是这种心态导致的。

J：我觉得现在进行的第二步，砍树干，常感到这一刀砍下去并没有真正砍到树干，为什么？感到没有分析好症状，就很难一刀砍下去正好砍到树干。

黄：有时想分析清楚很难，因为你的性格基础决定现在还没有胆量、没有能力站在那里一下把纸老虎看清楚，只有慢慢来才能逐渐看清楚。

J：那就是说，一刀下去，并没有真正砍到它？

黄：那当然了，在你还看不清纸老虎的本来面目时，一刀下去，往往会砍不准。先通过行为调控思维，即先砍再说，慢慢才能掌握好砍柴技术，越砍越准确。

J：我就是有种感觉，觉得在砍树干时，和下面那个挖根有点儿分离开来了。

黄：你在砍的时候，在转移你的注意力的时候，你会逐渐感觉"无所谓"起来。"无所谓"是什么？不就是在挖树根嘛！?

J：我当时看到这棵树的时候，就有点想不通，觉得自己一刀下去根本就砍不倒。

黄：砍有个过程。你不可能一刀就把树砍掉了，把所有症状全都解决了。否则，那就不反复了，对不对？该砍照砍，但不是一下子就砍掉的。每次来我就砍一下，每次来我都很果断，这就是前面讲的螺旋式上升的意思，自己逐渐去领悟和把握它。

J：那个"砍"字我现在理解为转移可以吗？

黄：现阶段是可以的。转移就是条件反射的调整。病态的条件反射形成了，比如在有的场合下不由自主地紧张，这时通过转移也好，通过策略也好，把这个病态反射慢慢淡化，然后通过这种实践逐渐不在乎它，形成新的条件反射，即在这个场合不那么紧张了，下次遇到这个问题就不会一下子又陷进去了。

J：病态行为和病态思维，哪个更容易治好？

黄：实话说，两个都很难。但病态行为相对简单一点，因为病态行为相对好实践一些，通过实践更容易转化你的认识。而病态思维摸不着，更难把握一些。实践有两种，一种是病态行为的改变，行为改变逐渐带动思维改变，转化对思维的认识。还有一种是思维的实践，在脑子里面逐渐转化认识，这是一种无形的实践——但是思维上的实践一定是需要“行为”作为支撑的，这个行为支撑就是“多做”，特别是病态思维出现频繁的时候。因此，不要把两者割裂开来。

B：这个病态思维的界定，非常重要。

黄：可以矫枉过正。知道自己有担心的、不平衡的、怀疑的、不放心的等，一个帽子扣上去。有时可能不敢扣，此时得随大溜，向大家学习。

B：那也就是不再怕脏，像正常人一样有一点儿偏脏？

黄：对，那也没关系。

B：衣服脏一点儿没关系，矫枉过正，反正不理它。

黄：我讲的矫枉过正就是这个意思。原来要求特别干净的，现在就要稍微偏脏一点，没什么大不了的！

B：让我随大溜，但其他人有爱干净的，也有不爱干净的，人家做法不一样，那我们到底要怎么做？

黄：你不是因为过于爱干净而陷于痛苦之中的吗？那可以矫枉过正，脏一点儿也没有关系，而不是说继续干净下去。

C：当我遇到一些简单的事想要去问别人的时候，“视而不见”和“少想多做”有什么区别？

黄：比如说“一加一等于二”不确定？四则运算没搞清？你为此担心，怕出错，这些都是病态的。视而不见与少想多做是一致的，即多做事，少纠缠。

C：没有问的问题，一两个月它都会在脑子里面转。

黄：没有问的问题，随它去，坚持不问，你就坚持一个月。

C：那好几个月都在里面……

黄：那是你心态没摆好，对策略的掌握有误区，还是太关注它了，否则不会要那么久。

C：如果新的担心出来后，怪了，前面一个问题会被冲掉？

黄：同一时间不会同样担心两件事情，你往往会担心最近的和最重要的。

C：不管它在头脑中晃多少时间，我就随它去？

黄：这两个误区，你是第二误区比较多，所以你才会持续几个月。小痞子也没有这个耐心干扰你三五个月不走。是你顺着他了，他才缠上你的。

C：那到底要几个月才能出来？

黄：那不一定。这个要取决于你自己的领悟和认识程度，以及实践和策略的运用情况等。

C：我现在的担心，一个小时内肯定能走出来，真的。以前一个月都出不来。

黄：你现在进步很快，值得祝贺。

C：有些事情，前一段时间，一个小时才能走出来，现在是马上就忘记了。

黄：不是忘记，是它原来对你干扰很大。现在呢？它一来你稍微注意一下，然后你就不在乎了。原来你对它的关注是"十成"，它对你的干扰就是"十分"；现在关注是"五成"，它对你的干扰就是"五分"。如果你对它的关注成"零"了，它对你的干扰就不存在了。

G：怕看人的眼睛而出现的逃避行为，怎么办？

黄：前面我讲的病态思维就包括这种在公共场合的紧张恐惧感，处理的方法是一样的：对于病态思维，接纳它，视而不见，而行为上不逃避，继续你与他人的交流。其中有一个逐渐接纳的过程，随着你对紧张感的接纳，对它关注的下降，不那么在乎它，慢慢也就放松了，这是一个相对较长的过程，需要你不断地实践与领悟，最后才能达到无所谓的境界。

可以将我前面讲的病态思维联系到所有担心的、逃避的、敏感的想法。刚才C逃避了一下，让我给喊停了。昨天他的笔记本上滴了几滴水，字迹稍微有点模糊，实际上还是能基本看见的，但他非要问这两个字是不是那两个字？对他原来抄的内容不确信，早上过来后，找病友的笔记抄，抄一遍不行，还要抄第二遍。他抄第二遍时，被我发现了，我就感觉这是他的症状。下课后，他非要问我："这两个字是不是那两个字？"我告诉他："你本子上这两个字确实不是那两个字！"他就在那里煎熬了，痛苦不堪，非要问下去。我说："你现在需要做的是什么？一个帽子扣上去，'这是病态的'，一二三，转身走，视而不见，随大溜，人家干嘛我也干嘛！——下课了，该和你周围的病友聊聊天，该上厕所上厕所，或想个其他办法转移注意力，对不对？"看他痛苦，我后来就让他和病友谈谈自己的学业、恋爱经历等，以避免他钻下去。

C：但是这时候感觉没有任何兴趣！

黄：当然了，若你马上就很轻松，那才叫怪事呢！此时当然会很难受，注意力不集中，这时你很容易逃避，陷入第二个误区。因为第二个误区你走惯了，总是反复确认，第二遍、第三遍、第四遍……现在突然叫你坐在那里，不要重复确认，你当然难受，坐立不安，心神不宁。因此，从现在开始不要客气，你所有的思维，随它去，也许它占据了你百分之九十的脑子，但你继续坚持做你自己的事情。你现在不是很好吗！如果强迫思维占满你百分之百的脑子的话，你现在就不能和我讲话了，对不对？你现在做的是对的，该和我交流就交流，该听课就听课，即使它占了你百分之九十的脑子，还有百分之十在我身上就可以了。你抱着即使能听百分之十也可以的心态，才能听下去。注意力转移到正常的事情上，我想半个小时之后你的难受程度与现在相比，还是会有区别的。就像昨天G上台以后，刚开始很紧张，呼吸都成问题，十几分钟后，就放松一些了，“习以治惊”嘛。

B：黄老师，在你和我个别治疗时，我好像还挺果断的，离开后也能果断几天，但几天后就感觉顶不住了。

黄：你完全是凭自己的想象，想象某个东西有多脏，自己吓唬自己。跟着我的时候好像很果断，但是独自一个人的时候就缺乏勇气了，这种情况在心理治疗中也是比较常见的。自己要搞清楚是对自己认识不够，还是勇气不够？我不可能每周陪你一次，现在需要你自己一个人去实践，自己挑战自己。

G：老师，我觉得虽然一年前我就稍微领悟出你说的这些认识、策略，但是这一年来我不断有这种感觉冒出来，虽然是几秒就解决了，但我觉得是不是还有什么误区啊？

黄：应该不是误区，而是进步。现在也许是一天冒出来十次，将来可能十天冒出来一次；现在冒出来一次两三个小时都摆脱不掉，将来几秒可能就不在乎了。将来也会有情绪波动，但是更多的是快乐。不像现在，有时候虽然笑一笑，表面上很自然，但其实内心很苦，是苦笑。病态无时无刻不在干扰自己，你哪有心情去发自内心地笑呢？但只要抱着信心继续努力，终有一天，你会有发自内心、表里如一的微笑。

F：鲁教授讲到改造性格时提出“大事清楚，小事糊涂”，这跟“难得糊涂”是否一样？

黄：我们讲的是将病态的“怕”当成小痞子，随它去，要难得糊涂，不要搞那么清楚。因为我们担心的病态实际上在人家看来也就是鸡毛蒜皮的事，我们把它夸大了，实际上与鲁教授讲的“大事清楚，小事糊涂”没有什么差异。鲁教授讲的“小事糊涂”的小事，也就是我们所担心的“万一”，都要难得糊涂。什么叫“大事”？大事就是原则性的事情。实际上，我们生活里又能有多少“大事”呢？

A：是否需要从性格上分析怕的根源，给自己的“怕”一个合理的解释？如果需要，哪些需要，哪些不需要呢？比如突然感到隔壁细小的电视声对自己有干扰，自己有没有必要从性格上进行深层分析，还是直接一棍子打死告诉自己这是病态的，不再分析下去。

黄：这个我前面回答过，我提倡一棍子打死，果断一点，有时间可以从性格上进行反思。我现在有些不敢讲“分析”这个词了，现在好多词我都忌讳，为什么？怕一讲分析，你就分析起来没完没了，就容易滑到病态的分析上去，就像C现在可能也在分析一样。所以，我更主张不理它。

F：有时暗示自己转移，做着正常的事情，但是感觉仍纠缠在病态思维上，好像转移不了该怎么办？

黄：你不要急，需要你慢慢地摸索，如果强迫自己转移病态思维，往往反而会更加关注。有意去做事情，把自己的注意力逐渐转移到其他地方，是自然的过程，不是你强迫就能强迫来的。就好像你让强迫病态思维马上消失一样，是强迫不来的。有时，你们自己都有体验，病态思维虽然没走，但是会偶尔忘掉——自己在想别的事或者别的事一打岔，病态思维会暂时消失。因此，不要急，耐下心来，摸索其中的感觉。这确实有些像摸索走钢丝的味道，摸索小痞子的脾气——“这样感觉比较好对付他”——找到了感觉，就是一种进步。说到底，也是“实践→认识→领悟”。

C：病态思维出现时，我要立即截断思维循环，转移注意力，该干什么干什么，而暂时不去分析我为什么出现这种怕以及怕的本质，我理解的正确吗？

黄：你的理解是正确的。一棍子打死，不去管它，坚持做事情，实在走不出来，有空了你再反思。就像有些得道高僧，为什么他的认识能真正达到“开悟”的高度，几乎登到了“山的绝顶”，什么事情都看得开，情绪一直很平和，什么都无所谓？他们靠的是人生的阅历，以及自己不断地思考，才领悟到人生的真谛。我们不是叫大家学高僧，而是你往上攀登一步就可以了。

G：今天晚上我主动到几个病友房间聊，聊了很久，在这个过程中我出现了强迫思维，正好有实践的机会，所以我决定不理它，想了一下很快就过去了，该说就说，该笑就笑。我今天可能走向了正路，找准了方向然后就要坚决地执行它。

黄：就是这个意思。个别朋友情绪比较低或者比较被动，不想和人说话的，我鼓励你硬着头皮，自己激励自己，一定要去多聊聊，多去和人接触，这是摆脱抑郁和焦虑非常好的办法。因此，调动自己的主观能动性很重要！只有调动自己对治疗的积极性，自信心才能一点点恢复。

有些平常比较被动的朋友，我希望你主动提问题，有问题果断地站起来，不要让我点名。在这种场合我们是心灵相通的，大家都是同病相怜，都能互相理解。在这个地方如果你还那么退缩被动，非要我点名，你才肯上来，那你出去以后怎么办？你出去以后在其他公共场合，你会更被动。我希望你主动挑战自己，不要去考虑“我问的问题合适不合适？人家会不会笑我”或者担心“问问题时我紧张、脸红，人家都关注着我，那多丑啊”。现在需要我们发挥主观能动性挑战自己，平常不问问题的病友，你们可以随时举手问，让我点名把你被动地拉起来，没有任何意义。

I：当我出现病态思维的时候，好像我一想到接受它的时候，脑子里就一片空白，好像没有思考的能力了，然后就有压抑的想法出现。

黄：相较于“接受”这个词，我想更好的一个词是“接纳”，可能你要完全理解它才能“接受”，而“接纳”就是随它去，“和而不同”，意思与“接受”是不太相同的。经过几个月的时间，如果能逐渐接纳，就会不断进步。

H：为什么越怕某个后果，反而往往会出现那个后果？比如有时越怕紧张，反而越紧张；越怕手抖，手越抖？

黄：这就相当于作用力和反作用力，前面已经讲过，根源还是你的性格。比如，我现在对着所有人，不只是我们，也包括心理健康的人，讲一句话："现在，大家都不要想一只陶瓷做的小白兔。"你在想什么？绝大多数人都会想小白兔的样子。所以，很多人怕病态思维出来，你越怕，它越出来，越干扰你！

H：在运用对付强迫的方法正确面对这些想法的时候，强迫和社交恐惧的思维有时候是不是可以用同一种态度对待？

黄：说得很对，无论是强迫、恐惧、焦虑、抑郁，都可以同样对待。因此，有抑郁状态的病友，一定不要抱着"抑郁症"不放，一定要认识到抑郁前面的"怕"是怎么回事。现在就怕你们进入一个"抑郁症"的刻板印象里，好像我讲的是病态思维，你的却是抑郁症，与自己联系不起来，我讲我的，你坚持你的，对不上号。你抑郁后面的忧虑、担心也是病态思维，大同小异。

实际上，能和大家一起交流，我心里非常高兴，因为大家都是非常好、非常优秀的人。心理医生和病友之间不像其他医生和病人之间的关系，病好了，基本就不再联系了，很多人走出心理障碍后，还会与医生保持长期联系。

反馈点评：第一轮

（作者注：反馈点评，以我的点评、解答困惑为主。有些反馈写得较好，值得借鉴的，就直接介绍给大家。）

H反馈：

H坐在那里，她感觉几乎好像一点都听不进去。她写道："黄老师，你有没有在意我在发呆，望着一个方向发愣，一切杂念似乎全部都消失，但比较多的还是想一些自己担心或很在意的东西。"我第一天就讲，能听多少听多少，你在公共场合可能比较紧张，杂念冒得更厉害，注意力更不集中，像国外回来的那个小伙子，一到考试之前，擤鼻子就特别频繁，为什么？一紧张，杂念比平常多得多，但是此时还是要随它去，你听的时候理解可能不是那么深，或者不能随时和自己结合起来，但是坚持听下去，能听多少听多少。百分之二十就百分之二十，百分之三十就百分之三十。听了以后，多串门和病友聊一聊。平时你比较被动，昨天让你主动找男孩子聊天，虽然你很想退缩，但是还是坚持去了。去了就是胜利，大家都会支持你的。

D反馈：

D写道："我们自己所担忧的，都是常人所不担忧、不忧虑的。因此，将其扣上病态思维的帽子，就需要这样的勇敢、果断。"他理解的是正确的，扣帽子要果断。你不要总分析："是不是病态的，万一呢，好像真的一样……"第二个，扣上病态思维的帽子后，就不要与其纠缠，不用再怀疑它是不是真的是病态，过多的怀疑岂不是病态加病态，又陷入第二个误区了吗？为什么要与它讲道理？你要是能和病态思维讲道理，能思考清楚，早就出来了，就是因为反复思考多了，越思考越糟糕，最后才那么痛苦。"是应该进行深刻地了解，还是不再去理它，对其认识的越多是否越有利于治疗呢？"如果你不了解某方面的信息而困惑，当然可以去深入了解，知者不惑嘛！但对于我们大多数人来说，你不是不了解，而是了解以后仍不放心。对于这种不放心，我提倡不要过多的分析。如果分析，要注意角度问题。当然我更提倡的是一个帽子扣上去就不要管它了。如果自己有空，闲下来了，或者症状反复严重，就像E躺在床上没事，病态思维出现频繁，此时可以往性格方面分析与思考。如果你正在做正常的事情，如跟人聊天或者在看书的时候，症状又来了，当然不要停下来去分析，该聊天继续聊天，该看书继续看书，虽然担心来的时候会对自己构成比较大的干扰，随它去，该怎么谈怎么谈，谈得没有原来顺畅也无所谓，看书效率低也无所谓。

还是少想、少分析比较好，一担心就去分析“这个‘万一’是不是有可能啊”等，往往就会滑入病态思维的老路上去。

J反馈：

J写道：“黄老师在上面讲课，我在下面总要求自己要全身心地听课，怕黄老师看见我听课不认真，有强迫听课的感觉，比较累。后来，我马上意识到情绪低落，想多了，也把它当做病态思维，不理它，该听课听课，尽量听就行了。这样再听，虽然还在想黄老师会不会知道我听课不那么认真，但我还是坚持听下来了，这样念头慢慢就淡化下来。当时虽然比较紧张，但坚持下来以后就有成功的感觉。下午下课后，宾馆服务员要求我续交房费押金，原来她搞错了，而且态度有些不友善，当时我心情很火，不舒服，后来我就把它当成病态思维了，我想我不舒服不合算，岂不是便宜她了？这样一想我就不去想这件事情了，后来也就不难受了。”不少人对我也敏感，总在关注我对他的反应，这个也较常见，这也是你过分敏感性格的反映。J这样就叫活学活用，值得大家学习。

E反馈：

E说：“我觉得，还是要按照原来的方式生活，干每天应该干的，避免为了治疗病态思维而去刻意地留意自己是否出现病态思维了，时时想着自己此时的想法、思维是否病态的。不能为了治而治。”这是对的，你不要处处想着“我要界定清楚，要改造性格，要克服症状”。我讲的意思就是“随它来，爱来不来，不来也好，来了我也无所谓”。来了以后，不要太关注它就行了。而不是让你学了这个疗法之后，时时刻刻想着：“哎，病态出来没？我要用老师教的方法对付它。”这样就成了为治疗而治疗，这样不就是对治疗强迫了吗？应该发挥主观能动性，全力以赴投入生活。你要不投入生活，躲到家里，各种病态思维会冒得更厉害。有时怕和人交往，就躲到家里，什么也不干，暂时是舒服一些，但是我们不需要这种舒服，这种舒服是逃避换来的暂时的轻松。你得到了一些暂时的轻松，失去了什么？失去的是整个青春、整个人生。我一直鼓励大家热情的拥抱生活、投入生活，虽然有些像大道理，你现在可能也没有这个心情去拥抱生活，但等大家登到半山腰以上，真的从痛苦里走出来了，你会有这种体会的。

B反馈：

B写道："我们怕这个、怕那个，往往第一个是怕面对现实，第二是夸大了后果。"这是对的，我们往往既夸大现实，又夸大后果。就像有些人一走到马路边，就想："万一控制不住自己的腿往前撞到汽车怎么办？"又不自信了。很多人偶尔也会想一想，知道这是病态，无所谓就过去了。而我们有的却感觉"万一是真的，就太可怕了"，这就不自信了，把万一夸大成现实。她说："今天，我敢走人行道了，原来认为人行道上最脏，只敢走自行车道，今天敢走人行道了，别人在前边走，我在后面跟着，基本上没有回头检查，好几次心里像虫子在咬一样。在外面上完洗手间，以前回家总是要洗头，今天我硬着头皮不洗，也能做到。"刚开始当然很难受，你不难受就怪了。昨天我的手挺脏的，后来还上过厕所，在B头上狠狠地摸了一下。为什么？她就怕头发脏。一看见头发脏，就陷入无穷的想象中和一系列推理的"箭头"之中：脏了以后，回家有可能沾到所换的拖鞋上→就有可能会带到床上→有可能会传染给儿子→儿子万一生个什么大病……太可怕了。病态联想的后果，当然很可怕。

C反馈：

C的反馈写得非常好，C是两三年前就通过看治疗光盘接受疏导的，反馈也挺好的，但是行动确实太少，进步不大，所以这次来参加这个系统的治疗。我想，对你来说，最重要的是“坚持”二字。你可不能顶两天就坚持不住了——“哎呦，太痛苦了，问一下吧！”——你一逃避，就会一发而不可收。当然，有时偶尔反复是正常的，但是一定要抱着坚持的信念。第一个，坚持。第二个，不断领悟，在坚持中领悟。你在逃避中永远不会有大的领悟。集体治疗的这七八天，你可能感觉到自己进步不大，但回去以后，只要你实践，就一定会不断进步，关键看你的行动。像上次治疗班有个小伙子，在治疗班期间，我感觉他进步最慢，虽然他妈很感激，说黄老师态度真好，尽心尽力，回去以后还给我写了一封感谢信，但是我感觉真是对不起他妈。为什么？他原地踏步，似乎没有行动。但可喜的是，回去后，过了春节就上班了，而且坚持下来了，在那一批人中算中等偏上的水平。所以，不在于写的反馈有多漂亮，关键看行动。

I反馈：

“经过这两天来的实践，脑中时而轻松（如与黄老师在街上转悠时），时而不安（回到房间坐在床上休息时，有时就有反复现象）。轻松的是回来后自己还是那样，只要不去想那些乱七八糟的事，就什么事也没有。病态思维出现，还能很自如地用‘视而不见，少想，当做小痞子骚扰’的方式过去。不安的是，有时出现病态思维后，就有些恐慌和是非不清了，就想套用过去那种刻板的方式去逃避。虽然这样想，但并没有这样做，我还是把它当做小痞子用‘视而不见，少想多做’的方式挺过来了。”很好，看到I在进步，勇气可嘉。“另外，还想问一下，每次我在家里病态心理出现时，像火箭一样快，使我高度紧张，无法招架，感到手脚和嘴里都是那些可怕的东西。除了不用理它，少想多做之外，还有别的办法吗？我还是担心用这个方法抵挡不住，再次陷进去。”“像火箭一样快”，I的描述很形象，这就是病态条件反射的特点，刚开始还有个逐步自我恐吓的一系列“箭头”和想象过程，后来，往往连这个过程也没了，一瞬间就滑入了深渊，这是很常见的。我们治疗的目的就是逐步矫正这种病态的条件反射。除了被动应对时的视而不见，转移注意力之外，最重要的是“主动出击”，找你最怕的去挑战，不断突破自己的“禁区”！“要做到短痛，去掉以前那些条条框框思维，到那些不敢看、不敢去的地方，我觉得太难了，真比登天还难！所以我想提前问一下，你准备带我去哪几个地方呢？请提前告诉我一下，好让我有个思想准备，否则，我会更加害怕的。我有些顾虑重重。”暂时先不告诉你，去的时候再说。到哪座山唱哪座山的山歌，别提前想那么多。少想多做！到时我陪你去，我走前面，不用怕！

G反馈：

G的反馈写得也非常好：“今天讲到对病态心理的判断，我把脑子里轮流出现的几个念头归入病态思维，如怕自己控制不住而万劫不复怎么办？一旦出现就立刻提醒这是病态，然后就去想其他正常的事或做事，而且意识到反复向家长确认‘这是可以控制的，这件事没有必要恐惧’也是逃避行为（过去没认识到）。于是忍住不问，但很难过，总是想问。”我们好多人怕自己失控，我要是控制不住自己发疯了怎么办？如果你真的疯了后果当然很严重了，当然很害怕了，但是关键是你怎样在没有完全掉进去的时候就把自己救出来。现在难过也要顶，你要问就是强迫行为，对于强迫行为就要顶得住。“今天和一个病友打招呼，对方的回答慢了几秒，于是开始怀疑这位病友是不是对我有意见，为什么这么冷淡？但马上归入病态思维的黑名单，因为他让我一下子情绪非常低落，我想这是我过于敏感了。自己又不是什么重要人物，而且对方当时可能分心了，没反应过来，有时自己不是也会怠慢人家吗？然后便不再难受了，再次见面也很自然。后来又有一次类似的情况，我想得更少，先判断是病态思维，立刻去做其他事，便马上淡忘了。现在对付生活中陌生人的‘白眼’有了些体会，不再像过去一样，别人随便一句话让我失去自信几天甚至数月了。今天课上黄老师提到的歪曲的想法，我每条都沾上了。其中一条：如果世界与自己想象的不一样，则会觉得难以接受。”我们往往很多事情都是“按图施工”，如果事情的发生不符合你的想象，你就痛苦了。“世界不是为了我一个人而存在的，当然不可能按我想象的来。我很多的不愉快就是因为事情的发展与我所‘认为’、‘想象’的不一样而产生的，世界上有各种各样的人，当然会有好人，而有时我会因一个坏人而把所有人都想成和他一样，包括自己。这显然是病态思维，由此而产生了抱怨、不平、嫉妒心，这样的思想很狭隘。我很多的不相信都是因为自己的不放心而产生的，凡事就想求得一个明确的答案，但显然世上很多事都没有绝对的道理可讲，很多事是人类的能力无法解释的。单凭自己一个人什么都想弄清楚根本不可能，而且很累、很痛苦，我何不来个睁一只眼闭一只眼，适当装个糊涂呢？也许痛苦会少点。”你的领悟很好，但我对你还是要提个醒，关键看你的行动。

F反馈：

“黄老师，我昨天当着大家的面说了那个有些不雅的笑话后，发现今天很多人用异样的眼光看我。跟我接触的女病友们都很不自然，而男病友看到我都好像没有昨天那么亲密了，更可笑的是今天在电梯上，有一个病友的家长迎面走来，我刚想和他打招呼，发现他的表情是那么不接纳我，好像看见鬼似的，这些我早已经做好心理准备，虽然在这个班上可能除了黄老师可以接纳我以外，其他所有人都会选择远离。不知是我敏感多疑的毛病又犯了还是真实存在的？”我怎么没看出来啊？我想百分之七八十的人不会远离你，这也是你的想象，当然有这种想法也是正常的，因为已经是你的习惯性思维了，不可能一下纠正。对你来说，一下子不敏感、不在乎别人的眼光，也不现实，你本来就是因为“好过头”才过来的。“但是我反而觉得这是件高兴的事，你想一想，这件事情不是很正常吗？全班学员包括家长都是十分正统的，不接受社会上的混混是这类人的一大特色。所以在这里越是格格不入，到了社会上就越是强大。虽然有种想躲避或让人讨厌的感觉，但我还是顶住压力上，只有改变性格才能救我。”“第一个是把握如何处理症状，处理抵制，软硬斗其实没有太明确的标准，有时甚至有些模糊，这个度很微妙，虽然老师讲了，但是重要的是需要自己去体会，在不断处理的过程中慢慢掌握，因为自己找到的面对症状的心态往往是适合自己的。第二个是睡眠问题。似乎睡前想事不是那么可怕，正常的事谁都会想，在想的过程中并非不能放松，只要不伴有紧张情绪和病态思维，其实是可以入睡的。”他说得很对，睡前想事情很正常，大家多多少少都会想，只要不伴随着过度的紧张情绪，想是没关系的。

资料：心中的瘢痕更难消除

路易斯•拉皮德斯在他的著作《写给年轻人》一书中记载了这样一则耐人寻味的故事：

在一次心理科学实验活动中，心理学家们征集了10位志愿者，请他们参加一个名为“瘢痕试验”的心理研究。10位志愿者被分别安排在10个没有任何镜子的房间里，并被详细告知了此次研究和实验的方法和目的：他们将通过以假乱真的化妆，变成一个面部有瘢痕的丑陋的人，然后在指定的地方观察和感受不同的陌生人对面部有丑陋瘢痕的人会产生怎样的反应。

心理学家们运用刚刚从一位好莱坞著名电影化妆师那里学到的化妆技巧，在每一位志愿者的左脸颊上都精心涂抹上了逼真的鲜血和令人生厌的瘢痕。然后用随身携带的小镜子使每位志愿者都看到了自己脸上新增的瘢痕，当志愿者们在心中铭记下了自己可怖的“尊容”后，心理学家收走了镜子。之后，心理学家告诉每一位志愿者，为了让瘢痕更逼真、更持久，他们需要在瘢痕上再涂抹一些粉末。事实上，心理学家并没有在瘢痕上涂任何粉末，而是用湿棉纱将刚刚做好的假瘢痕和血迹彻底清理干净了。然而，每一位被蒙在鼓里的志愿者却依然坚信，在自己的脸上有一大块让人望而生厌的伤疤。

志愿者们被分别带到了各大医院的候诊室，装扮成急切等待医生治疗面部瘢痕的患者。候诊室里，人来人往，全是素昧平生的陌生人，志愿者们在这里可以充分观察和感受人们的种种反应。实验结束后，志愿者们各自向心理学家陈述了在不同医院候诊室的感受。他们的感受出奇地一致。志愿者A说：“候诊室里那个胖女人最讨厌，一进门就对我露出鄙夷的目光。她都没看看她自己，那么胖，那么丑！”志愿者B说：“现在的人真是缺乏同情心。本来有一个中年男子和我坐在同一个沙发上的，没一会儿，他就赶紧拍屁股走开了。我脸上不就是有一块疤吗！至于像躲避瘟神一样躲着我啊?！这样的人，可恶得很！”志愿者C说：“我见到的陌生人中，有两个年轻女人给我的印象特别深，她们穿着非常讲究，像个有知识、有修养的白领，可是我却发现，她们俩一直在窃窃地嘲笑我！如果换成是两个小伙子，我一定会挥拳将他们痛揍一顿！”志愿者们滔滔不绝，义愤填膺地诉说了诸多令自己愤慨的感受。他们普遍都认为，众多的陌生人对面目可憎的自己都非常厌恶、粗鲁、缺乏善意，而且眼睛总是很无礼地直勾勾地盯着自己的伤疤。这一实验结果，使得早有心理准备的心理学家们也吃惊不小：人们关于自身错误的、片面的认识，竟然能够如此深刻地影响和改变着他们对外界和他人的感知。

如我们所知，他们的脸上是干干净净的，没有丝毫的瘢痕，他们之所以产生这样的感受，是因为他们将“瘢痕”牢牢地装在了自己的心里，正是由于心中的“瘢痕”在频频作怪，才使得他们自身的言行、对陌生人的感受与以往大为迥异。事实上，在我们每一个人的心中，纵然没有心理学家为我们设置的“瘢痕”，但或多或少都会有一些这样或那样的“瘢痕”，可怕的是，这些心中的“瘢痕”都会通过自己对外界和他人的言行，毫无遮掩地展现出来。比如，如果我们认为自己不够可爱甚至令人讨厌、认为自己卑微无用、认定自己有种种缺陷……那么我们在与外界交往中，一定会在不知不觉间用我们的言行反复地进行佐证，直至让每一个人都认定我们确实就是那样的一个人。这个心理实验真切地告诉我们，消极的、不正确的思想和心态危害有多大，同时也从反面印证了一个健康的、积极的思想和心态对人生何其重要。

第二节 “四不”策略

“四不”策略在《心理障碍自我疏导治疗》一书中写得比较详细，和“视而不见”策略基本上是一个道理，阐述的都是面对病态思维时的心态。很多患者认为“四不”更为简洁，更容易理解，因此下面进行简要解释。

“四不”策略，即不怕它、不理它、不硬斗、不逃避。

第一，不怕它。

很多人怕病态思维的出现，实际上，这种思维一般人也会偶尔出现，不过大家不在意或者偶尔顾虑一下就过去了，而心理障碍者往往会对这种闪念性的恐惧过分在意，接着就怕这种思维的再次出现。结果呢？越怕越出现，越出现越紧张，不断把这种怕强化、巩固下来。为什么一般人不会陷于这种病态思维而大家进去了？就是因为自己采取的应对方式出现了问题。它一出现就怕它，就排斥它或顺着它，结果越想躲，越躲不掉。是什么导致了病态思维的形成呢？还是性格缺陷在作祟。试想，如果没有一系列“过”的性格，还会有这种“无法刹车”的恐惧感吗？还会有这种对抗性的思维吗？因此对于病态思维，首先要改变思路，大家都有可能会有这种思维或担心，只是大家不在乎而已。自己有，也是正常的，怕它出现反而强化了它。因此，对待病态思维，不要怕它，要提醒自己这仅仅是个纸老虎，改变习惯化的思维方法，逐步建立起信心。有了自信心做前提，自己才能在纸老虎面前站得住，才能和它进行韧性和策略性的战斗。韧性说明它很顽固，策略性说明要采取策略，不要硬斗。如果怕它，就说明自己的性格改造还不够，树根还没挖彻底，需要继续努力。在实践基础上的不断摸索，才能逐渐产生新领悟，改变对它的认识。否则，你就可能被纸老虎吃掉。有的人为什么想自杀或曾经自杀过？似乎走投无路了。实际上，你所怕的东西全是自己想象的，全是自设的障碍。只要调整认识，改变看事物的角度，逐渐灵活起来，不那么刻板、严谨了，任何沟沟坎坎都不再是问题了。

第二，不硬斗。

指对待思维不要过于排斥，前面已经讲很多了。我们现在要做的是不要陷在硬斗的误区里时间太长，避免让它太过影响自己。

第三，不理它。

为什么很多病友战斗了几年或者几十年，都没有战胜它，原因是无法做到不理他，无法做到“无为”。怎样才能走出被干扰、被纠缠的误区？无为，“心”不为所动。比如，B不停地回头看就不是“无为”，是病态的。“无为”一定要理解清楚，不要理解成我担心我就去问，我不放心我就在那里一直想下去。“无为”是什么？该干嘛干嘛！该往前走往前走，而不是回头看。

有时，当情绪来临的时候，我们真的对它无能为力。对于“无为”与“视而不见”，借用“黄庭禅”所提及的一些理念帮助大家理解。心理治疗的最终目的，不是要消除你的情绪，而是可以在各种情绪的起伏振荡中，悠游自在地看着它。所以你也许当下是勃然大怒地骂人，但是心中却是坦然舒畅的，而且你认为在此刻的状态中，发怒是最好的解决方法。所以你从容地选择发怒，而不是被心中气血激荡不能自已而不得已发怒的。在这里，你有了选择，你成为自己情绪的主人，而不再是它的奴隶。这就是从情绪中解脱了——不是没有情绪，而是与它和平共处，这也是“无为”的精髓所在。

第四，不逃避。

对于逃避，我后面有专门论述。在以前的书上，第四个“不”字，我写的是“不刻意注意它”。但后来感觉写“不刻意注意”，反而会让大家刻意注意，或者让大家产生怕刻意注意的感觉，反而陷入强迫之中。那么，什么叫刻意注意？有的病友经过初步治疗以后，心情愉快的时候病态思维会大大减轻甚至很久不出现了。这时候他们会想“病态思维好久没有出现了，会不会再出现？千万别再出现！”这么一想，病态思维往往就真的出现了，而且往往又开始了新一轮的病态思维的恐惧浪潮。这种反复是正常的，对于这种情况我们提倡的态度是什么？“爱来不来”——如太极推手，淡化它于无形之中。来一次这么“无所谓”一次，看它又能如何？

附：A反馈材料四

黄老师，你说过在与自己斗争的过程中，如果取得了一定的进步，是会有一种豁然开朗的感觉。我觉得，在治疗的初期是可以这么讲的，因为在痛苦中沉浸了许久，而突然的一种领悟会让自己心旷神怡。我这次参加集体疏导治疗，似乎有几次大彻大悟的感觉，但我认为这种感觉还只是停留在初期。我认为我现在就是在逐渐地改造性格，在实践中应用已有的知识，而我获得的快乐却是另一种形式的，是一种战胜自我的快乐。我现在基本上能够落实您说的话——去跟“怕”斗一斗，看它能怎么样？我正在尽力挑战和穿越我的一个个“禁区”，难度也由低到高逐渐增加。原来这不能、那也不能，现在强顶着怕去实践了。在这个过程中，我逐渐改变了自己一些看问题的态度，有时候怕似乎是欺软怕硬的，建立自信心是能够使许多问题迎刃而解的。

用我的亲身感受来说吧，就像今天早上，我在去上课的时候，有两只狗从我旁边走过，没有拴绳子，我非常恐惧。我并不是害怕它咬着我会疼，而是怕它有狂犬病——还是过分担心自己。当时我甚至搞不清楚那狗到底咬着我没有。可能是由于过分紧张，我越是努力分清是非真假，脑子感觉越乱，好像就是自己给自己挖了个坑，跳进去，纠缠不清。然而，我后来意识到，路上有狗走过是一种正常社会现象，虽然它对我来说是不完美的，但绝对的完美又不存在，所以我只能去面对它。于是我就不去想那个问题，但是开始还是分析——咬到会疼、会流血等理由，分析完不可能后，才放下心来。我知道这可能也是一个误区：如果是正常人，最多害怕一下，几秒后就忘掉了，我就不能忘掉，还要分析一下，这就是我与大多数人的区别。我总是把一个事物联想得太多，而且总往不利的方面去想，这也与我性格中的胆小、多虑、太在意自己有关系。下次如果我再遇到这种情况，我就会想，若是黄老师遇到这种情况，他会怎么做？一定是先走自己的路，不去想那么多可怕的后果，就算不好的后果发生，面对现实，解决问题就是了。虽然我在处理这件事情的方法上还存在一些偏差，但是，通过这件事和其他相关事件我发现，“怕”是欺软怕硬的，你如果不去想它或者顶着暂时的怕去干一些别的正常的事，“怕”字就会自然减弱或消失。你越是在乎它、排斥它，它越纠缠着你，就像一个小痞子一样，弄得你痛苦不堪。

又说到怕“万一”这个问题了，今天下午我又对自己的问题有了进一步的认识。我原本总是会去判断和分析：我到底在网吧玩的时候有没有被针扎到？通过你的指点，我认识到“想搞清楚被扎还是没被扎”是没有任何意义的，也是搞不清楚的。我回想到，在学校时，尤其是学习或生活特别忙的时候，就不去担心它了。也许这里就暗藏着一条正常的道路：坚持做正常的事，病理兴奋灶就逐渐不兴奋了。而我放假在家，没事做的时候，就会顺着它去想，就好像一个小痞子老来挑衅，我就被他牵着鼻子走了！这就陷入了误区。你越想它越来，我就越担心，就如同“拍篮球”的道理一样。我最大的收获就是当“怕”字、担心来临，而又分不清是非真假时，就采取两种方式：要么随大溜，要么继续做正常的事，或者将两者相结合，做到不怕、不理、不硬顶、不逃避，坚持少想不做，慢慢放松。还有一点，就是克服“怕”字要快刀斩乱麻！为了达到此目的，我可以适当地矫枉过正——凡是担心、可能、万一、怀疑等让自己情绪低落的想法都是病态心理。我可以将它们当作“不可能”，或者是视而不见，尤其是要去做正常的事情，这样才能尽快地从痛苦的圈子里走出来。

我也体会到，在“怕”和“担心”袭来的时候，工作或者学习的效率会受到很大的影响，能否承受住这种效率的下降，是摆脱不良循环的第一步。我在同怕进行斗争的时候也要勇于实践，达到系统脱敏的目的，即由紧张到不紧张再到放松。我经常会有这样的反应，遇到一件事的时候，突然感到害怕，然而过了一会儿又觉得无所谓了，这可能就是老师所说的第一反应与第二反应，我进行心理治疗的目的是将第一反应（病态反应）与第二反应（正常反应）的间隔时间缩短，达到就算“怕”来临，也能很快地排解掉。

又拿出我怕艾滋病的例子，我与它斗争或者说打交道这么长时间，也慢慢体会出了我的担心和怕的脾气，摸出了它的门道：它光欺负那些害怕它的人。而后摸索出：原来干正常的事，不去硬斗，慢慢转移注意力，它对自己的影响就不那么大了。而从这一过程中，我自己对待问题本身的态度及认识也在不断地改变：干好自己的事，过好生活的每一天，保持一份愉快的心情，只要自己尽力了，就不去后悔什么。世间万物生老病死自有它的规律，如果整天为此担忧，那将错过生命旅程中更多美好的风景。同时，我应该学会同病态思维共处，像带着痣一样，偶尔关注它一下，但根本不在乎它！它就不那么干扰自己了。所有强迫思维，正常人都会有，只不过我拿着放大镜将所想到的危险夸大很多，并过分关注而已——认识到这一点，不过分关注它，坚持忙一些有意义的事情，把生命放置在正常的轨道上前行，才是最重要的。

第三节　三自一转移

一、案例介绍

患者，男，46岁，大学文化，公务员。患强迫症三年余，不能参加日常工作，病休在家，1983年8月开始接受心理疏导治疗。经两次个别疏导治疗（每次八天左右），症状逐渐消除，并恢复原有工作。后来，他结合心理疏导理论，总结出一套“三自一转移”的自我疏导方法，给众多患者提供了借鉴。原服用多种抗精神病药物，在疏导治疗后，逐渐停服。随访20余年，各方面适应良好，并担任了处、厅级领导职务。下面介绍一下他的治疗过程及体会，供大家参考。

（一）病情自述

我于1979年12月底患肝病（只有一种转氨酶升高，其他肝功能均正常），身上症状较多。住院一个多月后，痊愈出院，但自我感觉症状仍然较多、较重。因以前没有患过重病，所以，思想有一些紧张。刚出院几天，有次我外出买东西，单位有个同事告诉我说，跟我关系很好的一位领导突然被他患精神病的儿子活活打死了。当时，一听到这个突如其来的消息，我从头到脚全身发麻，两腿要瘫了似的，感到很惊奇、很难过。此时，我还没上班，在家休息，单位的同事们经常来家里看我，他们不断讲副所长被打死的具体情节。所以，我每听一次，思想就紧张一次，身上就会发麻。本来肝病未痊愈，思想就比较紧张，加上这一意外刺激，思想更加高度紧张，由最初的惊奇、同情、难过逐步发展到紧张、恐惧、害怕。此后，整天就摆脱不开这件事情，除了睡觉以外，成天想的就是这个与自己关系很好的老领导被打死的事情，处于紧张、恐惧之中。这样，身上的症状又加重了，思想更加紧张，形成一种恶性循环。当时又怀疑自己身上有了别的病，全身不舒服，不是这里痛，就是那里痛。两个月内，做遍各类检查，均未发现器质性病变。后经中医、西医、精神科门诊，诊断为神经症。

开始，除了全身难受外，精神方面主要是紧张、恐惧、怕死，总觉得死人老在纠缠我，因而一个人不敢在房子里，不敢去没有人的地方。在知道老领导被打死的消息后十天左右，脑子里又出现了很多异常情况，到后来我才知道是强迫思维。脑子里想的、眼睛看的、耳朵听的都不自觉地与死人联系起来，一讲到死人，我就紧张、害怕，与死人有联系的事不敢听，有联系的字都不敢看，三年来没读过报、看过书。

（二）主要治疗经历

1982年3月以前，一直以针灸和吃中药为主（偶尔看过一两次精神科，说是强迫观念），身上的症状有时有些减轻，但强迫观念始终未见明显效果。症状严重时，幻想什么就是什么，比如幻想一件东西是死人，就觉得是死人，幻想动物和物品跟我讲话，就觉得它在跟自己讲话。

1982年3月到6月，在湖南某医院看病四个月，诊断为强迫症伴抑郁情绪，吃了四个月西药，先后有丙米嗪、奋乃静、氟奋乃静，症状有所减轻，但还是不能有意识地想。1982年7月后，自己停服抗精神病药物，病情很快反复，且增加了很多新的症状，具体症状见下条“目前主要症状”。从今年4月起又进行针灸，6月开始继续服用奋乃静，再加上自我调节，目前症状有所减轻：①不会成天想着死人；②不会不自觉地把什么事物、事情都与死人联系起来。

（三）目前主要症状

1. 强迫思维严重。严重时，幻想什么就是什么，幻想什么是死人，什么就是死人。脑子无法进行思维活动，无论想任何事物、人、时间、地点都不自觉地与死人联系起来，看到“这个东西像死人用的”、“那个东西像死人看的”等。

2. 焦虑、多疑。做完事、讲完话后总怀疑自己不对，怀疑别人会怀疑自己。

3. 大事、小事都放不下来，事后总是不自觉地回想、琢磨，自己从中找自己的毛病。

4. 有自言自语的趋势（思考问题时，嘴常似动非动）。

5. 不能谈别人的缺点，严重时还不能说物体的不是，谈论人物非要完全准确不可。否则，身上就难受。

6. 有时，事情怎么做都觉得不好，一件东西怎么摆放都不舒服，看一件东西不能太久，否则，就有发呆感。

7. 有时还想一些无意义的事情。

8. 情绪紧张、焦虑、抑郁、恐惧、怕惊、忧伤、烦躁、易怒等，神志恍惚，严重健忘，思维很不集中。

9. 身上症状很多，全身难受。

以上病情，除对医生讲过外，我不愿意对任何人讲，包括领导、知心朋友、亲人和家属等，原因有二：一是不好意思；二是每给人讲一次，就紧张一次，病情就加重。

二、“三自一转移”自我疏导疗法

2005年12月，他给鲁教授的来信全面总结了“三自一转移”的经验。下面，给大家介绍一下。

鲁教授，一转眼，又是几年没联系了。我已于2002年退休，儿子、女儿都在美国工作，现在可以说在安享晚年了。今天我把多年来的身体情况（包括疾病症状和治疗过程）向你作一简要的总结，作为对你的汇报，不妥之处请您指正。

我是二十多年前的一位“强迫症”和“恐惧症”患者，其症状简要重述一下。强迫症状举例叙述：有时说话、做事，怎么说、怎么做都觉得不好。做一件事，这么做不行，那么做也不行；一件东西这样摆不好，那样摆也不好，怎么放都不好，弄得自己成天难受，苦不堪言。有时还想一些不可能做到的事情，比如“药吃下去了，又认为是不该吃的”“事情做完了，又认为是不该做的”等。做什么事情都对自己不放心，同时又怀疑别人怀疑自己，疑心重。

恐惧症状更是严重，如见到别人手指上贴点胶布都害怕，一支削尖了的铅笔对着我，也害怕，更怕见到“死”和“癌”字，还觉得床下有死人。严重时，幻想什么就是什么，幻想什么是死人，什么就是死人。脑子无法进行思维活动，无论想任何事物、人、时间、地点都不自觉地与死人联系起来。

强迫症和恐惧症的其他症状就可想而知了，在此不多说了。时间长了，焦虑、抑郁症状伴随而生，弄得自己成天痛苦极了，班也上不了。起病2～3年内，在北京、杭州、长沙请中外专家用药治疗过，症状没有减轻，由于自己老是想病态上的问题，症状反而越来越重，在此期间，曾几次都想自杀。但考虑到各方面的因素而没有付诸行动。后经好友介绍，我两次到南京求治于您，您不用药而用疏导心理疗法治疗我的病。第一次回北京后，症状有所减轻，但由于自己没有掌握好心理治疗的精神实质，很快就反复了。第二次又去南京，您用疏导心理疗法和行为疗法治疗我的病，您亲自带我去急诊室和太平间去实地体验，到底有什么可怕的。回北京后，我认真回顾了您的心理治疗方法的精髓，从而启发了自己对心理治疗方法的探索。实践一段时间后，症状慢慢减轻，最后基本消失。此时，我感到一身轻快，由不能上班，到后来还担任过处、厅级领导。能有这个结果，是您全身心地为患者健康着想的结晶。在此，我要再次向您表示深深的感谢和敬意。

我把自己总结出来的心理疏导方法及其效果汇报如下。在心理疏导方面我主要总结了一句话：**“三自一转移”。所谓“三自”，就是对待疾病在思想上要做到：①自我认识；②自我矫正；③自我改造。即首先分析哪些是病态，是病态就随时进行矫正；对自己过于严谨的性格，随时进行自我改造。“一转移”就是主动转移思路**。下面就具体谈谈我是怎样进行“三自一转移”的。

像我这样强迫症状又多又重的患者，强迫观念和强迫行为随时随地都在缠绕自己，使自己有时濒临绝境之地。病情之所以发展得这么严重，主要在没有得到您的心理疏导之前，在自己的思维和认识上犯了一个大错误，即老是往病态上进行联想，因而产生了许多正常人没有的病态反应——强迫观念。因此要使自己的病情减轻以至痊愈，首先在认识上就要有一个大的转变，进行“自我认识”。当不自觉地出现强迫观念及恐怖症状时，我就立即“自我矫正”，即这都是病态，马上中断这种不正常的思维和行为，换一个思考内容，这样久而久之，许多强迫观念自然就淡薄了，只偶尔出现，随着时间的推移，有的基本消失了。“自我认识”和“自我矫正”收到的效果还体现在对待强迫行为上。过去我的强迫行为也很多很重，如有的东西只能这么放、不能那么放，严重时，这么放不行，那么放也不行；做件事也是如此，这么做不好，那么做也不好，最后就弄得自己一身难受。对此，我首先在认识上矫正过来——这些病态完全是自己给自己画的框框，自己给自己套的枷锁。正常人是怎么做的，我也完全可以这样做。对病态的行为，首先在思想上要有正确的认识，并随时矫正。时间长了，就逐渐形成好的条件反射，强迫行为自然而然就减轻直至逐渐消失了。“习惯成自然”，这一切都形成了一种良好的习惯。

对待恐怖症状我也采取了“三自一转移”的方法。首先在思想上有正确的分析和认识，随之进行矫正。如患病之初，我看到别人手指上贴着胶布就害怕，后来，我认真分析过，这是正常人的普遍现象，没什么可怕的。自己认为可怕，正是自己的病态。自己这样时时加以认识和行为上的矫正。如前面提到的，铅笔削尖了对着自己就害怕，自己就用手去摸笔尖，亲自去体验，没有什么可怕的。其他类似的情况也是如此体验。慢慢地，正常人不怕的，自己也不怕了。到后来连患者和死人都不怕了。

另外，由于我的“过”字的性格缺陷，办事过于认真、过于胆小，做什么事都要求十全十美，不能叫别人有看法、说闲话等，对自己要求过严。在患强迫症以后，慢慢又产生一种新的病态——说话、办事时总喜欢不自觉地回想、琢磨，什么事都放不下来，疑心重。而由这些性格缺陷产生的这种病态，在没有得到您第二次疏导以前，我思想上的认识是很不足的，可以说基本没有认识，更谈不上进行性格改造。您在第二次疏导时严肃指出：“你要是按我讲的做到百分之二三十，病就不会反复这么严重。”您当时用削尖的铅笔形象地对我说：“你的性格就像铅笔尖一样，把尖子削掉就正常了。”在以后的岁月里，我时时处处记住您的话，进行性格的“自我改造”。每当我不自觉地回想、琢磨时，就有意识地进行性格的“自我改造”。自己总结了两句话：“凡事不要做可怕的预测，什么时候确有问题，到那个时候再说。”“不要把困难想得太多，到哪座山就唱哪座山的歌。”我冷静地想过，像我这样“严谨”的人，一般是不会做错大事、说错话的，即使是偶尔做错点事和偶尔说错点话，也不预先作可怕的预测，做到“到哪座山就唱哪座山的歌”。一旦出现不自觉的回想和琢磨，我就设法去想别的问题和做别的事情，这样做的时间久了，不自觉地回想、琢磨的症状也就慢慢减轻乃至基本消失了，伴随的疑心病也明显减轻了。从这里我才开始真正尝到了改造性格的甜头，即什么事都要掌握好一个“度”，而且要时时刻刻记住这个“度”，这样才能使自己形成一种好的性格。

所谓转移思路，在上述内容中我已经谈到了其中的一个方面，即当不自觉地出现强迫观念时，就有意识地去想别的问题或做别的事情，以改变过去老往病态上进行联想的习惯。经常这样有意识地转移，强迫症状也就越来越轻了。转移思路的另一方面，就是在体质和思维活动方面，能勉强上班时就去上班，这是一种不自觉的转移思路。上班后干点自己力所能及的工作，思考一些与工作有关的问题，无形中也转移了思路，避免了一个人独自闷在家里或在疗养院里，在强迫观念里兜圈子。

上面总结汇报了我多年来进行“三自一转移”心理治疗强迫症和恐惧症的过程和收获。但话又说回来，在开始的实践中，是相当痛苦的，几乎是时时刻刻都要进行“三自一转移”的苦战，但这种苦战，却给自己带来了胜利后的喜悦。由于强迫症状慢慢减轻到基本消失，随之恐怖、忧郁、焦虑情绪已大为减轻直至基本消失，食欲和睡眠也好了，真是一好百好。但是这种病是相当顽固的，时时有反复的可能，是不能掉以轻心的。二十多年来，我时时都用“三自一转移”来提醒自己，所以，一直未出现过大的反复症状。

经验介绍：克服“怕”字的实践

1. 殡仪馆的挑战　I主要的症状就是怕死人以及与死人有关的物品、祭日等，此处不再赘述。因为她接触疏导疗法多年，对疏导疗法的理论比较熟悉，但因为逃避极其严重，一直不敢在行动上有所实践，多年来进步不大。如果不进行实践锻炼，不通过实践突破其“怕”的瓶颈，只进行理论灌输，就很难有明显的进步。为了帮助其克服恐惧感，在集体疏导治疗的第四天中午，我带她到南京一殡仪馆进行了实践锻炼。在我与其家属的陪伴和鼓励下，患者不但去了殡仪馆，而且进入了遗体告别间，摸了最忌讳的花圈。

黄：阿姨，昨天让你到殡仪馆去，开始时你有什么感觉？

I：很害怕、很紧张，怕自己顶不住，想不去算了。

黄：那怎么还是直接坐上车就去了？

I：心里很矛盾。但感觉疏导班上不实践，不拼一下不行，没机会了。而且还有你们几个陪着，就那么去了。

黄：坐在出租车上什么感觉？

I：很紧张，总想着什么时候能到，很害怕。但你一直和我聊天，紧张感稍微好一点儿。

黄：为什么和你聊天？就是有意转移你的注意力，不至于让你一直陷到想象和恐惧之中。到了殡仪馆门口，咱们站在那里你什么感受？

I：很可怕。

黄：后来，我们进到了殡仪馆的院子里，我想找一些值得锻炼的地方。有几个工作人员问我们有什么事，我就说，转一转。他们很奇怪，哪有到火葬场参观的？后来你问他们，骨灰往哪边飘，是为什么呢？

I：我总怕沾到自己身上了。心里也很害怕，好在你们一直拉着我的手。看到里面很多工作人员都是年轻人，而且都是穿着统一的工作服，很漂亮，心里稍微安稳了一点。

黄：为了让I进一步挑战自己，我们一起走到了灵堂前面。横幅写着“沉痛悼念 ××× 先生”，边上还有挽联，好像是英年早逝。我让I念一念，I都有些不敢看。我打算让I

到灵堂里转一圈，但她非常紧张。为了让I逐步适应那个环境，我们一直搀着她，和她一起坐在灵堂前的长廊上，正对着那个灵堂。阿姨，当时你哭了，你心里怎么想的？

I：害怕，脑子一片空白。

黄：让I看着，我先进灵堂转了几次，还捡了一朵小白花，让I摸，I怎么都不敢拿。她哭了一会儿后，我问I："今天要不然拼一下，我们进灵堂转一圈，转完我们马上就走！"我也是征求她的意见，因为她年纪大了，怕吓着她。如果她真的不敢进，就算了，能到火葬场走一趟对I已经是个很大的突破了。但出乎我预料的是，泪水还没完全擦干，她竟然同意进去一下。我和他家人就一起扶着她进去了。灵堂里实际是空的，当时并没有遗体，但两边全是花圈，中间放遗体的空地上痕迹斑斑。I当时勇气非常大，和我们在里面转，我让她摸摸花圈，她也勇敢地摸了。她的勇气非常值得大家学习。慢慢转了一圈后，我们就打车回来了。出来后你有什么感觉？

I：心跳得还是很厉害，还是有些后怕，但有一种比较轻松的感觉。

黄：其实死人并不可怕，可怕的是我们脑子中的想象，我们其实是被自己吓住了。比如有的人怕脏，怕垃圾桶。那么，你们看大街上的环卫工人，他们天天接触，却从来不怕，都是在自己吓唬自己。

I：通过这几天的实践，我感觉光懂得理论，不敢在实践中与"怕"字拼一下，是永远走不出这个圈子的。只有去实践，才能感到"怕也就那么回事"，空想起来确实像真老虎，怕得人要命，越想越可怕，但只要硬着头皮真和他们拼一下，回来以后，只要转移注意力，不多去关注，和别人多交流其他东西，也就逐渐把它忘了，怕的东西就会变成纸老虎了。

2. 精神科的挑战　E总是怕控制不住自己，在路上怕控制不住自己往汽车上撞，看见刀怕控制不住砍自己。她看到“疯子”特别怕（所谓的“疯子”是指精神障碍患者，在精神障碍者中，胡乱打人、骂人的所谓“疯子”是极小的一部分。精神障碍是一种常见的精神疾病，我们不能歧视精神病患者，歧视往往是一种狭隘和无知的表现），怕自己也会发疯。上述这一类表现，就是我们所说的强迫观念，一种强迫意向。接下来，我们来看看她的勇气。午饭后，她和A来到脑科医院二楼的精神科，那边有很多精神障碍者。

以下是她们的经历，先让A谈谈吧。

A：吃完饭是12点45分左右，我们到脑科医院门诊部二楼的精神科，看到已经有一部分人在等待了。起先我们也不大敢坐，后来，小心翼翼地找了一个地方坐下了。我跟坐在旁边的一个人聊了几句，他说自己不是精神障碍，而是心理障碍。在那似乎等不到精神病人，我想今天中午可能白来了。过了一段时间，我们就到一楼挂号的地方去，正好有人在挂精神科的号。大厅里，碰上一个有精神病的女人，穿着红衣服，眼神极其不对。她在那里不断地骂人：“@#¥%……&*”，情绪非常激动。但不知道她在骂谁，因为她面前一个人都没有。E一开始说：“这个人一看就是个疯子。”然后她就不由自主地往后退。因为紧张，她就一直扶着我的肩膀，我感觉她的手抖个不停。我们在那里站了差不多10分钟。那个女精神病人旁边有个空座位，中间隔着一个人，E主动要求坐到那个地方。在座位上，她就盯着那个人。我本来想坚持到2点10分就回来的。没想到她的勇气要比我想象得大很多！她后来直接跟那个女精神病人交谈，这个表现确实比较“厉害”。在谈话中，E也发现这个人并不是完全没有自知力，也是心理压抑了很多东西，很多事情她们有同样的观点，也有同样的痛苦。之后我跟E一起上楼，差不多是2点钟的样子，二楼挂号候诊的地方已经有一大片人了。刚上去就碰到一个长得非常奇怪的男人。他的头很小，眼睛瞪得很大，整个人看起来就跟一个陀螺似的，手一直动个不停，不知道在那划拉什么。她一开始不大敢看，一看就直发抖，不过她坚持住了。再后来她问我说："你敢不敢和这个人说话，看着别扭吗？"其实我也不大敢和那个人说话。可我觉得问题不大，就跟他说了两句毫不相干的话。结果发现那个人也还好。我问"你是一个人过来的，还是和家人一起来的？"那个人说："没有，我一个人来的。"他的状态当时是很正常的。E看我说完之后，就主动去找那个人说话，和他聊了会儿。大概2点20分左右我们就离开了。

下面让E谈谈她自己的感受吧。

E：其实我去的时候比较紧张，特别是在那里等的时候。我这人性子比较急，在那种情况下又没事干，我就更紧张了。自己想象得有点可怕，觉得可能坚持不住。但我知道这种念头是不对的，于是很快就打消了。接着我就到楼下去，正好遇到那个一看精神就不正常的女的。她在自言自语，喝水的时候咕噜咕噜，一看就是一个"疯子"。开始有一点怕，但是因为A陪着我，还是壮了不少胆。那时他们旁边正好进来一个老太太，坐在她旁边一点都不怕。老太太旁边正好有一个空座位。那时候我在想：为什么这个老太太看着她一点都不怕，我为什么那么怕呢？如果我坐那个座位的话，就跟那个"疯子"几乎挨在一起坐，即使中间隔一个座位，我还是不敢坐。后来，我鼓起勇气，跑到那边去坐，与那老太太一起和她聊天了。聊着聊着，我就一点也不怕了。我觉得这种患者并没有我们想象得那么可怕，她也有自己的情感，自己的痛苦她也知道。她跟我讲的时候，我真正关心地问她的情况，她的眼泪就一直往下流。她说她妈妈把她绑了起来，她可以原谅她爸爸，但不可以原谅她妈妈。那时我觉得其实她的情感真的和我们正常人差不多，虽然可能有一些举动她自己控制不了。所以，我觉得他们其实也没那么可怕，而是我自己想象得太可怕了。后来上楼的时候，要是我一个人的话，我也不敢跟那个男人搭话。A和他说话后，我就有勇气去问他了。要是以前我肯定不干，也肯定不敢。因为他有很多动作，以前我最忌讳的就是“疯子”做的一些动作。他手到处指指点点，这样那样的。但是我发现在我去问他厕所在哪儿的时候，他还指了一下。我觉得他其实也没那么可怕。虽然他平时做的动作或许他自己也控制不了，但很多情感和我们正常人是一样的。你说过，很多东西都只是自己的想象，是自己把后果想得太可怕了。

这里补充一点，鲁教授今年80岁了，从19岁来到南京，先做了三十多年的精神科医生，后来二三十年做心理医生。根据他对90例强迫症、恐惧症进行了15～30年长期随访，没有一个最后变成重型精神病的。所以不要以为我们这样就可能变成精神病，精神疾病和心理障碍有比较严格的界限，即使是精神病人也没有想象中的那么可怕。鲁教授在精神科工作三十多年，从来没有哪个病人和他动过手。精神病人除了有时出现幻觉、妄想等思维异常之外，其他绝大多数心理都是正常的。即使是精神病，他也知道谁对他好，谁对他坏。精神障碍者也需要关怀。你如果尊重他，他同样也会尊重你。精神科病房我去过多次，里面都是比较安静的，就像一般的内科病房，更没有精神障碍者见人就打的情况。因为你不了解，所以才想象得那么可怕。就像我们会过分讨厌有些人一样，你感觉他特别可恶，实际上是因为你不够了解他。

第四节 理智面对反复，避免逃避

一、遇反复而不惧，处逆境而不馁

在心理治疗中，反复是正常的，一次都不反复是不可能的。只有不断战胜反复，不断地总结经验，才能不断进步。反复不完全是坏事，每次反复都是一个新的挑战，更是一次提高的契机。任何时候都不要失去信心，不要放弃。只有在心理素质提高到一定高度时，熟练掌握对付它的规律，才能较少反复或者不反复。

有时反复甚至比原来还严重，重新跌入情绪的低谷，这也是正常的。即使自己状态很差，情绪低落，万念俱灰，感觉到都想放弃生命了，也要想到集体治疗班上所说的“不要灰心，继续向前走”，及时给自己积极的暗示。许多病友各个方面的条件都不错，但是他却总是看到自己消极的一面。当一个人自卑或无助到极点，感到一无是处，并且从悲观的角度看问题的时候，会选择什么？放弃。**逃避与面对，只是一个转身的距离，却呈现出两种完全不同的人生**。放弃就是逃避，逃避的极限就是自杀。“人之情，莫不恶死而乐生”，哪个人愿意死？！为什么有的人活不下去呢？活不下去，是因为他的人生态度问题，是因为他的心态问题。换个角度想想，没什么大不了的。任何情况下都不要失去信心。**除非你放弃，否则，你永远不会被打败。**

二、避 免 逃 避

1. 逃避的危害　克服“怕”字，最关键的是克服逃避。关于逃避我们前面提到很多，如逃避是治疗的大敌，是治疗失败最重要的原因等。那么，什么叫逃避？《现代汉语词典》解释为：躲开不愿意或不敢接触的事物。躲避灾害、天敌或压力是人的正常行为，正常的逃避对人的生存和发展是有好处的，每个人多少都会有逃避心理，因为逃避可以使恐惧或焦虑得以缓解，因此，逃避本无可非议。如果某种逃避现象是大多数人面对某个事物或情景时都会发生的，这种逃避就是可以理解的，或者说是正常的。但如果某种逃避现象是因为躲避病态的“怕”而产生的，只在极少数个体中产生，这种逃避偏离了常态，就可称之为病态逃避。病态逃避往往会成为病态思维滋长的基地，从而成为心理治疗的拦路虎。我们这里可以将病态逃避定义为：**因为“怕”而躲避正常的事物或表现出不当行为**。正因为逃避有缓解焦虑和恐惧的作用，可以换来一定的轻松和安逸，因此，逃避一次，就可能逃避第二次，经过多次强化，往往容易形成习惯性的条件反射，逐步形成一个人习惯性的心理或行为方式，久而久之，慢慢积淀成为性格的一部分。心理障碍者的逃避往往发生在“过头”性格的基础上，因此，病态逃避极为常见。

治疗时，改变以前的病态思维定式，类似于拿刀割肉，必然是痛苦的，但苦中有乐；若怕疼而贪图安逸，选择逃避，就选择了永远的痛苦。在克服心理障碍的过程中，谁逃避，谁失败！**逃避是个无底洞，逃避没有出路**。逃避无助于问题的解决，只能使债务越积越多。逃避换来的可能是暂时的轻松，却意味着长久的失败——青春、亲情、事业等会在逃避中消逝，人生的失败就难以避免了。逃避的理由很多，但目的只有一个：不敢去面对和挑战自己的“怕”。

下面这个关于小猫与影子的寓言故事，能够很好地表现逃避心理：

“影子真讨厌！”小猫汤姆和托比都这样想，“我们一定要摆脱它！”然而，无论走到哪里，汤姆和托比发现，只要一出现阳光，就会看到令它们抓狂的自己的影子。不过，汤姆和托比最后终于都找到了各自的解决办法。汤姆的方法是，永远闭着眼睛。托比的办法则是，永远待在其他东西的阴影里。

在日常的生活、学习和人际交往中，大家会遇到许多自己不愿面对的痛苦。我们通常的解决办法是：要么像小猫汤姆一样，彻底扭曲自己的体验，对生命中所有痛苦都逃避，像鸵鸟一样自欺欺人；要么像小猫托比一样，干脆陷于痛苦，把自己的生活搞得一团糟，通过麻木自己，以更大的痛苦和代价掩盖原初不愿面对的痛苦。实际上，真正获得快乐、走出阴影的方法就是勇敢正视痛苦，不逃避。正视并接纳痛苦，在痛苦中前行，能让自己不断获得成长的力量。痛苦也能成为自己的人生财富。

2. 常见的逃避形式

（1）为"怕"字说情，找理由、找借口，屈从于病态的"怕"。很多人总是抱着"万一"不放，为"万一"找借口，屈从于病态的"怕"。什么叫抱着"万一"不放？比如，别人会不会对自己有什么看法？这个事情会不会有什么后果？万一别人那么做，我也那样做了怎么办？万一是真的，怎么办？病态的、虚假的纸老虎，人家都认为无所谓的，你就是放不下，就是担心，还常为自己的"怕"找理由、找借口，那不就是逃避吗？"万一"也是个无底洞，天天被"万一"牵着走，怎么可能走出来呢？

"习以治惊"——疗效的取得在于对待病态思维的"心理活动过程"的改变——由"怕→不怕"的过程需要不断地挑战和实践。接受心理疏导治疗后，很多患者明明知道自己对某些事物或处境的"怕"是不必要的，是"虚假空"的，但是往往一接触到这些事物或处境，就习惯性地屈从于病态的"怕"，穿新鞋，走老路，继续自己的病态行为模式，并想方设法为"怕"和"万一"说情，陷入病态陷阱中无法自拔，当然无法形成新的、健康的行为模式。

（2）逃避正常的社会功能。社会功能包括学习、工作、人际交往、日常生活等。维持正常的社会功能、保持与社会的正常接触对克服心理障碍有非常大的帮助，也是取得疗效的必要条件。通过正常的社会交往，对病态思维进行转移、价值感的满足等都是克服心理障碍不可或缺的因素。人不可能同时同样关注两件事情，当一个人的思维在思考正常的事情时，就减少了对病态思维的关注。有心理障碍后，社会功能往往会受到影响，但是千万不能因此而逃避社会功能，否则，会更加不利。很多病友以“我有病”、不适应、痛苦等为借口进而逃避。如果该工作不工作，该上学不上学，躲在家里，什么都不做，一天又一天无所事事，就会像犯了盗窃罪一样。为什么？缺少了价值目标，空虚、自责、自罪、无价值感、无意义感等就会随之而来，这样就会陷入恶性循环。该工作就工作，该上学就上学，正确的导向加上一定的勇气，你就会慢慢充实起来，快乐起来。

(3) 过多地归因于外部因素。有些人常抱怨他人，如父母、同事、朋友等，有的常抱怨社会，甚至有的抱怨自己的“命”不好，总慨叹自己的不幸。有的会沉湎于过去，总回忆美好的童年时光，怅叹今日的痛苦与无奈。实际上，更多的时候，**命运掌握在自己手里，你可以决定今天干什么，今天不干什么。喜欢慨叹过去，喜欢忧虑未来，就是不喜欢着眼现在，也是逃避现实的表现。**

虽然心理障碍的发生与外因有一定关系，但内因在障碍的形成、发展中起着主要作用。心理疏导疗法认为，在各种内因中，性格缺陷才是心理障碍的根源。单纯地改变现实因素（外因）解决不了本质问题，同时，一个人的外部因素往往是其无法决定和改变的。如果患者把所有的症状都归咎于外因，就无法深入地认识自己的根本原因——性格缺陷。这样，往往会反复纠缠于症状，就症状谈症状，陷入“掐树叶”的怪圈。想克服心理障碍，只能调整自己的内因——改造性格缺陷、提高心理素质去适应外部环境。抱怨外因、抱怨命运的不公，将责任推给父母、他人，是逃避现实和没有深入认识自我的表现，抱怨太多的人都是不太成熟的人。

(4) 过分依赖他人。很多心理障碍者从小缺少面对挫折的锻炼，缺乏独立处事和决断的能力，依赖性较强。进行心理疏导治疗，想取得疗效，就必须克服依赖心理，增强适应社会的能力，增强独立面对困难和应对各类心理-社会刺激因素的能力。

首先，要克服对家长的依赖心理。要想获得成长，必须让患者独立地在生活中实践。否则，“纸上谈兵”并不能帮助其真正取得进步。同时，摆脱依赖心理、增强适应能力也是挖去“树根”——性格缺陷的重要内容之一。否则，一遇到困难，症状就必然会反复出现。此外，家长不放心也是导致患者过分依赖的重要因素之一。经过疏导治疗后，不少患者想寻求独立和主动实践的机会，但有些家长却“习惯性”地不放心，总怕患者“万一照顾不好自己，怎么办”。过分关心，与其说是患者过分依赖父母，不如说父母已经习惯于患者的依赖了。患者本来就犹豫不决、依赖性强，总想有个依靠，若家长习惯性地包办代替，为患者提供“靠垫”，患者当然“舒舒服服躺下”，不愿“起来”。这种紊乱的家庭关系不调整，患者的依赖性无法摆脱，就很难有大的改变。

其次，不能过分依赖心理医生。心理治疗的目标是让患者逐渐独立起来。如果到了最后，患者感觉离不开这个医生，或离开这个医生就无法继续生活，这种治疗关系就不是建设性的，这个治疗就是失败的。如果患者一遇到问题或稍感困惑，就找医生，希望得到医生的指导或安慰，就会失去了自我认识、自我成长、自我反省的机会。学会自我疏导是治疗的目标之一。遇到困难，应该自己先去克服，经历摸索、挫折与痛苦，才能获得成长。痛苦以后才能轻松，正如经历过黑暗你才能见到黎明一样。如果过分依赖医生，何时才能提高？

经历痛苦并战胜挫折是新的行为模式和认知结构形成的重要过程之一，也是心理治疗的重要内容。心理疏导要求患者巧于联系自我、举一反三；“不知→知”的疏导治疗模式也非常强调认识与实践的重要性。缺少了这些认识、实践和领悟，就会给治疗造成一定的阻力，延缓疗效的取得。

（5）过分依赖药物。对于各类神经症的治疗，只有通过心理治疗，不断矫正各类不适应的心理或行为，并认识和改造患者的性格缺陷，才能从根本上消除各类心理障碍的症状。部分患者不愿承受心理治疗的痛苦，总期盼服用某种药物后，就能快速治愈自己的障碍，因此，对药物过分依赖。但过分依赖药物，往往会减少心理治疗的动力，往往会削弱患者心理治疗的能动性，前进目标就不会太明确。心有旁骛，很容易导致患者得过且过。比如，上山有两条路，感觉心理治疗这条路有些艰苦，就会总想着另外一条路是不是会更轻松一些？虽然各类抗抑郁或抗焦虑药物对缓解焦虑和抑郁情绪有一定作用，但只有心理治疗才能治本，才能解决因为性格而导致的心理障碍。

（6）逃避治疗。虽然最优化和胜利的喜悦令人向往，但心理治疗的过程却是比较痛苦的。因为，矫正任何一个习惯都是不易的。改变旧的行为模式，逐步形成和适应新的行为模式本来就是一个不适应甚至非常痛苦的过程。因此我们常碰到一部分患者，怕接受治疗的痛苦，宁愿逃避。选择长痛还是短痛？顶不住这个痛苦，就会投降，但这个痛苦别人的确无法代替。比如说 E，如果因为怕“疯子”就不去挑战，就很难进步。去挑战了，进步就快，这就是其痛无比后的其乐无穷。逃避治疗，缺乏治疗的能动性，想取得进展是不可能的。

除了怕痛苦之外，有一些患者会因为怕其他患者的症状“传染”到自己身上而逃避与心理医生接触，逃避治疗。

（7）警惕逃避的一种新形式——失去目标。不少患者原来是一个非常要求完美的人，对学习成绩、对工作成就、对别人的评价都非常在意——这是一种极端的性格。但出现心理障碍后，由于症状的干扰及痛苦的煎熬，逐渐出现了另外一个极端——破罐子破摔，或者说似乎与世无争。原来不肯上学的，学校倒是肯上了，但却抱着一种不求上进、玩世不恭的态度。

或者为了应付家长，就在那里混日子：让我上就上吧！但是不肯努力学习或工作，甚至睡懒觉、上网成瘾、旷课（工），基本任务都无法完成。他们似乎把事情都看开了，什么都无所谓了。实际上，这是他们心理素质差和彻底失去信心的表现。好像看开了，似乎与世无争，表现轻松淡定，实际上，是无法轻松面对现实的一种逃避现象：无法适应，就把自己隔离起来，进入一种麻木状态。这种情况下，他们就很难获得成就感和自尊感。因此，陷入一种不良循环之中：过分要求完美→障碍和症状干扰→无法达到自己想象的目标、痛苦不堪→失去信心→麻木和逃避→不努力或玩世不恭。

他们对于自己当前的选择或人生哲学似乎有一套能够自圆其说、看起来也冠冕堂皇的理由，但深入一些探讨，那些理由都是逃避的借口。多让其参加一些能获得价值感的活动，如鼓励他们劳动或者去帮助别人，让其慢慢找到自信和价值感，可能会有帮助。

（8）极端的逃避形式——自杀。有个患者说："宁愿得癌症，也不愿得心理障碍。"为什么？"患了癌症，别人还能给予同情和理解，如果有了心理障碍，有时连自己都没法理解，更别说让别人理解你了。没有人理解是最痛苦的。"心理障碍的痛苦难以言表。有些人无法忍受这种痛苦而选择轻生，这是一种极端的逃避形式。这样的死是最窝囊的，是被自己想象出来的纸老虎吃掉的！放弃生命，太容易了，但这样死去没有任何意义。自己如果被真老虎吃掉，别人还能给予同情。如果被自己想象出来的纸老虎吃掉，类似于自己挖坑把自己埋了，那不窝囊吗？这样死去，除了留给家人泪水和他人的不理解，可能留不下任何东西。很多患者不怕死，却怕丢面子、怕不干净、怕不够好、怕别人的一句话、怕染个什么病……

下面是我与一位参加过集体疏导班4个月后的社交恐惧症患者的对话，从中可看出他逃避的表现。

患：黄老师，我今天又逃避了。我的一个同事说要给我介绍一个女朋友，让我去看看，我怕我会出丑，没敢答应去看，你说这怎么办啊？

黄：你说呢？

患：其实我感觉到好像又反复了。也知道这样下去只有死路一条。

黄：那就挑战，去就行了，不但要去，而且要主动一点。第一次和女孩子见面，主动聊一些兴趣爱好、经历之类的，可以问人家，也可以自我介绍。

患：好的。但是真的很难啊！

黄：是啊。所以，我说艰难的时候支持你，不难就不要支持了，但你一定要勇敢点儿！

患：那我只能去试试了。

黄：只有挑战，才能逐渐进步。但也不要太急，不可能通过一两次实践，自己就特别轻松了，不可能一蹴而就，需要磨炼。

患：你说我可不可以把这次就当成不会成功的试验品看待啊？这样我的压力会小一点儿。

黄：就是这个意思，抱着百分之九十不会成功的心态。

患：那就好办了，这样可以避免失败了，而且经常会有意外的收获。

黄：是啊。所以，降低要求，非常重要。

患：谢谢，我明天先去试了再说，认识一点做一点。

黄：对，就拿这次相亲练练。最重要的是别被自己的想象所吓倒，而是鼓励自己，主动、积极地和人家接触。实际上，你还是很会讲话的，只是太不自信，与人交往时容易紧张，淹没了你的才华。

患：哈哈！我从来没有觉得，只感觉与同事相比，我什么都不如。

黄：没什么比的，要比和自己比，不要虚荣心太强。做一个温和、平和的人最重要，而不是对自己要求过高，如口才、风度等一定要怎么样才行。

患：好的。只要这个大叶子摘了，估计以后的事情就好办了。

附：常见的逃避语言

1. 我的症状和他们不一样，他们怕的都是纸老虎，都是根本不可能的，但我的不一样，我的是很有可能的！

2. 我知道应该（一般）不会的，但是就是不放心，万一……

3. 我不是怕，就是有点不放心！

4. 我比他们都重，比他们都痛苦，我是最痛苦的！

5. 他们的担心都是多余的，至少不牵涉生命。而我的担心是关系到身家性命的，牵涉到死亡，能不在乎吗？

6. 那里的人际关系太复杂，人员素质太低，换个人际关系单纯一些的……

7. 如果……就好了！

8. 命好苦啊！

9. 都是××（父母、其他人等）不好，要不然……

10. 到时候会不会出现什么情况？万一……怎么办？

11. 天啊，这个太……是人都受不了的。

12. 算了，舒服一天算一天。以后再说吧！

13. 让我去做（行动），我想想……

14. 这次就算了，下次（明天）行不行？

15. 我知道我应该（做）……但是……等我调整好了，再去（做）……

16. 我知道应该……但要抬脚或出手时就犹豫不决了，多希望有个人逼我一下。

17. 我感觉那种情况仿佛确实是会发生的！

18. 他们太粗心（太脏、太不注意安全等）了，应该……

才行！

19. 昨天明明……但是总害怕是不是真的……

20. 一点儿小毛病，重复一下没关系！

21. 等下次（明天）再说吧！

22. 书上说反复是必然的，也是正常的，那就重复（逃避）一次吧！

23. 与其这么痛苦，不如死了好！

第五节　实践锻炼阶段总结

第二阶段主要是实践锻炼阶段，正如爬山爬到最陡处一样，大家都会感觉很艰难，需要改变观念，主动实践。在面对“怕”字的时候，让你别走以前的老路，往往感觉怎么这么难呢？有的人顶不住，就容易逃避，滑下山去，这正是心理治疗的难度所在。究竟是逃避一下以换得暂时的轻松，还是接着向上继续攀登？多数人当然会选择继续攀登，“无限风光在险峰”嘛！但继续向上，需要极大的勇气与毅力，要忍受巨大的痛苦与煎熬。

在“登山”的过程中，还有几点是值得大家注意的。

第一，需要坚持。

无论淡化病态思维还是克服病态行为，都需要坚持。C，你就得“坚持”，你不坚持就会逃避，暂时的轻松会导致你一辈子的痛苦。**痊愈在坚持中孕育**——山重水复疑无路，柳暗花明又一村。要坚持摸索，不要逃避，实践如黎明前的黑暗，胜利就在再坚持一下中。“长期坚持，慢慢放松”，第一是怕大家不能坚持，第二是怕大家太着急，看到其他人症状轻了好多，就疑惑：“自己怎么没什么进步啊？”不要急，只要你不放弃，一直攀登，总有一天会豁然开朗的。对事物的看法逐渐“由黑色的，到黑灰色，到浅灰色，最后到白色”，有的可能要经过很长时间的探索，有的可能时间会相对短一些。就像爱迪生发现钨丝最适合做灯丝一样，经过几千次失败，最后才成功，难道他前面是完全失败的吗？不是，他一直在为最后的成功架桥铺路。

比如G，你讲话的时候大家都在看你，你肯定心里很紧张，处理这种紧张就是你的一种实践。你一开始和我讲话时可能非常紧张，现在慢慢好一点儿，不那么紧张了，这就是实践的效果——反复实践，才能习以治惊。一般来说，社交恐惧实践起来是有些难度的，你现在敢提问、敢上台就是一种实践和挑战，就是进步。话又说回来，社交恐惧难，其他的实践起来也不容易。比如B的强迫动作，克服起来应该说相对简单些，但真的简单吗？每个人谈到克服自己的症状，都认为是最难的。B看社交恐惧会认为：“算什么啊，小菜一碟，顾虑那么多干嘛！”“目光又不吃你，人家怎么看你，你心里想那么多干嘛！你怎么那么放不开呢！”但一谈到她自己，就懵了。以前有个恐惧艾滋病的病友，参加疏导班期间，原地踏步，进步很小。临走前，还不断问我关于艾滋病的事情，我为了避免和他一起“掐树叶”，就拒绝回答他。出乎我的预料，没想到回去以后，他敢于挑战，竟然外出打工去了。后来他给我打电话，我有时故意吓唬他：“艾滋病最近又出新亚型了，国内可能还检测不出来，你怎么办？”他已经无所谓了。

有的人会问：“症状减轻的时候，知道往‘中间’走，能够不在乎。但有时状态特别差时，浑身无力，迈步都很难，别说爬山了，那时该怎么办？”症状轻的时候，你就享受快乐与轻松，当你状态差时，应该自我鼓励，坚持“少想多做”，逼自己再忙一点儿。

第二，需要不断领悟与反思。

在实践的基础上逐步认识、领悟，才能不断提高自己的心理素质。只实践，不领悟，不反思，容易进入误区，迷失方向，影响信心，反过来导致实践不下去，陷于逃避之中。要避免陷入与病态思维的纠缠之中，否则，如果在“坑”里自怨自艾，不行动，永远无法爬出来。当你状态差的时候，如果陷入时间过长，可以从性格上去认识与提高。性格改造是永远不变的主题，是指引我们生命航程的“灯塔”。我前面讲的方法、策略等只是前进过程中的一些手段而已，性格改造才是大方向。

反馈点评：第二轮

J反馈：

J的反馈，我看了以后感觉非常好，她以前一直吃药，情绪非常低落，现在开始与自身问题相联系了，非常好。能够反思自己的问题，改变看家人、同事、朋友和看世界的眼光，这就是我们前进的方向，也就是我前面讲的给自己积极的暗示。我们这个集体绝大多数都在往前走，进展都非常好。她问：“是不是不管外界发生什么事我都要去接纳它？通过内因来寻找原因，然后去调整认识？有些担心的事最后就是现实，正常人也会担心啊，应该扣上病态思维的帽子吗？”我们所讲的扣上病态思维的帽子，主要是便于治疗。目前是针对病态和症状，我建议扣这个帽子。我之前讲的只要情绪低落的时候就扣上病态的帽子，是因为很多人不知道自己的忧虑是不是过头了，因此陷入负性情绪之中，此时，我们扣帽子更要果断。此外，即使是现实因素导致了自己的负性情绪，我们建议也扣上病态的帽子。在心理素质还不高的情况下，我们不妨先这么做，在遇到现实情况让自己心情不好的时候，我们不妨先接纳，不要完全被自己的情绪带进去。等到了心理素质比较高的时候，是否是多余的担心，到时自然就能看清楚。为什么？高度不同了。有时也要一分为二地看，是自己的原因还是别人的原因，如果是现实危机，面对现实去解决就行了。但是无论如何，不要让自己陷入情绪漩涡后再去处理现实问题，因为带着负性情绪去处理问题，效果往往不会太好。

B 反馈：

B 虽然经历了好多年的痛苦，治疗经历也很多，但这次进步蛮快的。他的认识是没有问题的，今后的关键是看她如何去做了。你只要有勇气，一次次去挑战，即使现在进步不是很快，但回去以后去做，去领悟，一定会有非常大的进步。

I 反馈：

I 的反馈和我讲课联系不是太多。但我能够理解，你昨天挑战后，今天注意力不太集中，有时候紧张，容易走神，接受信息量没有人家那么多。但只要你继续保持这种实践的勇气，就是非常好的。

D 反馈：

因为前面我们总是提到睡眠的问题。讲了以后，D 就往自己身上拉。她说："我也怕失眠，特别怕。昨天晚上没睡好，三四点才睡。"没关系，这也是一个症状，有的人经常把别人的症状往自己身上拉。没关系，我们这个治疗就是克服各种"怕"字，面对这个"怕"也要活学活用。D 虽然昨天晚上只睡了两三个小时，但是她坚持少想多做，坚持来上课，这是要表扬的。

她还写道："还有很多东西，我们已经知道但不去实践，还是不知道路该怎么走，治疗就像学自行车一样，歪到一边了，跌倒了，这时候就看你有没有跌倒后爬起来的勇气，还有没有拔正平衡的胆识。"这个学自行车的比喻很形象，比我讲课中的两个误区及走钢丝更容易理解。刚开始学，因为紧张，不是左倒，就是右倒。想学会的关键是不怕跌倒，然后通过练习逐步摸索不左不右的平衡感。如果你胆子太小、太紧张，总怕跌倒或跌倒后没有勇气再次挑战，可能永远学不会骑自行车。你是什么样的人，只有在跌倒后才能看出来。别害怕跌倒，关键是摔倒之后，你是爬起来呢，还是继续躺着？人家为什么学得这么好、这么快，人家也跌倒过，但人家很快地学会了，因为他有勇气。你学不会或学得慢是因为你胆子太小，太不自信，道理是一样的。

G反馈：

“在自己比较在意的场合，想说的话到了嘴边却说不出来，很难受，憋了很久才说出来，但是等说出来的时候已经不合时宜了。以后再遇到这类情况该怎么办？”

其实说与不说不是太重要，看场合就可以了。最重要的是，说完以后不要总去回想、自责、后悔，这种事过之后总爱回想的习惯是最害人的。因为，依大家的性格，一回想，就会习惯性地“掉下去”。有的人说完以后觉得自己很可笑、很幼稚，有的人说话偶尔不是那么礼貌、说得不是太完美，说完以后就反复想，怕别人不理解自己的意思，或怕别人误解自己等。如果你把一句很中性的话“放大”，任何一句话都不太会令人满意。这是一种病态的习惯，要尽快走出来。此外，你的反馈反思太少，深度太浅，联系自己太少，实践的过程需要更多的反思，这种领悟要往深处去。深度不够的话，你的认识转化得就少。但我很欣赏你的勇气，你能一直坚持，不逃避，勇气很好。

E反馈：

“我目前的问题还是如何调整睡前的心态，如何能做到顺其自然的入睡，如何在睡前什么都不想。”又错了，睡前什么都不想，谁也做不到。即使睡着了，还会做梦，还是会想事情的，只不过是没有烦、没有怕、没有极端而已。

“老师画的条件反射示意图，让我感到症状会在一段时间内消失，但病态思维仍一直存在，并会出现反复，现在尽快从中走出来，转移到正常思维，缩短R1到R2的时间，这是我的目标。”他接受疏导治疗也有一段时间了，但一直走得比较慢，所以他有这个“尽快从中走出来”的想法我是可以理解的，但我希望把“尽快”拿掉。只要你方向对了，坚持不逃避，多去实践和领悟，会走得比较快。你如果以“尽快”要求自己，必然欲速则不达。

“关于老师讲到工作狂、‘白骨精’的问题，我感到我的工作状态有点相似。现在的工作太忙，持续的时间太长，所以，我准备更换一个新的工作环境，已经找好下一家单位了。生活应该更加注重质量，幸福只有自己知道。”

跳槽的目的有两种：一种是为了更好地发展，一种是为了逃避，后者是不可取的。要不要换工作，要具体分析。如果这个工作你还比较喜欢，而且也熟悉了，就不要因为心理素质不高，适应不了而更换。如果当前的工作不符合你的人生观、价值观，没兴趣，当然可以换。但即便如此，也要考虑现实因素，一步步走踏实才行。如果辞职以后，会有个更好的、自己更感兴趣的工作，那完全可以。否则，现实就会无情地惩罚你。我原来在机关工作，待遇不错，但我对这份工作并不感兴趣，所以感觉像是在浪费生命，才考了医学心理学研究生而转行的。因为我有打算，也有兴趣、有目标。如果因为心理素质差，不能适应人际关系，那就不要换，否则，越换越糟糕。因为你现在的工作比较熟，换了一个又要花时间去适应新的人际关系，适应新的工作节奏。上期有个学员，因为心理障碍，不能适应人际关系，每到一个单位，最多干四五个月就要换，连一些很好的工作也辞掉了。我跟他说：“三思而后行，等你心理状态调整好以后，再做决定比较好，否则，一直这么逃避，对你不利。”心态不好，要求完美，处处敏感，顾虑多，到哪儿都不适应。为什么我一再讲，不能抱怨外因？因为外部世界是无法改变的，能够改变的唯有我们自己。如果你的工作不是很差，仅仅因为心态问题不能适应，那么你就在这个环境中继续锻炼自己，这反而有利于性格改造。

你很年轻，如果你找的那个工作更符合你的价值观，适应得了，忙一点儿，收入高，跳槽也可以。

H反馈：

“我感觉与人交往是慢热型的，刚开始比较内向，熟了以后话就很多，爱讲笑话。”

我们这里有好多人都有这种问题，表面比较被动、呆板，熟悉以后都是很幽默的。

“应该如何克服一开始与人交往不够主动的情况？想与人交往，但心中有阻力，怕别人如何看自己，如何解决呢？”

如何解决？你自己应好好反思一下。我的建议：首先，要有勇气。当你想与人交往时，少想多做，主动上前，主动与人打招呼，主动伸手，多微笑，多赞美别人，这样人际关系才会改变。不要去多想“哪些话能讲，哪些话不能讲”，不要顾虑太多，想讲什么讲什么，没关系。其次，学习一些日常人际交往的礼仪，如上下级、同事、同学间的关系应怎样处理等。但总的来说，就是不要顾虑太多，否则，想得太多，你的手就举不起来了，腿就走不动了，就不可能主动起来。所以，你的反思应当是如何放开自己？其实，有什么是不能讲的呢？你太严谨，顾虑太多。我想，你也不会和一个不熟悉的人讲一些流氓的话。像大家这种严谨的性格一般不太会说错话，也不太会做错事，即使偶尔出错，也不会错到哪里去。你这么多负担哪里来的？要自己反思了。

F反馈：

昨天晚上七点多，我们在一起聊天后，G提议我们去一个女孩子的房间锻炼一下，因为我们都有这方面的障碍嘛，但我感觉，毕竟人家是女孩子，就这样去有点儿冒失，后来他又劝了两次，我们在房门口按了门铃，但还是没敢进去。自己想去做，但不敢去做。

这种事情，是一种自我挑战，当然是应该做的。集体治疗班就是为大家提供一个锻炼的平台，互相帮助。你完全可以果断地敲，敲完以后，和人家说："我是 ×××，想过来聊聊。"别按了门铃，你反而退缩了。在这个治疗班上，我鼓励大家互相交往，人家肯定是不会排斥你的。为什么？排斥别人等于孤立自己，不接纳别人等于不接纳自己。

"如果当时进去，确实有点不敢，我想也没必要强求。"

人家没有排斥你啊，是你想得太多了！晚上七点多，又不是十一二点，你完全可以进去，而不是退缩。就像 D，我没叫她去，她自己就去实践了。如果像你一样，再考虑考虑，一"考虑"，就很容易逃避，很容易退缩或放弃，"再考虑考虑"就是典型的逃避语言。与人交往时，要主动才行，人际交往的能力需要在主动实践中学习与提高。

C 反馈：

C 在反馈中问："通过昨天的学习我觉得自己的性格绝对是过于严谨、小心、认真、仔细，我的治疗还要走很长的路，即我还要再忍受一段很长时间的心理炼狱。何其痛苦！我能挺得住么？"

长和短取决于你的决心与勇气，取决于你是否果断。还没开始就没有信心，怎么能调动自己的主观能动性和积极性呢？就像爬山一样，还没有爬腿就软了，能不摔下来吗？

C 在单位里有一个好朋友，和他关系非常好，算是一个知己了。他告诉这个同事自己有强迫症，他的这个同事很理解他，就跟他说："以后你有什么问题就问我吧！"这个同事确实是好人，但是他不懂心理学，因为他会让你产生依赖心理。实际上，他是在和你一起逃避。

附：A反馈材料五

黄老师，我今早跟你说的进步过程中的三个阶段：①糊涂：完全不知所措；②明白：明白了病态思维来了以后该怎么做，但十分机械，类似于刻意用学来的方法去解决生活中遇到的问题和出现的症状，但这是必须经过的一个阶段；③习惯成自然：模模糊糊、朦胧的感觉，好像所有学来的知识和方法都已融为一体，又不太容易记起一条条的原则或处理问题的方法，但是遇到问题后能形成正确的条件反射，以正确的方法去解决问题。例如：我一想去重复检查门，脑子中就会觉得这好像很无聊，没有什么必要；看到路上有狗，就会觉得——唉，一种正常的社会现象，大家都一样，无所谓。似乎已经不去考虑什么咬不咬，狂犬病不狂犬病的，我觉得这才是正常的思维。至于我现在，据我的自我分析，还处于第二阶段向第三阶段的转化过程中，也可以说是二三阶段的交叉区域。

为什么说我有第三阶段的领悟呢？因为我遇到原来曾经怕过的事，没有来南京之前，如果刻意注意，还是怕，但我现在已经可以在几秒之内将它排解掉。例如，原来自己总会在意："自己会不会不认识字？自己的认字能力有没有问题？"自己越是怕不认识，就好像真的不认识了一样。现在认识到，自己当时是被它牵着鼻子走了。而现在本身这种思维就不太经常出现，就算我刻意去想它，脑子中马上会呈现出："我为什么会这么想，这显然不太可能！"或者觉得这种想法是没有意义的和可笑的。再者，我原来与许多病友一样，会关注自己的呼吸，一旦关注，呼吸就好像不正常了一样，而且越是关注，越不正常，最后弄得我好像都不太会呼吸了。而我现在的感受是：就算我去刻意注意我的呼吸，确实还有些不自然，但是我很快就会觉得没必要，不去关注它，大脑中好像自动把它定性为——没什么事，无所谓，这也就类似于良性的条件反射。就算有时候陷进去一点，及时用所学的方法排解：①接纳它，允许病态思维与自己共存，而不是去排斥和担心；②忽视它，也就是不过分重视它，这种病态想法也自然会淡去。其他以前的强迫与恐惧思维，如东西摆放位置的好不好或者摆放得正不正，这些问题在我脑子中也就是一闪而过，而替代它们的就是"无所谓"——那些东西如何摆与我有什么关系！迷信是骗人的！

但为什么说我还处在第二阶段与第三阶段的交汇处呢？如有些东西关系到自己的切身利益，自己还是会很害怕，这时候既然大脑一时把它排解不掉，我就用所学的规则和方法进行排解，一步步积累经验，提高认识，以达到最优化。就拿我中午吃饭时冒出来的一个思维来说：一位女士在洗脸池前照镜子，我侧身从她身后过去，她刚好弯腰整理大衣，我正面对着她的背面，这时我就联想到我原来上过不好的网站上的一些不良画面，我当时就害怕会和人家有性方面的关系而导致严重后果。虽然知道这种想法不太现实，但当时就是怕，脑子中无法形成正常的条件反射将它排除掉。于是，我就运用所学的方法，首先界定病态思维，判断是非真假——我想在那种公共场合发生像我想象的那种事是不太可能的，于是接着就想到这是病态的要坚决地丢弃；其次，我让自己努力做正常的事，不老去想它，或者是转移注意力想些别的事，果然这种怕的思维慢慢地减弱了。同时，我还考虑到，这种现象在公共场合是相当普遍的，如排队时或者在公共汽车上，别人为什么不去害怕而我偏偏害怕？是因为我性格和思维方式的问题，我也应该以别人为榜样，一切都正常化，从而改变自己的态度。

我还有一个症状。有时帮别人端茶、倒水、买饭，这本是生活中十分普遍的现象，但我每次做这些事时，总是担心自己会不会给里面放什么毒药，给对方造成伤害，从而给自己造成不利。另外的担心是怕我如果有什么病，传染给别人，会对别人造成伤害，自己于心不安。我明明知道自己是莫须有的担心，可我还是害怕，这可能同样是由于我性格过于谨慎、过于善良的原因吧。对于这些纸老虎，我会坚决给它扣上病态思维的帽子，接着用“三自一转移”的方法实践。首先，进行自我矫正——认清它是病态的，端正自己的态度与认识，不要被它牵着鼻子。其次，要进行自我认识——认识到这是由于自己的内在原因与性格缺陷造成的，进而进行自我改造。这里包括了许多内容，我认为首先要克服“怕”字，从自己挖的坑中跳出来，并从这一过程中得到领悟，作为改造性格的基础。另外，转移思路是十分必要的，切忌被它牵着鼻子走。

在克服“怕”与“万一”的过程中，首先要树立自信心，凡事不要做可怕的预测，就算有什么情况，到时候再说，一定要保持乐观。在治疗的过程中，症状反复的现象是时常出现的，我们应该接纳它，处逆境而不馁，任何时候都不要放弃。

最后，就是要避免逃避，逃避是掩耳盗铃，它会使你的债务越来越多，对自己更加不利。

第六章

认识及改造性格

第一节 认 识 性 格

想改造性格，提高心理素质，首要的任务是认识自己的性格，否则，就会无从改起。

一、认识性格之难

认识自己是相当难的。为什么？因为性格是我们从小逐渐养成的习惯，已经自然而然地积淀成自身的一部分。我们的性格大多数本身是非常好的，比如做事情严谨、完美、原则性强等，但常常又表现为好过头了，如过分要求完美、过分谨慎、刻板等。好的性格和“坏”(过头的)的性格共生共长了十几年甚至几十年，想认清楚哪些是好的、哪些是过头的非常难。别人很容易看出自己过头的性格，但“当局者迷”，自己往往看不清楚，总会认为那是好的，不肯承认，更不肯丢。为什么？因为那样的特点就代表着“自己”，丢了就不是“自己”了！因此，如何认识清楚，将过头的性格与好的性格相剥离呢？如果想将过头的性格一点点地改造，一点点地剥掉，首先必须先认识它。如何认识？要结合自己进行反思，对照历史，看看现在，逐步认识性格之“过”。你想象的后果，哪些是歪曲的？性格之过在这件事情上是怎么表现的？在以往的事情上是怎么表现的？我为什么总是充满烦恼、痛苦与失败感？应该将这些问题列出来，有的放矢，而不是浪费时间去做那些没有多大益处的事，例如逃避、重复、分析、验证等。

认识自己可以说是天下最难的事情。很多人为什么明明知道这么做或这么想不好，但为何控制不住去那么做或那么想？他们无法真正认识自己，也无法接纳自己，才陷入了自己挖掘的陷阱，自我斗争，无法自拔。自我斗争是人世间最痛苦的体验之一，自我斗争的结果除了痛苦，没有任何意义。因此，逐步认识自己，接纳自己，是每个人成长的必要条件，更是心理障碍者走出“自设陷阱”的必由之路。否则，往往会死抱住“好习惯”不放，不愿触及自己的“底线”——不认为“过头”是不好的，认为自己就应该是那样的。

因为认识自己极为艰难，所以你对自己的认识不可能一下上升到很高的层面，短期内就把自己认识清楚了。有的人活了一辈子，到老死时对“我需要什么？我的价值目标是什么？我是什么样的人？”都不是很清楚。连古希腊大哲学家苏格拉底都感到“认识自己太难”，何况我们呢？你希望能从 20 分直接跨度到 60 分，是很难的。只有从 20 分提高到 21 分，再提高到 22 分，循序渐进才可以。那如何提高呢？通过不断地在黑暗中摸索实践，不断地碰钉子，认识才能不断得到提高。

克服症状和改造性格的难度都是很大的。改造性格之久，可以用“终其一生”来形容。我们现在在山脚下，顾虑太多，将来，谁越靠近“山顶”，谁的视野就越开阔，谁的顾虑就越少。只要目标找准了，路就在自己脚下，就在不断的性格改造之中。方向对了，只要不断地探索，尽管有快有慢，最后都能到达目标。有的朋友不逃避，领悟得好，信心很足，很坚决，那就走得快；有的可能会偶尔逃避一下，但只要方向对了，走得慢点，也能逐步走出来的。就怕你逃避，就怕你“枪口”对着别人，只找外因。

二、认识性格，要深入、具体

有的人说“认识自己性格缺陷，还不简单吗！”认为自己已经完全认清自己的性格缺陷了，并且常说：“我知道我过分要求完美，太严谨了，太敏感了……”但一遇到自己担心的事情，还是陷于“过分完美、严谨……”之中，无法自拔。他真的认识到了吗？差得很远，仅仅是喊喊口号而已。否则，既然你“认识”到自己的问题是太严谨了，太怕“万一”了，能认识到自己的怕是虚假空的，那么再遇到怕时，你就会将这种严谨和怕抛到一边，就不会那么在乎了。倘若一遇问题就陷入其中，就说明你的认识并不深化，或你只是喊口号、光做表面工作而已。

仅仅知道自己“太……了”，而不能将这些“知道”化为自己行动的力量，用于调整自己的不良习惯，也仅仅只能是“知道”而已，绝非“认识”。“认识”是一种成长的力量，一个个珍贵的顿悟，不能凭空产生，其来源于坚定地实践和不息地探索。逃避无法让人产生顿悟，而痛苦、汗水才能让人成长，让人在顿悟中成熟，不断彻悟人生。把自己的心放开，由“小我”逐渐成长为“大我”，别总是把精力用于关注自己的小世界。什么时候能忘我了，你就达到人生的最高境界了。

认识不深化的另一个表现是“只拘泥于症状，而不去思考为什么”。对一些很普通的、别人都不在乎的事物或环境，大家为什么会怕呢？当然是因为自己的性格。有哪些性格缺陷？在目前自己所担心的问题上是怎么表现的？这些都是我们必须思考的问题。

第二节 改造性格

一、性格能否改造

性格究竟能否改造，虽然大家的看法不完全一致，但无论从中国的传统文化还是从我们的临床实践来看，性格不但能够改造，而且通过改造可以使个人的面貌焕然一新，改变前后判若两人。即使是先天的，如人的内外向等都可以通过后天进行锻炼和塑造，更不用说主要为后天形成的性格了，当然可以通过改变行动、改变习惯，慢慢得到改变。

1. 神经系统的大路与小路　我们可以从神经生理学角度看性格能否改造。神经纤维的特性之一就是功能性作用，即兴奋冲动传导抵达神经末梢时，突触前膜释放特殊的神经递质，而后作用于突触后膜，从而改变所支配组织的功能活动。通俗一点说，神经递质就像数量不等的邮递员，即化学信使，会随着组织或器官的兴奋与抑制发生数量变化，进而传递信息，协调个体的心身活动。目前学术界比较认同的观点是，焦虑障碍或抑郁障碍者的重要脑区相对缺乏某些神经递质。一个心态平和的人，这些神经递质相对平衡，而对于一个性格过头的人来说，因为“怕”的存在，遇事容易产生焦虑情绪。偶尔的焦虑情绪尚不会对神经递质产生大的影响，如果是持续的焦虑情绪，神经递质的浓度就会发生变化，原来邮递员走得较多的通道（即“大路”），逐渐人烟稀少，“大路”会变“小路”，即别人正常的感觉我们感觉不到。而原来邮递员走得较少或基本不走的“小路”，反而逐渐越走越多，变成了“大路”。即我们常常有别人没有的异常感觉。长此下去，重要脑区的神经递质浓度就会产生异常，进而加剧焦虑或抑郁情绪。同样道理，如果一个人过分关注身体某一部位，本来关注很少、化学信使很少的“小路”逐渐被踩成了“大路”，反而会感觉某个部位不正常，从而成为“靶器官”。可以看出，过头性格才是神经递质变化和焦虑、抑郁的根源。如果经过心理调整，过头的性格逐渐得到改造，自己不再过分担心、忧虑时，被走偏的“大路”逐渐变成“小路”，本该走的“小路”逐渐恢复为“大路”，神经递质的分布逐渐恢复正常，焦虑就会逐步得到缓解。神经系统的联结状态可以塑造，我们的性格当然也可以塑造。通过深化认识，长期的行动可以改变你的习惯，形成新的习惯，性格的改造自然会水到渠成。

除了神经生理学的科学解释之外，无数人的经验也说明，通过自我修炼，一个人的性格是可以逐渐改造和完善的。本性难移，但并非不能移，如果能够坚持，我们就可以重新塑造自己，创造奇迹的人生。

2. 性格改造之难　为什么性格改造困难呢？性格缺陷就像一个恶性肿瘤，不割，一直会极大地影响自己，痛苦不已；割呢？没有人能帮忙，只能靠自己——拿刀割自己的肉，而且是一刀刀地割，其难度可想而知。改造性格即改变习惯，而任何习惯的改变都是有难度的，会充满着不适甚至痛苦。但改造性格是“登高望远”，可以获得一种战胜自己的快乐。因此，可以说，**改造性格，“其痛无比，其乐无穷”**。

改造性格之难，不仅在于性格形成时间长、扎根深，还在于它的不易察觉。我们做任何一件事情，都不知不觉受到性格的影响。即使是在我们改造性格的具体行动上，它也在影响着我们的态度、方法和感受。试想，如果以病态的性格来“改造”病态的性格，可能成功吗？所以，我们一定要加强自我认识，时常反观自身，反省自身，从而保持清醒的头脑。改造性格不仅需要信心、决心，还需要恒心，要作好进行长期挑战的准备。

拿刀割自己的肿瘤，不但要有勇气，要狠一些，而且刀子一定要锋利，这把锋利之刀的名字就叫“果断”。即在你处理各种“怕”的过程当中，顾虑也好，恐惧也好，一定要果断，快刀斩乱麻。

二、如何改造性格

1. 十二字方针　想挖性格缺陷之“根”，需要什么样的工具？心理疏导疗法提供给大家六种型号的“挖土机”：**乐观、轻松、勇敢、果断、灵活、随便**。大家拥有哪一台？恐怕一台也没有。大家有的往往是这六个概念的反面，即悲观、紧张、害怕、犹豫、固执、拘泥。我们要用六台挖土机去挖掉它们的反面。轻松的反面是紧张，遇事处处小心，想得多，顾虑重重。乐观的反面是悲观，遇事总想到坏的结果，自己吓自己，不自信，未上战场腿先软，敌人未进攻，先把自己打倒了。总认为自己不行，就真的不行了，病态的东西你想就有，不想就没有。勇敢的反面是胆小，果断的反面是犹豫不决。这几台挖土机中，我们差得最多的恐怕就是"灵活"了，遇到问题总钻牛角尖，不会换个角度思考。随便的反面就是严谨、拘泥，被条条框框套死了，不但套死了自己，还套死了别人，结果处处痛苦。

这六台挖土机如何运用呢？随时结合我们自己的情况，付诸实践。无论焦虑、抑郁的，还是强迫、恐惧的，我们大家这六点暂时都还不具备，因为这六个方面是有机联系、互为一体的，如果真具备了其中的一个，其他五个也会有的。例如，拥有"随便"的性格，你就能做到灵活，灵活的时候就不会那么悲观，就不会过分钻牛角尖及忧虑过多等。

我们不但要知道这六台挖土机，而且能够结合自己的情况，在生活中随时用起来。当你又开始严谨时，提醒自己随便一点，没什么大不了的。一开始我们可能还用不起来或者不太熟练，那就不断地告诉自己勇敢一点、随便一点，逐渐熟练，慢慢就勇敢、随便起来了，直至运用自如。把它用在我们生活的方方面面，逐渐由特别严谨、刻板到能够灵活、随便一些。这样到了一定高度，你就会感到游刃有余，处理各种问题都会比较得体、中庸（中庸指既不会做过头，也不会做不到位，是个褒义词，也是儒家文化的精华理念，中庸不是墙头草，别理解成贬义了）。

总结"三自一转移"方法的那位老先生，在接受疏导治疗的几个月中，实践"十二字方针"的经验值得大家借鉴（其中的"您"指鲁龙光教授）：

要战胜这个疾病，没有坚强的自信心是不可能的。没有自信心，情绪不稳定，就会降低自己的免疫功能，就不会调动自身的内在积极性，这样想痊愈是很难的。“患者取得疗效的大小，绝对不会超过其自信心的大小。你有多自信，你的症状就会减轻多少；你没有自信，你的症状就会铺天盖地而来。患者自信心的深度和广度直接影响治疗的深度与广度，包括远期疗效的巩固。”这话讲得千真万确，我这几个月的实践就具体证明了这一点。过去患病几年，由于对这种病的特点、发病原因及如何对待这种疾病心中茫然无措，虽然经过多方医治，均未获得良效。情绪总是悲观、颓废，病情也是一天天加重。鲁教授的疏导，使我真正体会到，心病还须心药医，这才是治疗的根本。因为我真正从道理上弄清了这一点，因此对心理疏导无形中就产生了自信心。由于自信心的加强，精神也就比较轻松愉快，强迫症状随之减轻，这反过来又促进了自信心的加强，这就取得了一种良性循环的作用。当然，要使病彻底痊愈，还要不断强化巩固自信心。还是您讲得好，病情反复、精神状态处于逆境并不可怕，可怕的是丧失自信心，丧失前进、攀登的勇气。胜利都是从自信心强、敢于抗争的艰苦斗争中获得的。今后我一定按您的教导去做，病情反复不惧怕，精神状态处于逆境、处于低谷不气馁，始终保持情绪稳定，以顽强的战斗精神去战斗。我性格上存在着比较突出的缺陷，改造起来的确是一个长期的、艰苦的甚至是痛苦的过程。但是只要我有决心，性格总还是可以改造的。功夫不负有心人，关键在于自己的信心、决心和毅力。为了根治，今后我一定做长期的艰苦努力，尽力按照“十二字”方针去做，逐步地战胜疾病，我在以下几方面有些体会：

第一，患者要有坚强的自信心。自信心对心理障碍患者至关重要。有了自信心，才能保持、控制情绪的稳定，这一点我深有体会。开始治疗的几天，我对心理疏导虽然有信心，但还有疑虑心理。后来在你的启发下，我越来越认识到，这种病没有别的路子可走，心理疏导才是最好的出路。因而坚定了信心，这样疗效越来越明显。

第二，逐步掌握病情规律，采取灵活机动的战略战术，不同的症状采取不同的方式对待。这样，大部分的症状都得到了减轻和好转。如对待那些病态思维，我就从思想上时时强化一点，即鬼魂是不存在的，是我自己胡思乱想想出来的。对于逃避行为，我就采取做完事情不去琢磨的方法；对怕的东西，我采取硬顶的办法。不能怕，也没必要怕。

第三，不断强化和深刻理解"习以治惊"的道理。牢记您的指导，战胜这些东西都是由不习惯到习惯而已。强化指的是自信心的强化和实践的强化。得了这种病的人，情绪往往容易波动，只有强化自信心，才能保证情绪的稳定。另外，我也经常有意识地去进行实践，不断强化这个过程。注意自己情绪的转移，适当工作和进行有益的活动，整天空闲对心理障碍是有害无益的。

第四，遇到逆境和挫折，或者遇到困难，应时时提醒自己，做到有备无患。我患了这个病之后，精神越来越脆弱，经不起一点刺激。因此，遇到一些不利因素时要时时提醒自己，记住"十二字"方针：轻松、愉快、勇敢、果断、灵活、随便。简单说起来，就是要胸怀开阔一些，这样就能减少或者避免情绪的波动。

第五，消除病态思维，不能以病态压病态。经过几个月的实践和总结，我觉得以下方面对症状的好转和减轻起了作用。首先，不断掌握病情的特点和规律，用相应的措施对待。之所以会出现种种症状，除了性格缺陷、环境因素以外，最重要的是犯病后毫无根据地胡思乱想。因此，我随时随地以很大的毅力来控制这种胡思乱想，及时转移注意力，没有使原有的症状加重。思考问题或者做事时，如出现病态观念，就让自己及时停止它，然后进行正常的行为活动。对待一些病态的强迫行为，做事的时候事先警惕自己事后不去琢磨，顺其自然。如一旦出现强迫行为，要分清什么是对的，什么是错的。对的就坚持，错的就不管它。这样，病态行为引起的难受感就会减轻。对待怕的方法，就是按照“习以治惊”的教导，强迫自己去接触那些不敢听、不敢见、不敢想的事物。久而久之，也就“见怪不怪，其怪自败”了。

第六，灵活机动的战略战术有助于战胜病态的症状。对待这些症状总的指导思想是，要有敢于拼搏的精神和不回避的态度。不过，我在这几个月的实践中有个粗浅的体会，那就是，在病情反复的时候，采取适当的、暂时的回避还是必要的。这就譬如在攀登高峰时，在极度疲劳的时候暂时休息一下，否则，只会使病情加重。但是一旦症状减轻，就应该主动进攻，争取全面的胜利。

第七，注意保持情绪的稳定。这几个月的实践，的确不是一帆风顺的，病情还是会出现反复，甚至出现暂时性的濒临绝境，这时，情绪往往容易波动，自信心也会出现动摇，但是我不会像以前那样任其发展，使病情加重，以致于到了难以自控的程度。现在出现这种病情反复、情绪波动时，我就翻阅您给我心理疏导时的记录，特别是关于您培养患者树立自信心的一些文章。牢记您说的，精神状态处于逆境并不可怕，可怕的是丧失自信心，丧失前进、攀登的勇气，并从中汲取营养，培养自信心和稳定自己的情绪。此外，要保持情绪的稳定，其他患者的经验也是值得重视的。其一，就是对今后的事情不做可怕的预测。要逐步做到登哪座山，再唱哪座山的歌。第二就是控制住自己，不去回想不愉快的往事。我觉得这两点对于一个紧张、焦虑的心理障碍患者来说，对稳定病情的作用是不可忽视的。但话又说回来，做到这些对一个心理障碍患者来说，不是一个轻而易举的事，需要很大的耐心和坚强的毅力，需要进行艰苦的努力，有时甚至是极端痛苦的，几乎需要随时随地与病态的症状进行不懈的斗争，的确是痛苦至极。在这种情况下，不仅要有顽强的战斗精神，还需要有很大的毅力，才能反败为胜。

第八，在与这些心理障碍进行顽强斗争的同时，也要注意改造自己的性格。为什么我第二次回北京后没有再找其他的心理医生呢？第一个，几年来，我深深体会到，心理障碍主要甚至唯一的治疗方法只有一个，那就是心病还须“新”药（心理治疗）医。第二个，自己挂号看门诊很难碰上有经验的医生。第三个，要想找好医生，就要托熟人，这样别人就会知道我的具体病情。后来，我硬着头皮去上班，还是怕这怕那的，遇到很多困难，但我没有退缩，还是坚持了下去。上班以后，在药物逐渐减量的情况下，主要进行自我锻炼，进行心理疏导，因而整个症状逐步减轻，基本上能应付各种事物。

2. 在点点滴滴中优化　性格缺陷可能会体现在生活的方方面面，要**随时认识，随时矫正**。出现怕时，随时反思其“根源”，而不是“揪叶子”。

性格缺陷不一定会时时刻刻地表现在个体的行为中，但会在很多事情上反映出来。当自己强迫症状比较突出时，强迫症状作为最大的“叶子”，会成为自己主要的烦恼对象，当强迫症状逐步减少乃至消失时，其他“小叶子”就会逐渐长大起来，成为新的烦恼对象。虽然可能不像强迫症状那么令自己痛苦，但可能仍然会经常心态失衡，烦恼不断，例如人际关系问题、他人评价问题等，特别是在自己认为的优势或强项方面，如果别人的评价不能达到自己所要求的高度，自己往往就会痛苦不堪。为什么？在性格改造“量”的积累方面还不够，没有“量”的积累，就没有质的变化。树根依然在，树叶当然会长出来，此起彼伏，此消彼长，是很自然的事。因此，改造性格是大家一生的事业。当你烦恼时、情绪低落时，都要注意**自我认识、自我矫正，以“心态平衡”为前行的“灯塔”，终有一日，能够到达“时时处处自我满意”的成功彼岸。**

3. 要与自己的不良性格算总账　很多患者跌倒在类似的

“坑”里，却不吸取教训，等待自己的必然是下次、下下次的陷落。算总账，即算算自己的不良性格给自己带来了多少好处？造成了多少损失？深刻认识性格缺陷的危害性。反思一下自己陷入“泥沼”的这段历史，你就会发现，你得到的几乎全是痛苦，失去的却是自己宝贵的青春、亲情、友情等。要是真正深刻地认识到了这一点，还退缩什么呢？有什么值得花如此大的代价？某个想法、别人的一句评价、自己不是那么完美的表现，这些值得吗？不值得！与其如此，不如果断地一刀下去，再一刀下去，这样我们的心理素质会提高得更快。不要认为自己应该“怎样怎样”，否则好像就不是自己了。岂不知，你努力所维护或苦苦追求的东西往往是一朵美艳绝伦却至毒无比的花。不改变航向，结果可想而知。

认识性格，要争取站高一个台阶，甚至做一个旁观者，以“俯瞰”的态度审视自我，能更好地认清自我，更好地觉察自己的性格，避免作为当局者继续“迷”下去。唯有如此，才能充分调动自己的治疗能动性，痛下决心，与过头的性格决裂，努力攀登，走向更为自由、光明的山巅。

4. 主动出击——性格在行动中改造　改造性格最直接、最有效的工具就是行动，即“少想多做”。

美好的想象让人心醉，但悲观的想象会令人沮丧，让人失去前进的动力，而很多人的想象总是悲观的！与其悲观，不如让自己收起想象的翅膀，思维变得慢一些，糊涂一点，做好眼前的事情，不要再为将来担忧。幻想本无罪，但如果是病态的想象，则罪莫大焉、苦莫大焉！病态的想象危害极大，多少人被病态的想象扼杀，才华被悲观的想象湮没，在自己设置的想象陷阱中不断沉沦。在沉沦中想象，又在想象中沉沦，甚至让想象夺去宝贵的生命。过多的想象会扼杀行动的灵魂，阻碍前进的脚步。为什么要少想多做？对于我们来说，**做能够改变现实，而想象改变不了现实**。特别是在我们的很多想象是夸大或歪曲的时候，更不提倡进行空想。不让病态思维牵着自己走，唯有坚持“随大溜”、少想多做方能办到。“做”能掐断病态想象的罪恶翅膀，有效地转移自己的病态思维，不至于陷于病态思维中无法自拔。

因此，通过实践，就能不断提高怕的“门槛”，带来的就是自己性格的改变。行为促进性格改变，坚持“实践”，“习以治惊”，久了，自然能产生灵感，众多灵感的火花汇聚起来，就能形成新的认识。认识是什么？看待问题的方式。一种新的看待问题的角度逐渐确立，直至形成习惯——新的性格就被塑造出来了。

有的人常会困惑：“当我状态很好，很轻松的时候，还要不要坚持性格改造？”当你快乐的时候，就没必要一直提醒自己“我要性格改造，我还没有改到位，还要继续改造”。如果出现情绪低落或病态思维反复时，扣个帽子，尽快出来就可以了。能尽快摆脱烦恼，不钻牛角尖，本身就是性格优化的体现。因为当你真正热情、乐观地面对生活的时候，生活与实践也在不断地改造你的性格。若长时间无法摆脱，不但要运用策略，还要往性格上反思。当然，希望大家几年之内能坚持写反馈之类的日记或周记。每个人都是心理学家，曾经有过心理痛苦的更是心理学家。说句实话，大家如果走出来的话，在这方面可能比一般的心理学硕士、博士了解得还要多。就像A怕艾滋病，他对艾滋病的相关知识比专业人员还丰富，信息更广泛。因此，当你轻松的时候，你能适应社会，这时候性格之“过”不会露头，生活正在改造你。当然，如果遇到困难，症状又反复了，此时，适当反思，尽快从陷阱走出来就可以了。性格改造是一辈子的事，但并不是让你时时刻刻想着它。否则，就陷入了治疗的强迫之中。无论如何，首要的就是实践，“做什么”“怎么做”“有没有逃避”等都是关键，如果光想不做，一味逃避的话，永远不会进步。比如，G有社交恐惧，很怕与人目光对视，但他一直没放弃，一直在努力，他的社会功能没有受到太大的影响，这就是实践。

5. 多向周围心理素质高的人学习——社会学习　在性格改造时，我们也提倡“随大溜”，或向心理素质好的人学习。每个人周围都有一些心理素质非常好的人，他们提得起、放得下，豁达、积极、乐观、冷静、沉着、有自信，能够面对现实，不好高骛远，不虚荣，不钻牛角尖，能基本做到“中庸”，能及时平衡心态，拥有一颗平和的心。我们需要向他们学习，从生活的一点一滴学起，坚持不懈，逐渐矫正，最终肯定会有收获。时间长了，问题会一天天淡化，性格会一天天完善。当然，向他人学习，需要灵活，切忌生搬硬套，不要陷于刻板、机械之中。

6. 改外控为内控　某些心理学家把人分为两种类型，即内控型和外控型。内控型的人常常这样描述自己：“我身上发生的事很大程度上取决于我自己做出的决定和付出的努力。当我无法改变事情的时候，我仍然可以决定以何种方式来应对。”外控型的人经常会这样说：“我的快乐和痛苦不是我能决定的，这取决于别人或取决于命运。”换句话说，内控型的人相信自己，并会通过努力和负责的行动，改变自己的命运；外控型的人认为人是不能改变自己的命运与境遇的，因而他们是被他人、外界或命运摆布的弱者。

外控的人经常考虑别人怎么评价自己？自己做的事情，别人说好，就感觉很高兴，只要有一个人说不好，就觉得很伤心；别人对我笑笑，我就开心，别人对我翻白眼，我就难过，处处受到他人和外界因素的控制。外控的人会处处看别人的脸色，没有自己的主见，甚至完全听取别人的意见。对待一个事物，张三说好，自己就觉得好，李四说不好，自己又觉得不好，自己根本不知道到底是好还是不好，犹豫不决。虽然一个人不可能丝毫不受外界的影响，但不能太过，我们往往是外控过头了。比如，周围多数人说自己好，个别人说自己不好，我们肯定会盯着个别的负面评价，自卑、自责而陷入痛苦之中。所以，外控的人心理素质相对较差，更容易悲观，情绪容易波动，很难有一个平衡的心态。

我们现在需要做的就是由“外控”发展为“内控”。内控，对自己、对事物有自己的评价标准，不会太受到外界的影响。自我评价时，只要自己没有违反法律，没有违反伦理道德，就没有必要过多的自责与内疚。**尽人事，听天命，不强求。**换句话说，只要我尽力了，就无怨无悔。没有失败的人生，只有感觉失败的人生。只要尽力了，就没有失败。有些事情可能别人不接受或看不惯，我们要自己接纳自己、原谅自己。我们尽可能根据自己的价值标准去衡量自己、衡量别人。当然，过头的标准除外。总之，由处处看别人的脸色、处处在意别人的评价，调整为自己感到对得起自己，就不必再内疚、自责与担心了。

有问必答（五）：关于改造性格

1. 性格改造不了怎么办？

不能太急，慢慢来，每次能矫正一点点就不错了。适应社会、人际关系等各方面都会体现出性格缺陷。当自己情绪低落，受到困扰时，及时提醒自己就可以了。当然，也可以挑一些自己以往恐惧或逃避的事情来挑战一下自己，通过实践不断认识与改造性格。

2. 改造性格是否需要长时间地做反馈？

如果这样做让你有收获、有进步、有灵感的话，就可以做。像有些爱写文章的病友，每年都要发给我几篇心得体会，一方面，深化自己的认识，另一方面，可以帮助其他病友。

3. 正常的感觉让自己感到不舒服，怎么办？

可能你已经习惯于病态思维，不太习惯正常的感觉了。如果感觉不舒服，那就随他去，慢慢就能习惯。

4. 不太喜欢某个人的样子，因为他跟我一个讨厌的人长得比较像，怎么办？

枪口对着自己，不要对着你讨厌的人，更不要对着那个外貌相似的人，这是你自己的问题。

5. 这个世界消极的比积极的事情多。

没有人天生是消极的，更没有人天生喜欢痛苦。一个物体，从左边看和从右边看，视角不同，感觉会完全不同。一件事也是如此，它给你什么样的感觉，完全取决于你是怎么看待它的。请面向太阳，感受一下温暖。

6. 黄老师喜欢说反话，因为我很在乎别人肯定的回答。

这是因为你怕我说反话，自己更不放心，想让我告诉你究竟是真的还是假的。我说的话有时不是反话，有时就是反话。如果你为此痛苦的话，自己回去继续思考，继续痛苦去吧。

7. 请黄老师在课堂上把我这个案例说出来，狠狠地说我几句，同时给其他人借鉴。黄老师你在班上多批评我几句，我觉得能给我沉睡已久的病态心理多一些触动，让我多一些碰壁。

批评你不如你自己去反思、去挑战，你自己挑战后悟出的经验更有用，靠别人是没有用的。难受的时候多去反思，想想自己为什么难受？这个症状是怎么回事？你要往下深入思考，或者说尽量地淡化它，不要太关注它。知道是病态的，就不要被他牵着鼻子走。如果有时实在控制不住，尽量把注意力转移到听课上。

8. 我认为，人应该有自己的性格，它应该是在自己本性的基础上加上自己的爱好追求等形成的，有不足和缺陷应该慢慢地健全它。还有，我感觉进入社会后，不应该完全随波逐流，让自己变成不喜欢的样子。

每个人当然都应该有自己的性格，否则，个性这个词就没意义了。但无论你有什么样的性格，都应以心理平衡为标准。不是让你随波逐流，而是随大溜，把自己过分的地方适当地矫正，让自己快乐起来就可以了。对于不喜欢的事物能接纳，和自己不喜欢的人能进行一定的交往即可。就像G一样，昨天他说自己太敏感，脸皮薄，总是怕别人的眼光，怕别人说他什么，评价他什么，后来他和我说要是去做乞丐就好了，把脸皮练厚一些。我赞同他的说法，但不用那么极端。他音乐方面很有天赋，可以到没有人认识你的地方去卖艺，赚钱是次要的，最重要的是提高自己的心理素质。这样一两个月下来，就不会那么在意别人的眼光了。有不少做销售的人每天面对别人的冷漠、白眼，他们的心理素质就能逐渐得到提高，往往就不会对外界的冷漠或评价太过敏感。

9. 我是不是失败的人？

心态决定一切。**没有真正失败的人，只有感觉失败的人，事情可以失败，但是人生没有失败。**虽然过去的经历无法置换，但人的性格却可以慢慢改变。就怕因为自卑，你给自己扣上一个一无是处的帽子。这都是你的感觉，而你的感觉来自你的性格、习惯，性格就是习惯化的思维方式，习惯来源于你从小逐渐养成的条件反射。改变了，你就是一个成功的人。

第三节　观念一转天地宽——先行者之路

患者，男，39 岁，中专文化。患强迫症十多年，性格忠厚老实，严谨拘泥，谨小慎微，是个老好人。自 20 岁起出现强迫症状，时好时坏。原来认为是自己性格天生懦弱，无法改变，经常陷于自卑和痛苦之中。接触心理疏导疗法后，紧紧抓住“认识和改造性格”不放，经过一段时间的摸索，取得了较大的进步。他的经验值得大家学习。

一、病 情 简 述

上中学时，我的成绩还可以，因此，认识不到自己性格有缺陷，自我感觉良好，忽视了长期积累的性格缺陷的危害。强迫症在我 20 岁时终于暴发了出来。那年，我高考落榜，而许多原来成绩和我差不多的同学都考上了重点大学，我的心情低落到了极点，天天想着这些无法摆脱，对任何事情都失去了兴趣。当时，不知道自己有心理疾病，就这样在“地狱”中熬了四个月之后，心情才逐渐恢复。参加工作一段时间后，发觉领导与同事们都对我很不满意，什么事情都不让我插手，整天无所事事，我非常失望，和领导、同事关系越来越僵。后来，有天一早醒来，我居然产生了“不戴眼镜”的强迫念头，因为过去常有人夸我“不戴眼镜要漂亮多了”。我当时虚荣心极强，情急之下，当天便请假到上海配了隐形眼镜。但一年后，看到报纸上说：“隐形眼镜不宜常戴，使用不当会导致失明。”我立刻又陷入了另一个强迫观念不能自拔——怕自己失明。再次到上海找了数十位专家咨询，专家都说：“不要紧，感到不舒服就停戴几天，绝对不会失明。”可我仍然不能解脱，老是往最坏处想，陷入了情绪危机中。两个月后，在某心理门诊，医生诊断我是强迫症，开了多虑平，服了一段时间后有所好转。但不久之后，我又被另一个更加可怕的强迫观念困扰。原来我的两个眼睛有点不对称，右眼大，双眼皮，左眼小，还是单眼皮。一年前曾做了眼部手术，手术很成功，基本上看不出来。有一天，我在床上胡思乱想，忽然想到半年前在书上看到“有人因眼部手术失败眼睑重新掉下来”的内容，极度虚荣的我立刻陷入比以往更深、更痛苦的强迫苦海，整天担心眼皮会掉下来，回到以前丑陋的样子，心想那真是生不如死。我只好又到整形美容机构咨询，专家告诉我不排除这种可能。当时我彻底绝望了，心情比以前任何一次都要痛苦好多倍，根本不能正常工作，见到任何人都不想说话，为此，煎熬了一年多。1997 年初，因职称问题受到耽搁，我竟然承受不起，又一次陷入了强迫状态无法走出。于是，我病急乱投医，吃过西药、中药，症状虽有所减轻，但不见根本好转，强迫观念不断出现，有点风吹草动，便会受到强烈刺激。2000 年春节，看到报纸上“精神类疾病需终身服药，难以彻底治愈”的报道，我立刻彻底绝望——原来自己得了绝症，而且西药的巨大副作用也使我毛骨悚然（这也是我一直不敢到正规精神病院治疗的主要原因）。我准备自杀解除痛苦，但实在舍不得父母和家人。2000 年 3 月，怀着一线希望，我到了南京，首次见到了鲁教授。心理疏导的科学原理及诸多患者治愈的实例，特别是不用吃药的疗法好像是专门为我设计的，我立刻在黑暗中看到光明。

回家后，我听了心理疏导治疗录音磁带，看了《心理疏导疗法》一书，对疗法有了一定的了解，但仅限于表面，也有点怀疑。因此，刚开始时认识不深，依赖性很强，一有强迫状态便会往鲁教授那儿跑，短短四个月不下十次。记得有一次，他严厉批评了我的认识偏差和不足，让我猛然惊醒。鲁教授每次都没有正面回答我的细节问题，没有就事论事，而是旁敲侧击地给我指明方向，虽然话语不多，却回味无穷。经过鲁教授的反复指点，我逐渐悟出了其中的真谛：疏导疗法是个指南针，其根本目的是纠正患者巨大的心理偏差，而最终战胜各种艰难险阻还要靠自己的实践和巨大的毅力。

经过两三年的反复与不断挑战，我的认识逐步加深了：疏导疗法不仅仅满足于解除患者的痛苦和暂时缓解症状的短期行为，而且让患者进一步领悟到自己的症结所在并指明方向，挖掘患者自身的无限潜能，化被动为主动，不断改造和优化自己，最终获得彻底的新生，达到“山重水复疑无路，柳暗花明又一村”的理想境界。

他经常将反馈材料寄给鲁教授，和我也保持密切的联系。后来，2007 年，我举办第一期集体疏导治疗班，他积极要求参加。我说：“你已经走出来了，就不用来了。”他说：“集体治疗班已经十几年没办了，这次举办，我一定要参加，一个表示对你们的感谢，另外我想亲身感受一下集体治疗的气氛。”因为之前我们通过数次电话，比较熟悉，而且他已经痊愈，“爬到了半山腰”，来参加集体疏导班时，我就让他做疏导班的班长，在各位病友和我之间起到桥梁作用。谁知担任这个班长反而成了他的一个负担。下面是他第二天及之后的反馈材料，第一天他写的都是些大道理，我就不和大家分享了。希望大家参照他走过的道路，找到我们自己光明的未来。

二、第二次反馈

我昨天写反馈时发现一点问题，就是自己还有不完美的地方(这本身就是性格过头的体现)。比如就拿这次集体疏导来讲，黄老师一直对我评价很高，我也充满信心决定做好表率作用，但同时也很有些压力，怕辜负黄老师和众病友的希望。因为我很少在公众场合讲话，讲话不是我的强项，但我认为这是锻炼和提高自己的一次机遇，没有把压力太当回事儿。昨天，我心理还是有些波折的，主要是认为自己表现得不够好，没有起到表率和黄老师得力助手的作用，也就是责任心太强，这在昨天我的反馈中就能反映出来，很少联系自己，全是条条框框的大道理，总是考虑别人和这次集体心理疏导，处处表现出自己的负责态度。除了反馈，我还有点关注黄老师的表情，推测他对自己的评价。今天早上，反馈交上去后，在听讲座的过程中，我联系自己以前系统的心理疏导理论和实践知识，突然有所顿悟(以前也有认识，但没有完全化为自己的东西，即认识和实践相脱节)：我这次来不是表现自己和起表率作用的，而是进一步完善和提高自己，能否起到表率作用，不是看表面的形式，而是看自己的具体实践，不是我说的如何漂亮，而是做得如何。昨天的那种心理是完全错误的，过分在意病友和黄老师的评价，总认为自己应当是而且应该是最好的，这恰恰是毛病所在，说句不好听的话，叫做为虚名所累。不是说黄老师将我讲得如花一样，我就无比强大了，关键是看我今后的工作和生活实践。如果黄老师说我多么多么的好，我实践中却表现得十分差劲，像昨天一样，那完全等于零；如果黄老师把我说得一塌糊涂，但我实践中却丝毫不受影响，游刃有余，自由自在，那才是真正的成功。在此，我认为黄老师是不会生气的，相反，认识到这点，黄老师肯定要为我鼓掌。说实话，我有多大力出多大力就行了，没有那个力量，也不要死要面子活受罪。我并不能保证一定给病友带来飞跃，进步的关键要靠黄老师，尤其要靠他们自己。领悟到这一点，我也就释怀了，身上的担子一下子没有了，轻松活泼了许多。实际上，我只要把自己实践中一些自认为有益的做法和心得体会介绍给大家就行，至于黄老师认不认可，大家能不能接受，不是我个人的问题，也不是我要考虑和关注的问题，因为事情具体到每个人身上还是有区别的。实际上，我认为本人最大的优点是不怕犯错误且善于改正。像上述表现欲和责任心，估计大部分人都有，真应了那句话："越想做好越做不好。"我既然有点儿过错，犯点儿小错误也是正常的，好在我能及时总结、认识到自己的错误，并把它化为自己全新的观念，主动实践。同时，这种顿悟和提高还会扩展到社会生活、工作的方方面面。我就是从一个个顿悟的量变中产生了较大的变化。实事求是地讲，诸位病友的各种现象我也有，如以前见到领导十分张皇失措，被别人欺辱的现象也十分严重，但我现在就大为不同了，可以和领导称兄道弟，甚至会时不时地拍拍领导肩膀，任人宰割的现象更是一去不复返了。当然，我现实生活中也不是十分完美的，同样也有一些困惑，如面对别人的评价还是比较在意，特别是在自己的强项方面，一旦别人的评价和自己的预期产生落差，就会心理失衡；同时，遇到一些不常打交道的优秀人士，也显得紧张，不太自信。但我认为这些都是正常的，大部分人也有这样那样的问题，同时自己原本性格缺陷还会残留一些枝枝叶叶，不可能全部消失得无影无踪。既然是客观存在的，就坦然接受它，有时难受就让它难受，这样虽然暂时有点想法，但稍过一段时间就会什么都忘记，不在意了，该干什么还干什么。（能够坦然面对自己，客观面对自己的缺点，能把自己解剖清楚，能够随时提醒自己并逐步矫正，进步将是非常明显的。就怕你自己嫌疼，还是习惯性地沿袭原来病态的老路，让过头的性格控制你。不要去责怪自己的家庭或其他人，要反思自己，这都是自己的事情。）人际关系中，我非常佩服黄老师的一句话："非原则性的问题，让；原则性的问题，顶。"实际上，性格改造的关键是要与自己的实践结合起来，就是说，不能只停留在"知"的表面上，而是应上升到"认识"的层面上，将认识化为自己的东西，主动地去实践。有的病友老是停留在知道的表面上，实践也只是被动的实践，效果就不会好。该进攻时进攻，该防守时防守就可以了。情绪好的时候就主动进攻，一味地防守就失去改造性格的意义了。

三、第三次反馈

我感觉对待病态思维，除了采用上述"三自一转移"和"视而不见"策略等有效手段外，最重要的是彻底改造自己的不良性格。强迫思维只是外在的形式，它的根源是不良性格。实际上，有强迫思维的人不仅在强迫思维上呈现病态，在工作、生活和人际交往等方方面面都存在着与大多数人的偏差，而这些偏差同样源于不良性格。因此，我们就要以大多数人尤其是成功人士作为比较标准（如果以成功人士做标准的话，我希望这个成功人士不仅仅是事业有成，更主要是心理素质高，能处处自我满意），一旦发现和领悟到实际生活中出现和大家的偏差，就要想办法去克服和纠正。这种纠正开始比较难，因为自己已经长时间习惯了偏差，纠正起来非常不适应，存在严重的逃避思想，这时就要有勇气去克服。没接受心理疏导前，我可能比这儿大部分的人都要重，因为曾经准备自杀，或许正是因为接触了心理疏导，才有绝处逢生之感，我才倍加珍惜。以前每当强迫思维来临时，我就会长时间陷入"地狱"，有永无出头之日的感觉，直至准备结束自己年轻的生命。而且不是强迫思维不来时就好了，工作、生活和人际关系一团糟，被人认为是头脑有病和少根弦的怪物。接受心理疏导后，我抛弃了性格不能改变的错误观念，发挥主观能动性，逐渐一点一点认识了自己和众人的偏差并勇于纠正，在较短时间内实现了由量变到质变的突破，成为一个在单位和家里都受尊重的人，这样自尊心和自信心都大有提高，由此也带来了性格的变化，反映到生活中，就是抵抗力和免疫力大大增加，原来不可战胜的强迫思维，自然而然不存在了，有"水到渠成，豁然开朗"之感。（随时反思，在黑暗中摸索，坚决不逃避，终有一天会柳暗花明。如果不正视自己的问题，总是抱怨别人，这样你的心理就永远无法平衡。不要管外界怎么样，人家怎么样，首先把自己的内部状态调整好，再去面对棘手的现实问题。只要方向对，不放弃，多实践，屡败屡战，从小顿悟到大顿悟，从量变到质变，最后必然会胜利的。）即使有反复，有新的强迫思维出来，也能承受住，见怪不怪。在此基础上，实行"三自一转移"和"视而不见"策略，就能起到事半功倍之效。我在能承受住的情况下主要采取转移策略，寻找一些积极的、有意义的事情排满日程，有时学电脑，有时写文章，让自己充分忙起来。而且每学到一个新的电脑知识和发表一篇文章，我就会增加一个乐趣，这样强迫思维就越来越淡了，直至消失。当然我现在还有这样那样的缺点，这需要进一步完善和改造自己的性格，永不停步，直至取得最终的彻底胜利。

四、第四次反馈

改造性格极其艰难，再难我也有决心，这个决心就在于我摸准了它的脾气，打下了一定的坚实基础，更重要的是有了心理疏导疗法这个最实用的武器。说实话，我此前虽然取得了较大进步，但或许正是这点进步迷惑了我的双眼，改造性格的脚步放缓减慢，甚至处于停滞不前的状态，虚荣心又膨胀了起来，导致了7个月前那次反复。后来虽然在短时间内克服了，但观念上还没有调整过来，有点贪图眼前安逸、不思进取的味道，这样是非常危险的，就如同被包围的孤城，一旦有什么情况发生，孤城就会陷落，强迫思维又会卷土重来，到时候就会遭受更大的灾难。这次集体心理疏导很及时，我以前只是看看书、听听录音、上上你的心理疏导治疗博客，虽然说基本上掌握了心理疏导原理，但把握得不够全面和深入，通过四天的当面集体疏导实践以及与黄老师、众病友的直接交流，生动形象的比喻和讲解演示，让我对心理疏导疗法的认识境界、手段和优越性大为提升了，最重要的是确立了从根本上彻底战胜强迫顽症的极大信心。可以说，“观念一转天地宽”。

心态一变，一切都变了。我们的痛苦都源于我们的想象。不管未来怎么样，即使是现实出现了巨大的挫折和不幸，既不要放弃，也不要悲观，以乐观的心态处理现实生活中的困难与挫折，情况就会变得越来越好。

五、第五次反馈

这次心理疏导班就要结束了，通过学习，我有了全新的观念。说实话，刚开始时，我对自己的认识存在着明显的偏差。在这次集体疏导中，我虽然很少跟黄老师单独对话，但感觉上和你谈得很深，对自己的问题有了较为客观的认识。我最佩服的就是心理疏导理论充分挖掘患者自身潜能和强调自我的作用，既然你们已经把心理疏导理论的钥匙完完整整地交给了我，我就不能过分依赖你们。说实话，我现在还不是很强大，今后，我会在实践中，主要靠自己的力量，下更大力气，一辈子改造自己的性格，实实在在地做出点成绩。如有新的体验、感悟和问题，我也会及时向你汇报、请教（不包括枝叶问题）。

我认为注意改造性格还体现在要对以前的事情进行及时地总结，或许当时发现不了偏差，不肯承认这种性格缺陷，但过一段时间就能认识和领悟到，这时就要及时加以改正，下次遇到同样和类似的场景、问题，就会有一个全新的态度和方法。所以，遇到问题，即使当时做错也没关系，不一定非要分清真假，我们要学会“快刀斩乱麻”。

从他上述反馈看，他很少写自己如何去使用应对病态思维的策略、方法，而是一直强调认识和改造性格。这个主线不丢，就能不断优化，而有些人过分在意方法或所谓的策略，反而走得较慢。为什么？方法、技巧等只是暂时借给你用的工具，过分关注细节可能会忽略全局。

目前他的状态很好，很轻松，很充实，领导也很器重他。这就是**“观念一转天地宽”——自己的心宽了，你眼中的世界就宽了，你面前的路就宽了，你的人际关系也就“宽”了**。性格改造就是逐步改变一些对待世界、对待他人的态度，最后的目标是拥有良好的心理素质和乐观积极的生活态度，大家需要向他学习。

附：A反馈材料六

黄老师，你今天说，在听课或者听您讲的例子的时候，别的学员有时或许有一种豁然开朗的感觉，这其实是一种进步。但是我觉得我的豁然开朗（初期的明白）已经过去了，我现在面临种种问题似乎都已经变得很平静。就拿我的亲身感受来说，豁然开朗只不过是我由“不知道”到“知道”过程中的恍然大悟，刚接触时的确有一种喜悦的感觉，尤其是用那种方法对待自己面临的问题，取得了一定的成效而获得的那种成就感让我欣喜不已。但据我多年与这些不正常思维纠缠的经验，我意识到事情决不是那么简单——不是恍然大悟了，那些病态的东西就没有了。最重要的是那些症状会一而再、再而三地反复，我们如何去面对和解决这一系列的后续问题才是能否达到“最优化”的关键。我时常会冒出一些原来曾担心过的想法或冒出一些新的怪念头，其实就是病情的反复，而我如何在以后打好这场持久战，才是问题的关键。当然，我不必去想得太远或是悲观地面对困难。问题来了，解决就是了，但这需要自己付出巨大的努力和忍受一段时间的痛苦。

除了前面所说的诸多不放心之外，还有一个“怕”字总会时不时地出来干扰我，至今仍然如此。因为我经常会感到头痛，所以总怕患什么不治之症，比如恶性肿瘤之类。目前我已经基本能分清什么是病态思维了，我知道头痛可能是我持续焦虑造成的，也知道恶性肿瘤是不太可能的，但仍跳不出那些担心的圈子，很难打破它的惰性兴奋灶。比如，在学校时，我会担心如果我投入到学习或者听课中去，不关注身体，身体万一真的异常了怎么办？想到这个担心可能是病态的，我就鼓起勇气——“我豁出去了，我不想再难受下去了，我就认真看书，看你能把我怎么样！”其实过了一会，就好像有灵气注入一样的感觉，不仅没发现什么异常，反而觉得轻松了。我发现转移注意力的确是非常管用的做法，但是有时候情绪又会低落，因为外界刺激换个形式，我可能又被它牵着鼻子走了，判断的标准可能又与客观背离了。我目前采取的方法是：一旦与身体健康方面让我难受的感觉冒出来，我就把它看作是病态思维，要果断，并且尽量转移注意力，切忌被牵着鼻子走。让自己完全“放下”过度关心自身健康真的是很难的，但是我会努力去做。我会想——我现在身体状况很好，任何人活在世上都无法获得一个永远健康的承诺，我也不例外，所以顺其自然，面对现实，做自己的事，那些所担心的病——有没有都无所谓了。

通过实践悟出道理是一个艰辛的过程，在这样一个漫长的过程中，认识性格与改造性格是主要任务。我性格中的一个“过”字所带来的不良影响，可以用“过犹不及”来概括，即好过头就和不好一样。我过分要求完美，其实就是不完美，或者可以说是离完美越来越远。就拿我的亲身感受来说吧。今天和病友们一起出去打雪仗时，我用雪球打到别人头部时，我心里就会有一阵担心，“会不会给对方造成什么伤害”之类的想法一拥而上，使自己很痛苦，而事实是什么样的呢？在打雪仗的过程中，出现这种情况是十分常见的，况且雪又不是很硬，对别人造成什么伤害也不大可能，但我就是怕，而且一旦类似的事情发生，怕就随之而来。这种怕给我带来的担心与痛苦不亚于我真拿石头把别人砸了所带来的自责与痛苦。这一点就足以说明我的性格缺陷——过犹不及。改造性格是很难的，其中你说的认识难，在我看来没有什么大问题(有些说大话了)。我已经认识到，我的大多数痛苦就是一个“过”的性格所带来的，最关键、最难的就是改造性格。

虽然在前进的过程中病情会出现反复，有时甚至让我很痛苦，但我相信在这个过程之后我会进步、成长。自己的性格会一步一步变好，慢慢把自己从一个胆小怕事的性格转变为一个胆大、自信、乐观的性格。

最后我还是觉得，把大量的时间耗费在病态思维及其活动上是毫无价值的。同时我也认识到，当病态思维来临时，我要很快地转变态度——今天我也真的感受到了——观念一转天地宽。

第七章

提高心理素质，塑造良好心态

性格决定命运，或者说心态决定命运，这句话是颠扑不破的真理。如何提高自己生命的质量，掌握自己的命运呢？提高心理素质、改造性格就是打开命运之门的钥匙，拥有好的心理素质就像注射过心理疫苗一样，可以抵御各类挫折、磨难的侵袭，始终保持健康的心身。那么，如何塑造良好的心态呢？

第一节　塑造健康的性格

为什么现代社会心理障碍会这么多？这就不得不反思一下我们的教育模式和父母的教育观念了。在当今，很多家庭只有一个孩子，望子成龙的心态，导致父母将太多希望寄托在唯一的孩子身上，希望孩子能成才、有出息。有的父母希望孩子多才多艺，各类辅导班接连不断，有的父母只注重孩子学习，而生活自理、如何与人交往等最基本、最应培养的能力却被忽略，一概由父母包办代替。在这些错误的教育模式下成长起来的孩子自我要求过高、适应能力差，一遇到问题或离开父母的呵护，就可能陷入迷茫和困惑之中，甚至出现心理障碍。比如，我家孩子在一个所谓的名校读小学。有一次，他数学考了 96.5 分，但在班上只能排到 26 名。一般来说，考了 90 分，应该高兴才是。但在这种“分数至上”的环境下，如果一个孩子考了 90 分，在班上只能是倒数几名。考了90分，得到的不是快乐，而是批评，不是自我满意，而是自卑自责。长此以往，孩子就会潜移默化地将及格线提高到90分。而当及格线提高到90分时，他的生活将会很少有自我满意的时候，必然充满着失意与不快。自我要求过高、不能自我满意、自卑、不自信、敏感、悲观等性格元素逐渐积淀，最终“浑然天成”般形成类似强迫的性格。性格决定命运，一生心态失衡导致的种种不幸就在情理之中了。因此，如果不调整教育方式，随着社会竞争加剧、导火索的增多，就很容易点燃性格缺陷的炸药包，产生的心理障碍会越来越多。

一、健康性格的塑造——保持自身内部的平衡

提高心理素质，塑造良好心态，应该从婴幼儿抓起，从出生之日抓起。在这里提出这个问题，一个是对自己调整心态有所帮助，另一方面希望帮助大家树立科学的理念，有利于下一代甚至下几代心理素质的培养。有一件曾令我难忘的事情：2008年，一位二十多年前参加过鲁教授集体疏导班的病友带着他19岁的女儿又一次参加了我举办的集体疏导班。其中的痛苦及教训值得深省！是遗传吗？不，是相同教育方式的影响！言传身教，“身教”胜过“言传”。他父亲的过头性格及行为方式会在潜移默化中影响他的女儿，使女儿的心理也产生了他年轻时同样的问题。因此，在调整自己心态的同时，如何科学地培养下一代，值得大家关注。

孩子气质先天有差异，但性格塑造主要以后天为主。因此，在教育孩子时，我们一直强调因材施教。若孩子天生敏感、胆小，后天就要少些约束，鼓励他胆子大一些，少一些顾虑；如果天生胆子就大，我们就需要适当约束，让其多些顾忌。

有的父母常说：“不能让孩子输在起跑线上。”这句话本身没有错，但如果父母片面理解，从小就过分注重成绩，让孩子参

加各类学习班，而忽略了对孩子心理素质的培养，就有可能本末倒置。岂不知，人生不是百米短跑，而是万米长跑，起步太快，前面冲得太猛，反而会后程乏力。有的前面起步慢些，反而后来居上，赢在最后，不少少年大学生后来无所成就即是证明。为什么？有所得，必有所失。当孩子将所有的时间都用在学习书本知识的时候，其代价就是牺牲了其他更为重要的素质如适应社会、自立、人际交往等能力的培养，得不偿失。

大家之所以烦恼，往往是因为幼儿时期没有得到科学的培养。心理健康与否和父母小时候的教养方式关系极大。我们应该避免以高标准“虐待”孩子。很多父母“以爱的名义”过高要求孩子，一味注重孩子的成绩，岂不知有时会南辕北辙。“人家都考95分，你怎么才考了85分啊？”“我这都是为了你好，为了你考好的大学，以后找到好的工作，过更好的生活。”结果，可能他真的考了好的大学，真的做白领了，但失去了什么？快乐。我们现在的家长大多是高标准、严要求：“为什么不能考90分，不能考100分！为什么不能次次考100分！”在这样的“塑造”下，孩子不可能养成健康的心态。

天下没有不爱父母的孩子，10岁以内孩子对父母是无限忠诚的。孩子在幼儿时期是“弱势群体”，他们也有自己的性格和好恶，因为太弱小只能依赖父母、服从父母。10岁以内的孩子，即使你再打他骂他，即使他再恐惧、痛苦，也会因无助而不能离开父母。所以，父母们，请给予你们年幼的孩子以尊重，请不要滥用你们的权力，以爱的名义“虐待”你们的孩子！当你拿过分严格的标准往孩子身上套，孩子就会牺牲自己的身体乃至心灵，而这种模式一旦形成，他将会终生虐待自己。也许他将来能找到非常好的工作，拥有非常好的地位，但他就是不快乐。至于说以什么方式虐待自己，就如众所熟知的心理问题所表现出的抑郁、强迫、焦虑。也许有的父母说，等他有了出息，那不活得更快乐、更潇洒吗？但到那时，性格已经形成，再让他好好休息，他也无法停歇，无法停止心理上对自己的折磨。如果父母铸就孩子一个“超级”严厉的超我，即超级道德的、伦理的、社会规范的超我，极度压抑自我，孩子最后往往就会苛求自己和追求完美，表现出处处对自己要求高，对别人要求也高。为什么他们会苛求自己？因为从小形成的不安全感、焦虑感会跟随他们一生，而越恐惧，就越苛求自己，越苛求下属，苛求学生，苛求配偶。有的人为什么非常难以接近，或者对下级特别严厉？他可能就有幼年时期不安全感、恐惧感或自卑感的性格成因。

我们学校有心理障碍的学生很多，一流大学心理障碍的比例可能更高。等孩子到了中学或大学，有了心理障碍，天天不开心时，父母往往才开始反思。南京有所重点中学的高三学生，母亲一直很注重他的成绩，而他的学习也的确名列前茅，母亲要他参加清华大学的冬令营，清华大学预录取他了，而他却得了强迫症，无法上学，到此时母亲才开始反思自己的问题，感觉自己对孩子的教育太失败了，对孩子说：“考不考大学，无所谓，只要你能开开心心地活着，高中毕业也行，找个你喜欢的工作也挺好的。”妈妈这个时候清醒了，但似乎已经有些晚了。

我家孩子的老师知道我是从事心理工作的，曾经请我到他们小学做心理讲座，谈孩子心理教育的问题。我一再强调心理素质的培养和孩子的教育方式问题，可那些家长往往感觉我讲的是有道理的，但回到现实，他们做不到。为什么？原因是不得不随大溜——“孩子不就是学习嘛！学习好了，一切都好。学习不好，中国人口这么多，竞争压力这么大，将来怎么办？”等到了青春期，孩子出现了心理问题，适应不良，父母着急时，却已是亡羊补牢，虽然为时未晚，但补救工作往往事倍功半，十分艰难。我们应该做好未雨绸缪，而不是亡羊补牢，因为这种代价确实是太大了。

知识补充："成才"不是培养孩子的第一目标！

大家都望子成龙、望女成凤，希望自己的孩子能出人头地。但是，每个家庭只有一个孩子，教育犹如赌博，一局定胜负，没有练习和试验的机会。求才心切，往往会忽略了比成才更为基础、更为重要的目标，那就是让他们学会"生存"和"做人"。

第一目标，生存：①生存的兴趣；②生存的能力。

每年，都有中学生甚至小学生因考试失利而自杀的报道。为什么？因为他们缺少生存的兴趣。在学校、家庭"以爱的名义"实施的苛刻教育下，素质教育往往成了空谈。孩子们的心灵世界里，除了分数就是书本，缺少对生活、对世界的热爱。实际上，求学并不是求分数，如果我们从小能将世界打开给孩子，他就会知道，世界太大了，世界上还有很多很多的东西值得去追求。孩子就不会因考试成绩或一点小的挫折而感到人生无意义，甚至轻生。

现在的大学有不少父母在陪读。为什么？大学生缺乏生存能力。父母总怕孩子吃不好、怕孩子不会照顾自己："不陪读，他们的衣服怎么洗啊？他们的生活怎么过啊？"从小包办代替的父母至今都未意识到自己"以爱的名义"剥夺孩子的生存权利是多么错误的事情。这样包办和教育出来的孩子，必然缺乏生存的能力，必然会以自我为中心。试想，连自己生活都不能自理的人，他们将来能适应复杂的社会吗？以后走上工作岗位，能担当重任吗？大批"高不成、低不就"的"啃老族"的出现，说明什么？"啃老"，对子女和家庭来说都是一种悲哀。

第二目标，做人：学会如何成为一个"人"。

要让孩子学会做人的基本原则：如生命是可贵的，必须珍惜——不要轻易挥霍；学会协作，不要只顾自己，同时要多为他人考虑；懂得人情世故，适应社会规范；凡事不要依赖别人，要用自己的脑筋思考；学会接纳、尊重、宽容等。

现在不少人的人际关系出现问题。为什么？做人方式出了问题。要么偏执，蛮不讲理；要么自我中心，缺少协作精神；要么敏感、多疑，小肚鸡肠；要么人格出了问题，或欲壑难填，贪得无厌，丧心失德；或工于心计，拨弄是非，挑拨离间。总之，“小我”太多。日久见人性，别人自然会逐渐远离你。那些看似不吃亏的人，有时可能能赚点小便宜，但算计来、算计去，最后往往会算计到他自己头上，陷自己于不利！人生是一个“修炼”的过程。修炼的是什么？做人。有的人事业上可能会小有成就，但如果做人失败了，人生仍然是失败的。

第三目标，成才：这是最后一个育子目标。

即将孩子培养成有用之才，能为国家、为社会做一点贡献。成才的基础就是先学会生存和做人！

一流大学的学生都成才了吗？否，离成才还差得很远。我们几所顶尖的大学几乎每年都有自杀的！不少学生连生存的兴趣和能力都没有，还有很多人还不能完全称得上是一个“人”，怎么能成才呢？当上了专家、教授，就成才了吗？不一定！尽管有些专家学者在有些方面很有成就，但有的却过得很苦、很累，内心极不平衡，不能自我满意，可以说，他们距成功还很远。

二、健康行为的培养——保持自身内外的平衡

提高心理素质，改造性格，必须付诸行动。行动就必须从塑造健康行为入手。那么，什么是健康行为？

第一，行为是灵活的。

即到哪座山唱哪座山的山歌，我们现在就缺乏这种健康的

行为。实际上，提高心理素质与改造性格是同义词，你改造性格等同于提高心理素质，提高心理素质即是改造性格。我们现在的心理与行为，各种担心、忧虑，如强迫行为、逃避行为，都是不健康的行为。这个行为来自于哪里？性格。那么，健康的行为怎么来培养？提高心理素质。行为必须要灵活，该做什么事，就表现什么行为；在什么环境就努力适应那样的环境。比如，参加我们这个疏导班，你就要适应这个班级的规定，要多与其他病友交往，协调好关系，否则，就会感到不适应。到了单位，也要与同事打成一片，协调好关系。这就是到什么山唱什么山歌。行为是灵活的，到什么时候我就做什么行为。

第二，适应社会的行为都是健康的。

最常见的不健康的行为就是逃避正常的社会功能，如人际交往、学习、工作、日常生活等。比如，有些科学家除了钻研科学之外，自理能力、社会经验和与人交往能力等极为匮乏。若从心理健康的角度看，他可能就是一个失败者。

现在的教育非常注重成绩、名次、荣誉，因此，现代人往往是永不满足，欲壑难填。很多人在乎面子、职称、地位、财富等。我强调的不是不要这些外界的光环，而是不要不考虑自己的实际，一味地追求这些东西。这里涉及价值观的问题。我原来在南京一个机关当个小科长，收入不错，但后来辞职读了研究生。为什么？因为我对当不当官不感兴趣，那不是我想追求的东西。我希望能做一些自己感兴趣的、更有价值的事情。但是，人各有志，有的人适合当官。如果他当了官，能为社会作出贡献，那也是很伟大的。

为什么有的人活得那么累？太追求外在的东西。他们追求成就、名誉和光环，而没有反思自己的人生真正需要什么。所以，不要老盯着外界的光环，要给自己的心灵一些时间、空间。一些貌似成功的商人、博士、教授，可能都找不到自我，不知道什么对自己最重要。往往为别人活着，为面子活着，为所谓的荣誉活着。大家认为钱多了好，就拼命挣钱；大家认为学问多了好，就努力读书。自己不知道真正需要什么！什么时候才能看清生活的真相。等遭受巨大心理创伤或快要离开人间的时候，才会感觉到钱、名利、地位都是身外之物，快乐、亲情、友情才是值得珍惜的。

当然，我们经常提到的"放下"并不是放弃。我们既要考虑自己内心的感受，也不能对外界完全忽略，总是陷入自己的想象中。好多心理障碍者适应不了社会，躲在家里，逃避与人交往，封闭在自己的世界里面，不与外界接触，这就走向了另一个极端。他们从来不管社会的要求，不跟人交往，一个人躲在家里。人是社会动物，社会动物就意味着互相之间要有交往。社会是人际社会，倘若不会与人打交道，社会功能往往是不健全的。

健康的人格是什么？在外界待待，再和自己内心接触接触，这才是健康的人格。在外界待待是什么意思？就是要考虑社会规范，适应社会。和自己内心接触呢？即自己活着为了什么？要追求什么？即能通过调整自己的心态，更好地适应这个社会，才会拥有健康的人格。美洲的印第安人有个习惯，他们出去打猎或是出远门的时候，每走两天，就要停下来休息一天。为什么？"如果我不停下来休息，一直走的话，我的灵魂可能就跟不上我的肉体了。"这虽然是个迷信的说法，但实际上也表达了一种理念：一方面，要努力奋斗，另一方面，也要经常反思一下自我，清静一下自己的心灵。

"大隐隐于市，小隐隐于林"，也是有利于提高心理素质的一句名言。市是什么？市井、社会。林是什么？山野、森林。真正高明的隐士，是生活在这个纷扰的凡人社会里，时时保持自己内心的宁静与平和，而不是躲藏在山野、森林，隐居修炼。这句话告诉我们，自己修炼到一定程度，就能在这个俗世社会里，拥有一个自我满意的心灵。你逃避到森林里，内心才能保持平衡，那只是"小隐"而已。

第二节　树立新的成功观

治疗中，我接待过不少“成功人士”，或腰缠万贯，或位高权重，或学富五车，在别人眼中他们应该是何等成功、何等潇洒，但他们自己却活得很痛苦。有的说：“朋友说我应该活得比谁都舒服，有什么好烦的？但我却感觉活得比乞丐还痛苦！”

我非常欣赏一句广告词：“人生就像一场旅行，不必在乎目的地，在乎的是沿途的风景以及看风景的心情，让心灵去旅行……”并不是一个人表面有多风光就有多成功。表面的风光或成功往往是给别人看的，而自己内心感觉到的成功才是最珍贵的。因此，能够时时处处自我满意，保持心理平衡，才是最大的成功。若经常心态失衡，就是失败者。因此，有很多成功的平民，也有很多失败的社会精英。

一、何为成功

1．社会金字塔　社会有不同的层次，有凡夫俗子，也有社会精英；有普通百姓，也有达官显贵。在每一个层次上，只要自我满意，都算成功。否则，外部条件再优越，如果常常不能自我满意，也只能算个失败者。因此，如果拿一个社会精英与一个普通百姓来比，哪个更成功？很难说。

在一个低层次上，你如果能适应（心理平衡），然后你去努力，就可以更上一层楼；在高一个层次上，能做到心理平衡，则可继续攀登。相反，如果在高一个层次上，不能平衡，不妨学会放下，暂且降低一个层次（不是逃避），也许会更加成功。不同的层次对应不同的能力（能力包括心理素质、才智等，其中，心理素质是决定因素）。社会就是在这样的运作中达到一种金字塔式的平衡，每个人都在为社会的发展作出贡献。

2．两种人生态度　人生没有目标，就会失去前进的动力。

目标越长远、目标越高，前进的动力就越大，克服困难的毅力就越强，就越不容易迷失方向。但人的一生，如负重远行，不可急于求成，有长远的目标不代表好高骛远。例如，甲乙二人同时从4000米的山脚下出发，两人的目标都是爬上8000米的山峰。甲雄心勃勃，对自己要求非常高，随时要求自己再快一点，希望能早日登上山峰。因此，常常算计，“我昨天爬了1000米，离顶峰还有3000米，今天又爬了1000米，离顶峰还有2000米。”他还喜欢与别人比：“咦，那个人已经爬了1200米，自己怎么落在后面了?！怎么搞的？我一定要再快点、再快点……”爬山的过程中，总希望比别人快点，对自己要求很苛刻，因此，常常紧张、焦虑，心理失衡，不能自我满意。乙和甲同时出发，但乙不过分要求自己，只是尽力而为，昨天状态好，登1500米，今天状态不好，登800米，偶尔看一眼甲的位置，始终保持一颗平和的心态，努力攀登。甲乙二人的心态不同，登山的结果会怎样呢？第一种情况，甲乙二人皆登顶成功。从他人的角度看，两人都成功了。但从自身的角度看，甲除了登顶的那一刻略感满意外，一路攀登，充满了焦躁与不安，很少能自我满意，而乙登山的过程中始终保有一颗“自我满意的平和心态”，其登山过程及登顶时刻都拥有成功感。第二种情况，甲登顶成功，乙未到达顶峰，只登到了7000米。甲拥有了外人艳羡的成功，而乙虽未登顶，却拥有自我成功感。第三种情况，乙登顶成功，甲半途放弃。这种情况比较常见，也容易理解。为什么？登山途中，甲焦虑、紧张，更容易消耗体力，而且脚下更容易失衡而失败。而乙以一个相对轻松平和的心态努力登山，更容易保持体力，更容易发挥登山技术，更容易登顶。拿甲乙登山的例子说明现实生活中的两种人生态度，孰优孰劣，不言自明。当然，现实中，很多人可能都没有甲或乙如此极端，而是介于两者之间。乙所拥有的“尽人事，听天命，不强求”的心态是值得我们学习的，虽然达到这个高度很难，但应该是我们努力的方向。只要自己不逃避，有目标，努力过，即使最后没有到达目标，至少我们跋涉的过程是自我满意的，这就足够了。话又说回来，如果能保持这种心态，反而更容易到达目标。因此，**心态决定高度，心态不同，高度自然不同。**

3. 成功感　成功不等于成功感，我们中间有成功感的人很少。就拿B来说，她是博士，大学教授，你感觉到你现在成功吗？“没有，很少有。”从社会学的角度或大众视角看，成功是什么？你达到了某个目标，人家认为你是成功的。比如，拥有了某个头衔，或拥有了多少钱，或有了某种地位，别人感觉你成功了，了不起，很羡慕，这是社会学上的成功，或者外人看到的成功。从我们心理疏导和心理健康的角度来讲，成功是什么？**时时、处处、事事能够自我满意，这才是最大的成功，**也可以叫成功感。没有接受心理疏导前，很多人认为考上重点大学或找一个高薪的工作就叫成功。这种外在的成功某种程度上也是一种虚荣心，我们需要的是成功的自我感觉。我来自小山村，我的很多亲戚生活在农村，可能农村生活条件差一些，日出而作，日落而息，但他们自己对生活的感觉并不比城里人差。而某些达官显贵，他今天与昨天一样不快乐，很少有成功感。所以上了重点大学，找个好工作，并不一定算成功。懂得满足后才会成功。快乐的平民，痛苦的富翁，你愿意如何选择？

有一次我参加心理学的培训班，有个清华大学的心理学教授给我们讲了一个故事。她在咨询中遇到一个学生向她倾诉：“我天天感觉不开心，一点快乐都没有。”老师看他确实蛮悲观的，就问：“那你考上清华大学算是比较成功了吧？清华在你们省才招几十个，万里挑一，这个你总该快乐了吧？”他是怎么回答的？“这算什么啊？对我来说，考上清华是最起码的。连清华都考不上，那才是最大的失败！”考上清华大学这是最起码的，你想想他对自己的要求有多高——他把99分当成及格线了。别人的及格线是60分，就很容易满足，考85分会非常开心，但如果他考了 85 分，恐怕天都塌下来了，肯定要难过很多天。要求如此之高，他会有成功感吗？不可能。这个学生，如果不做心理治疗，或不进行自我调整，无论他事业有多辉煌，一辈子都是个失败者。

大家要求往往太高了，过分完美，总是在跟人家比。实际上，自己跟自己比就行了。比什么？不是说我这次考 90 分，下次应该考 91 分，而是比心理素质，比心态。比如，我昨天因一点小事而情绪低落了，陷进去了，今天能及时调整自己的心态就是进步，就是成功。

具体到我自己，近几年，我还是有一点成功感的。我的成功感来自哪里？不是来自于我挣多少钱，而是来自于我的学生，他们都有比较好的心态，来自于大家，通过疏导治疗后，都有较大的进步，这些都带给我很大的成功感。

二、心态决定命运，而不是地位、财富决定命运——心理素质决定成败

心理素质本身就是成绩的一部分。有的人经常这么说："如果我发挥好的话，应该能考到前几名"；"如果我不紧张，应该能……"认为自己能力很强，只是没发挥好而已，因此后悔、自责，总是不能自我满意。岂不知，心理素质也是成绩的一部分，而且是能够取得好成绩的最重要的因素。有的人本身水平一般，只有 7 成功力，但其心理素质好，面对困难，临危不惧，能以好的心态应对，往往就能把自己 7 成的功力完全发挥出来，甚至超水平发挥出 8 成功力，好的心理素质相当于为其加了 1 成功力。很多人本身水平很高，或者本来学习很好，有 10 成功力，但由于心理素质低，没上场就胆怯，临场时连 6 成的功力都发挥不出来，另外 4 成功力哪里去了？让你的不良心态吞噬了，因为你的心理素质相当于"–4"。好东西拿不出手，结果当然是不堪回首了。如果有人说你"能力差、水平低"，也要坦然

接受。因为，“心理素质 + 才华 = 能力”、“智商 + 情商 = 能力”。努力提高心理素质，心理素质由负变正的过程，才是你能力提高的过程。

第三节　树立正确的价值目标

每个人的生活都必须有目标，正像出了门向左走还是向右走一样，有了目标，才有前进的方向和动力。**人生重要的不是所站的位置，而是所朝的方向**。否则，如果没有目标，心灵无所寄托，不但会失去生活的动力，而且会陷入迷茫和痛苦之中，生活就会成一潭死水。人只要不失去方向，就不会失去自我。

在确立目标时，不但要有长远目标，而且要有阶段目标和近期目标。长远目标就是你人生一辈子最想做的事情，而阶段目标是指在到达成功路上所做出的各种各样的努力，所获得的一点点成功的积累。正所谓水滴石穿，只要下工夫，把你的终极目标分成一个个小小的目标，一点一点终会成就大器。有时候我们要冷静问问自已，我们在追求什么？我们活着为了什么？这辈子打算干什么？这几年准备干什么？今年打算干什么？这个月打算干什么？这周打算干什么？今天打算干什么？

每个人都有某些追求或者幻想，现实的幻想叫理想，不现实的幻想叫空想，所有的目标都应该建立在现实的基础上。合适的压力有利于恢复，不能太大——目标不能太高；也不能一点没有——逃避、社会功能损害时可能减少压力，但可能失去更多。有的人高不成、低不就，躲到家里，就成了“啃老”族。逃避的话，你可能会轻松一点，但你肯定不会很快乐。为什么？无价值感与空虚感会乘虚而入的。

当然，我们要注意的是不能走极端。如果过分要求完美，不切实际地目标过高，也不是好事情。有些人说我的目标就是要考清华、北大，除了清华、北大我都不上；或者说我的人生目标就是一定要像比尔·盖茨一样，这样的话就又走入另外一个误区了。欲树立一个切实的目标，一是要避免目标太高，二要避免天天用长远的目标压自己。很多人拿过高的目标来要求自己或者拿不切实际的目标天天压自己，天天衡量自己，如“今天离目标还有多远，明天还有多远”。这样的生活就太累了，与其如此，不如将目标降低一些。付出的时候，不要急于期待回报。否则，一颗心总是牵挂着结果，反而难有收获。一方面，需要大家树立目标，但另一方面，在奔向目标的过程中又要保持一个平和的心态，这两方面都是很重要的。

第四节　克服社交障碍，建立良好人际关系

曾经有心理学家说："人类的一切烦恼都来源于人际关系。"这话说得可能有点绝对，但是也有一定的合理性。我们可以结合自己的情况好好思考这句话，有多少人因太过在乎别人的评价而陷入烦恼的？在大家中的比例不低于 80%。当然，有的人陷入强迫思维里，人际关系的因素可能也有，但关系不一定很大。也许有人会说，我现在人际压力不大，就是强迫症状解决不了。但往往等到强迫症状解决了，对人际关系的敏感便会上升为你最大的难题。如果心理素质没有提高，就会感觉处处不适应。人际关系在改善性格、提高心理素质中占很大的比重，人际关系的好坏也是评价心理素质的主要标准之一。一旦人际关系能够不敏感了，就说明你的心理素质提高到一定程度了。

一、打破性格的枷锁——学会宽容和接纳，脸皮要厚一些

心理素质的提高意味着学会接纳自己——接纳一个真实的、会失误的自己。因此，别对自己太过苛刻。

大事清楚，小事糊涂；原则性的问题，顶，非原则性的问题，

让——生活中百分之九十九的事情都是小事、非原则性的。因此，要学会宽容和接纳。没有真正的"坏人"，只有与我们经历不同的人，用换位思考的心态学着包容。宽容别人，也宽容自己；接纳别人，也接纳自己。很多人对他人苛刻，对自己也苛刻，就会活得非常累。倘若能心平气和地与人交往，说话没有攻击性，不夸己能，不扬人恶，自然能化敌为友。不接纳别人，总拿别人的错误惩罚自己，实际上是不接纳自己。憎恨别人对自己是一种很大的损失。

敏感是大家的主要性格缺陷之一。不要刻意去猜测他人的想法，如果你没有智慧与经验的正确判断，通常你的猜测都会有错误的。要学会难得糊涂，没什么大不了的，凡事都不要太敏感。即使发生了不幸，也不要过多后悔，多总结经验，结合自己好好思索，最重要的是要能够保持心理平衡。

我们总是喜欢夸大坏事，给好事打折扣，总是看不到自己的优点，觉得自己没什么好的。所以说，别拿自己的缺点跟别人的优点比，没事儿别到处找自卑，否则，越比越没信心。比如，在人际交往中，十个人中有六七个和自己关系不错就行了，允许几个人不喜欢自己，甚至允许个别人骂自己。这个大家往往很难做到，往往是有一个人骂你，就受不了了。再好的人，还是有人骂，为什么？因为人家的经历和你不同，视角不同，你感觉好的，人家可能就不喜欢，因此，有分歧是很正常的。另外，总有一小部分人对任何人、任何选择都会感到不满。因此，不可能周围每个人都喜欢你。要适当降低自己的要求，不要那么苦。

小时候，父母对我们要求过分严格，这种严格内化到了我们的性格之中，于是我们现在凡事都要求完美、太过刻板、缺乏灵活。现在好多时候自己感觉不痛快，都是因为对自己要求过高，或者对别人要求太高。虽然大家都是好人，但往往也是挑剔者，这种挑剔很容易使人际关系不顺畅。所以我们要放大自己的“心”，对人际关系、对世间万物，不要那么刻板，“按图施工”。

在学会接纳别人的同时，也要学会接纳自己。我们不能认识自我，不能接纳自己，内心常和要强大、要无所畏惧、要完美的愿望发生冲突，越排斥症状越重，自己和自己斗，造成病态。现在要学着接纳这些（性格缺陷、强迫思维等）——接纳并不是认同它，或者由着它，让它继续，而是接纳的基础上，让它逐渐成长起来。接纳是为了改变自己，认清自己，是新的开始。

二、允许自己表现不佳

有些人在人际交往中，容易紧张，特别是面对陌生人或人多的场合。其实，紧张是正常的，适度的紧张有利于你水平的发挥。如果明天考试了，今天心里一点也不紧张，放松得像游山玩水或者像睡懒觉一样，也不可能发挥出高水平来。对一般人来说，上台讲话，百分之九十九都紧张，只有那些主持人、演说家可能不太紧张，为什么？他们成“老油条”了，训练了几百上千次，早已经“习以治惊”了。有的主持人台上那么潇洒自如，难道他们天生如此？实际上，他们都是经过了很多次系统训练，包括心理、技能、仪表仪态等训练，而且经过多次实践才达到这个水平的。而我们总是要求自己的表现最好能像主持人一样，自然、得体、流畅，众人都说好。你自己可能感觉没什么，实际上是要求过高了。过分要求完美，你的表现就会更不完美。主持人第一次上台不紧张，那是不可能的。比如中央电视台著名新闻主播康辉，也曾经紧张过，后来为什么能那么轻松？他接纳了自己的紧张与不完美。（康辉：我第一次做直播的时候，我觉得我可能到死都忘不了……第一次做直播的时候，紧张到什么程度？提前20分钟坐到演播室等着调摄像机，坐进去之后我在找一个最稳定、不出问题的姿势，找到之后我就基本上没有动过。从说“观众朋友好，欢迎收看午间新闻”，中间插播新闻录像的时候也没有动过，一直不敢动，那时250

平方米的屋子里，只有我一个人，我第一次听到自己的心跳是什么样的声音。就紧张到这种程度，一直到最后说再见，摄像切走后才动了一下，从来没有想到过的那种紧张，第二次就没有那么紧张了，再之后就没有太过紧张了。所以，所谓直播的心理就是你勇敢地走出第一步就完全没有问题了。）多次勇敢地训练，就相当于“习以治惊”的心理治疗过程，也相当于系统脱敏的过程。

当然，自信心的培养都有个过程，即使现在还做不到，但随着治疗的进展，随着自我认识的深化，就能逐渐形成一种习惯，获得一种底气：“出汗就出汗，脸红就脸红，你们爱怎么看就怎么看！”如果真的有这种居高临下的勇气，那些所谓的病态思维、恐惧就像小猫一样躲到一边去了。以前看到一个纸老虎或一只小猫——自己把它想象成一个真老虎，把自己吓瘫到地上，一点自信也没有，后来就处处受制于它，痛苦、恐惧。不就是这种情形吗？如果知道是病态的，知道是小猫，你真正敢居高临下了，有自信了，你的一切症状都会荡然无存。

当然，当我们特别紧张的时候，可以少量服用一些镇静类药物，帮助缓解暂时的危机。此外，对于公共场合发言紧张者，除了可以偶尔服用一些药物、深呼吸之外，写出发言稿或者发言提纲，做到心中有数或紧张时有所参考，一定程度上能缓解紧张情绪。实在紧张的话，从前到后一直读发言稿也未尝不可。

资料：五音不全的歌星

2004年初，21岁的华裔小伙子孔庆翔参加了《美国偶像》歌手选秀大赛，孔庆翔在演唱时，五音不全，台风滑稽，加上龅牙的土气外表，让台下的评委“不忍卒睹”——边笑边掩脸。他演唱到一半，以刻薄闻名的评委忍不住打断他说：“你根本不会唱歌，也不会跳舞，你还有什么可说的？”孔庆翔一阵茫然后回答：“我没有经过专业的训练，我已经做到最好了，我不会为此感到后悔。”因五音不准、舞姿笨拙而被评委羞辱，但他在节目中表现出来的勇气和热情却让他一夜成名。不知美国人怎样想的，反正自那一刻起，孔庆翔真成了“美国偶像”。这个被称为“可能是电视史上唱得最糟的歌手”，“走音男”孔庆翔（William Hung），推出的首张个人专辑《Inspiration》，在美国发行首周即大卖3.8万张，高居著名的“BILLBOARD”（告示牌）专辑销量榜流行榜第34名，甚至还打破由大提琴家马友友保持的第58名的成绩，成为该榜最高名次的华裔人物。

三、多锻炼，变“被动、消极、自卑”为“主动、积极、自信”

人际交往障碍，除了多锻炼、实践，在锻炼中不断认识自己、调整性格外，别无他法。越害怕的、越容易逃避的场合越要去，尽管有恐惧和逃避之心，心里翻江倒海，但我们要做到手脚先行。少想多做，避免未见其人，先悲观地想入非非，“先伸出你的手或先拨通电话”非常重要，多主动、积极去交往，自信心就会逐渐培养起来。

为什么要主动？因为人际关系是一个互动的关系，越主动，互动效果越好，人际关系才会更好。有些人常常敏感、自卑，总怕别人看不起或不接纳自己，因此，选择逃避，不愿与人交往。比如，你到了一个新的环境，大家可能想与你交往，别人第一次主动来找你，你也能被动交流，勉强应付几句；人家第二次、第三次来，你还是老样子，都是别人主动，你从来都不主动，几次之后，人家就会感到你有些清高、孤傲，慢慢就不来找你了。实际上，你不是清高，而是自卑。你总是这样被动，就会与人越来越疏远，你疏远别人实际上就是孤立自己，你不接纳别人也就是不接纳自己。

这里要补充说明的是，内外向没有好坏之分。内向也不是不健康，与主动不矛盾，内向的人也可以比较主动、自信。无论内向还是外向，只要心理平衡就好。有些内向的人心理也非常平衡，而有的外向的人心理却很不健康。

四、别过分顺从和压抑自己

人际交往中，我们往往过于顺从，总是在看别人的脸色行事，而我们还总以为："这是应该的！因为从小父母就告诉我要看别人的脸色行事。"岂不知，如果我们处处照顾别人的情绪，我们就会陷入循规蹈矩的陷阱，不但自己活得太累，而且最后还落不下一个"好"——最多，人家会说"他是个老好人"，或者"他挺老实的"。因此，该硬该软，要把握尺度。如果把握不好，干脆为自己活好了，自己怎么快乐怎么活。敢说得这么绝对，并不为过，因为我们拥有敢这么说的前提——过于善良、敏感、要求完美的性格。正是这种过头的性格让我们活得如此辛苦，不如痛起而击之，把它砸个粉碎。不要担心"怎么快乐怎么活"会让自己变成无耻之徒，因为我们"过"的性格根深蒂固，任何力度和决心都不为过，即使以矫枉过正的心态去做，能做到和大多数人一样就不错了。倒希望大家能更"坏"一点，脸皮更厚一点，什么都别在乎！但说易做难，想砸个粉碎，没有勇气是不行的。

此外，勇敢地把握机遇，在生活和工作中，当机会出现时，不要不敢尝试，不要太谦虚，不要不敢下手，不要说"我有缺点"，不要说"我不配"，不要说"我不敢承担"，不要说"我不知深浅"。在实干中成长，在实干中调节，因为天佑勇者！

第五节 活在当下

过去好也好，不好也罢，都已经过去了，而且无法改变。套用一首诗："你回忆，或者不回忆，过去就在那里，只远不近。"因此，不要太多地回忆过去，沉浸在回忆里。如果总是回忆过去，思考过去，只能让自己的意志更加消沉。我们需要的是面对现在，面向未来。

我们现在往往是提前去做可怕的预测，可怕的想象，臆测可怕的后果。例如有的人考试过后，和别人对题目，有一道题错了，就认为考砸了，消沉好多天，结果一出，实际上考得还不错，这就是过于悲观的预测。我们有丰富的联想，有心理障碍的人多数都很聪明，比一般人的智商还要高，可惜情商、逆商往往略显不足。实际上，我们每个人身上都蕴含着惊人的潜能，一旦自我发生蜕变，这就是你自己独有的一笔财富。

我们需要有一想一，而不要有一想十，因为我们所想的大多是悲观的。如果将丰富的联想用对了地方，就能做出伟大的成就。爱因斯坦也会钻牛角尖，但人家用对了地方。他小时候很自闭，也有一些心理障碍，但是他把丰富联想用到科学研究上，成就了巨大的事业。牛顿的三大定律在一般情况下是科学的。爱因斯坦却想，这些定律在物体以接近光速运动的情况下还适用吗？他钻研下去，就创立了相对论。而我们遇到事情也有一些稀奇古怪的想法，但却是各种各样的可怕后果。所以，我们要少想多做，把时间、联想等用到该做的事情上，就会有所贡献，否则，不但容易想入非非，而且了无价值感。

我们不能控制的事和没有发生的事不要过多想象。天无绝人之路，到哪座山唱哪座山的山歌——回归现实，有一想一。例如，南京有座紫金山，十公里之外还有座栖霞山，我们的目标是先爬紫金山，再爬栖霞山。但有些人往往刚开始爬紫金山，就开始为爬栖霞山担心了，会不会摔下来？会不会遇到豺狼虎豹？遇到该怎么办？这样，爬紫金山时腿就软了，当前的路都走不好。提前去做可怕的预测，必然导致当下的自我妨碍。我们可以幻想，但不是空想。

很多人总是缺乏安全感，总要追求绝对安全或百分之百放心，岂不知，在追求这个不存在的绝对和永恒时，你失去了最该珍惜的东西——现在。你希望掌握永恒，那你必须控制现在。生命就在你的生活里，就在今天的每时每刻中。**请珍惜并享受现在的时光，生命只在今天，不要为明天忧虑。**要学会欣赏自己眼前的每一点进步，享受每一天的阳光。不要烦恼明天的事，明天有明天的忧虑。否则，你荒废的今日，正是昨日殒身之人所祈求的明日。

除了转移注意力，延迟反应也是很好的方式。有些事情的发展并不是个人所能控制的，任何人都无法完全预知事物的发展。因此，对于有些很棘手或让自己特别忧虑的问题，可以暂时搁在一旁，“到时候再说”，这样，就能避免使自己陷入纠结之中。当然暂时搁置，并不意味着让你逃避，而是延迟反应，改变以往过于敏感、反应过度或要求过高的习惯，待时机成熟再说。当你不急于求成时，“到时候”有些事情往往就烟消云散了。

第六节　学会吃小亏，占大便宜

世界上百分之一的人吃小亏而占大便宜，百分之九十九的人占小便宜吃大亏，多数成功人士都来自于这百分之一。

生活中百分之九十九都是小事，而我们往往“大愚若智”，总是去计较鸡毛蒜皮的事情，搞得自己焦虑、抑郁，心理不平衡，心身疾病缠身，这可就是贪小便宜吃大亏。**吃小亏就是对那些鸡毛蒜皮的、非原则的事情，不斤斤计较，受点委屈，有点损失，无所谓，能把心放宽，多接纳。**有人常说“我觉得别人认为我对他不好，我感觉别人认为我这人不太好”等之类的话，几次这样感觉下来，敏感多疑，杯弓蛇影，事实就会被你扭曲，本来透明的眼镜给你弄成了墨镜。“感觉”都是你自己的想法，“感觉”加上“可能”等于不存在。大便宜是什么？**无论遇到什么事情，能够保持平和的心态，保障心身的健康，这**

才是最大的便宜。但大家的方向往往都走反了，没有事时胡思乱想，没事找事，一点小事斤斤计较，敏感多疑，遇到大事，“天塌地陷”，这些都是吃大亏而一点便宜也没占上。因此，要学会吃小亏占大便宜，好好调整自己的心态，保障心身健康。

第七节　学会积极的暗示

人都是靠自我暗示活着的。当你相信自己，相信未来，给自己以积极的暗示时，你就能快乐。反之，当你不相信自己，不相信未来，给自己以消极的暗示时，只能是悲观、忧愁和郁闷了！美国前总统罗斯福有一次家中不幸被偷，朋友写信安慰他，他却这样回信：“我应该感谢那位小偷。第一，贼偷去的只是我的东西，而没有伤害我。第二，贼只偷去我部分的东西，而不是全部。第三，最值得庆幸的是，做贼的是他，而不是我……”

有的人为什么快乐？他给自己以积极的暗示。他有安全感，他不但相信自己，而且信任他人，相信世界，他胆子大，马大哈，凡事无所谓。他知道生活没必要那么较真！看开了，才能乐观面对未来。他知道车到山前必有路，不过分忧虑遥不可及的未来，也不在事情还没发生时进行过多的想象。无论遇到什么困难，他能够乐观面对未来，不断给自己积极的暗示：“没关系，一切都会好起来的！”他都能在平和的心态下，面对现实去解决，争取最好的结果。而不是在懊悔、假设、想象中苟延残喘！悲哀、痛苦解决不了问题，而只有面对问题才能解决问题。10 天的想象不如 10 分钟的面对现实。

有的人为什么痛苦？总是对自己要求过高，自我中心，把社会的规范僵化于自身，被“小我”所困，总怕自己某方面吃了亏，或者别人对自己评价不好。总之，悲观失望，总是给自己以消极的暗示：“我行不行啊？”“这个事够不够好？”“会不会有问题啊？”结果，痛苦不已！

有让人真正快乐的人生吗？没有！因为，人生下来就面临着死亡，人生就是不断克服困难和战胜挫折的过程。当你不接纳困难和挫折，太专注于这些困难时，人生的苦难就开始了！“阳光总在风雨后”，当你真正接纳这些困难和挫折，认识到这是人生无法割裂的一部分时，也就不称其为“困难和挫折”了。比尔·盖茨说：“社会充满不公平，你不要想去改造它，只能先去适应它。当你陷入人为的困境时，不要抱怨，你只能默默地吸取教训。”

积极还是消极，正是长期以来养成的选择性注意的习惯有所不同。客观发生的事，永远不会改变。下雨也好，天晴也罢，本身没有好坏之分，对大家的不同影响完全受到个体不同的视角决定。当你用烦恼心来面对事物时，你会觉得一切都不尽如人意，世界也会变得丑陋可憎。如果能往光明或吉祥的方面解释，也许心情会轻松很多。如果痛苦无法回避，那就学着享受它。无论遇到任何挫折，如果一改我们过去的悲观习惯，而能从乐观的角度去解释或进行相反的联想，心情可能就会大为不同。

乐观与悲观决定了两种不同的人生，可能大家的年龄接近——量相同，但质不同！芸芸众生，功名利禄，恩怨情仇，生老病死，每个人都有自己的生命轨迹，但殊途同归，从哪里来的，还回到哪里去！生命如流星，一瞬间的闪现，但其历程不同。有的选择快乐，哪怕是一秒，也要熠熠生辉，秀出生命的光彩；有的却选择痛苦，在生命的尽头慨叹时光的匆匆和宇宙的苍茫，在这样或喜或悲的闪念中，生命的“质”就天上地下了！

我这个人是不认命、也不信命的，星座、算命等我都不相信。当然，你们有的很相信，我不排斥。如果有人觉得自己的命很好，因此能乐观、阳光地生活，那是值得鼓励的，我提倡你以这样的方式相信命，而不是总认为自己命太苦。如果你总是认为自己天生命苦，什么倒霉的事都让自己碰上了，那还是建议你不信命更好。如果我们总是消极地看问题，就很难有成功感。

有句话叫“预言自验”，即某件事情还没做，就觉得自己肯定做不好，就没信心。在这样的心境下，去做的时候就真的做不好了。如果一味地认为自己命苦、倒霉，天天背对阳光，面对阴影，当然很多事情就做不好，你的命当然会很苦。这个叫“自我妨碍”也好，叫“预言自验”也罢，都是自我消极暗示、自设障碍的结果。如果你给自己积极的暗示，“这个事情别人能过去，我也一定可以，应该没有什么问题；即使出了什么问题，也没关系”等，做事时就会充满希望，就容易成功。命运不决定于上天，决定于你自己！随时给自己以积极的暗示，你的“命”就是好的！

转个身，选择阳光，选择乐观，选择积极的人生！

第八节　打破完美的桎梏

真正的“完美”本不存在，但“完美”犹如一朵美丽的花儿吸引着无数人，前赴后继，岂不知那朵花却只是海市蜃楼，看得见，却怎么也摸不着。“过分要求完美”可以说是性格缺陷之大成，是过分敏感、悲观、严谨、犹豫不决等性格缺陷的根源。

为什么你那么敏感？悲观？犹豫不决？担心忧虑？都是过分完美惹的祸，都是从小养成的自我要求过高的性格所致。往往是尽力而为了，还不放心，不满意。因此，需要不断降低对自己的要求！尽力而为就行了，允许自己表现不好甚至犯错误！——哪个人不会犯错！?

关于完美，前面提及颇多，此处就不再赘述了。

第九节　培养广泛的兴趣

有些人出现心理障碍，陷入低谷情绪，此时，让其少想多做，转移注意力，本身就有一定的难度，但如果他平常对什么都不感兴趣，就更加艰难了。例如，前面介绍的那位先生写文章、学电脑就很好，他做的事情是正向的、有意义的、现实的，就会有价值感。他给报社投文章，每发表一篇文章、每学到一个电脑知识都会有成就感。兴趣就是一种有效的转移，广泛的兴趣可以更有效地转移注意力，减少病态对你的干扰，减少留给病态的时间和空间。

反馈点评：第三轮

E反馈：

我的性格过分认真、小心、刻板、拘谨、胆小，做什么事都很在乎别人的看法，敏感多疑、好幻想、固执、消极、被动、缺乏自信、以自我为中心、自以为是、虚荣心强，几乎所有的缺点我都有，就是缺少自信、随便、无所谓和乐观。人生的路还很长，不能为了一时的轻松而让自己一辈子痛苦，得不偿失。人生苦短，这几年都被夺去了宝贵的人生快乐，这是咎由自取。自己跌倒了不爬起来，光在那里哭泣，哭一辈子也没有用，而爬起来，方能前行。虽然爬起来会困难重重，但只要拾起自己的信心、力量，脚踏实地，一点一滴积累经验，把改造性格运用到生活的方方面面，相信会尝到甜头。想想这几年过的日子真是痛苦，美好的时光悄悄从身边溜走，自己却糊里糊涂，整天担心那些莫名其妙的“怕”和“万一”。我想我应该觉醒了，我要换一种活法，那就是灵活的、积极的、向前看的、内心平和的人生态度。

你罗列了一系列性格缺陷，似乎成了性格缺陷的大全，但在我看来，你身上更多的是优点。因此，不要过于贬低自己，应该轻装上阵，更加勇敢、洒脱一点。

J反馈：

J写的反馈非常好，前两天的状态不是很好，坐在那里很少讲话，情绪非常低落，处在抑郁状态，而且停了药。J今天下午开始有一些主观能动性了。

今天下午我开始有了活着的感觉。但没好一会儿，又开始担心：再不要回到那种泄气的状态了，又开始怕自己会被别人误解。但自己现在能够认识到：这应该就是病态思维。因为黄老师前几天说过，凡是“担心”、“万一”等想法都是病态的，对这些病态心理要快刀斩乱麻，一刀下去，“快”、“狠”，不再理这些病态的东西。坚持这样做，我相信症状就会不断减轻。后来谈到人际交往的黄金规则：用自己希望别人对待自己的方式去对待别人。自己确实没做到，自己总希望别人关心自己，但自己有没有去关心别人呢？今天C碰到了一个难题，总是认为自己的事情没做好，一遍遍地询问别人来帮助自己逃避，他说：“可以把担心放到一边，去做其他的事情，但这时自己面无表情，就像一具行尸走肉。”我也有类似的感觉。当自己抑郁时，也可以做事情，但做得很慢，语言、动作、表情都显得迟钝，但这又有什么关系呢？做就行了。屈从于病态只能使自己的病越来越严重，丝毫无助于治疗。另外我经常怀念生病前的日子，总在想：能不能找到以前那种正常的感觉？黄老师说，随着症状的减轻，慢慢会找到正常的感觉，不能急于求成，这样也给我增加了信心，相信会有那美好的一天。以前因为怕自己想到一些坏的、消极的东西，干脆自己什么都不想，其实这也是一种病态思维，是一种彻底的放弃。自从生病后，逐渐变得只关心自己的身体，感觉身体好就开心，身体不好时干什么事都没兴趣，所有的工作和家庭责任似乎都成了累赘。我想这是被病态思维牵着走，只关注它了吧！该追求的还是应该努力去追求！

D反馈：

今天和两个病友出去玩，一起聊天。我发现我们的相似点，如“我是班上毛病最重的”、“我的问题是最难解决的”、“别人做的错事，我总觉得自己也要去做”、“怕发疯、怕失控”等。

今天一个病友家长跟我说，她在街上因为嫌热，撩了一下衬衫的下摆，她的孩子就挑剔和抱怨她，认为这样“不雅”。我又何尝不是这样“严格要求他人”呢？平常爸爸经常说错字，我心理就不舒服、挑剔，其实这就是我过分严格要求他人的性格体现。我似乎有点明白“接纳”的意思了。比如，原谅爸爸说错字或者读错字，不要老把别人想得太“完美”。别人犯小错，我心里就不舒服，甚至因此自卑——我常抱怨爸爸基因太差，遗传给我了，这种抱怨是很无聊的。

今天从病友房间出来以后，开始回想该病友家长的最后一个眼神，似乎对我有点不善，心里难过起来。（这种情况在我们的生活中非常多，这次是患者家属，下一次可能是同事、朋友甚至是陌生人，半路上陌生人一句不敬的话，你会生气半天。这说明什么？“心”太小。对陌生人都这样，更别说面对朋友或熟人了）还好走到自己房间门口的时候，这情绪都已经没了，也不在意了。这六个牌子的挖土机，“乐观”和“果断”似乎更好用。

我觉得保持一颗感恩的心，对于提高心理素质、改造性格有很大的帮助，懂得感恩才能宽容，才能懂得接纳，每天保持一颗感恩的心，感谢身边的亲人、朋友、同事，甚至一草一木，带着这样的心态去生活、去工作，烦恼忧愁自然会离我们远去，伴随着我们的都是美好的希望，不要把生命浪费在无谓的自我折磨中，我们所需要的就是果断地从里面出来。

今天老师说了“小我”、“大我”的问题，平时我是一个“好迁就别人”的人，但这个“好”与雷锋的“好”是不一样的，我的“好”还是“小我”，太以自我为中心，担心自己在别人心中的评价。自己的心情应该由自己来掌控，但自己却心甘情愿的把控制权交到别人手上。关于内控与外控问题，要好好理解。其实，这也是缺乏自信的表现，自己不自信，老是想通过别人来认可。自己应该是自己的主人，过分在乎别人的评价，那是本末倒置了。

心态决定一切，自信还是不自信是非常重要的。如果自信，你认为自己行就行，即使真的出现了暂时的失败，也不放弃，最后肯定能成功。我们往往失败一次，就信心全无，这样行吗？有没有信心，能不能坚持，在治疗过程中是最为关键的。

H反馈：

我的性格问题主要是犹豫不决，怕这怕那，在实践中遇到的主要问题是说不清想象与现实，扣帽子怕扣错，怕把现实的问题错划为病态思维。（分不清时，你就把分不清的问题放一边儿，看看大多数人是怎么看这个问题的，唯一的标准是自己能保持平衡的心态，能够乐观地看问题。拿这个标尺对照，分不清暂时不分，随大溜。不敢果断地随大溜，说明你太以自我为中心了。）

没什么可怕的事，只有害怕的心。世界是现实的，既然我改变不了，就要学会变通，改变自己对社会的看法，去适应社会而不是对这个社会抱怨不休。以前我常问自己为什么与这个社会格格不入，看不惯这个，看不惯那个？为什么我看不惯，别人能看惯？有时甚至觉得自己清高，总是认为那些人素质低，跟这些素质低的人没有什么共同语言，看着别人拍马屁就觉得有失人格。（我们经常自卑或自大吗？自卑的反面就是自大，自我中心，表面自大、清高，这个看不惯，那个看不惯，实际上是你自卑。什么都看不惯，说明你的性格不适应社会，你不要一直不满人家，而是应该检讨自己才对。不满人家，是苦了你自己。）看着别人说脏话就恶心，别人有不道德的行为更是看不惯，觉得与人交往就应该一是一，二是二。最见不得有些人说一套、做一套。（大家有时确实太机械、太刻板、太单纯了，把所有的伦理道德用死了，僵化地刻在自己身上，好东西没用好。很多人说的十句话可能有三四句是假的，这很正常，社会就是这样，不过有的是善意的，有的是恶意的而已。我们只知道一是一，二是二，岂不知，很多事情就是“1.5”。就像外交部发言人一样，他讲的十句话有八句是外交辞令，讲出来以后意义也不大，但是他必须讲。与人交往的过程也是如此，交往时嘴甜一点儿，拍拍马屁，赞美别人几句，少点挑剔，这是我们提倡的。所有的拍马屁都是赞美别人，只是赞美水平高低的问题。如果见不得别人说一套、做一套，这说明你做事太过认真、严谨，拿自己过高的标准、过小的“框框”去套别人，能有几个符合你的“框框”的？这就是为什么我们和人相处时容易心理失衡的原因。）做事认真、严谨、要求完美，过去认为的优点，现在才知道，过犹不及也是缺点，正是这些导致了我的痛苦。自己眼里容不得一粒沙子，自己不适应这个社会，觉得到处都是垃圾，到处寻找自己想要的环境，那时不觉得自己有什么问题，没有看见问题的根源，觉得都是自己命不好。过去也有过反复，但那时不知道是怎么回事，反复一次，负担就加重一次，认为没有希望了，丧失了信心，现在知道这都是正常的。改造性格的道路是曲折的，是螺旋式上升的，要用敢于拼搏的精神和不回避的态度去面对现实。

G反馈：

我以前对待别人既不快乐也不接纳，在工作中要求别人和自己不能有一点不道德的行为，不允许别人有一点滑头，自己做多少也要求别人做多少，不能让自己吃一点亏，但往往吃亏的就是我。（条条框框过多了。如果你做了领导，这种强迫性格不改的话，下属就没好日子过了。因为你自己做到怎样，就要求下属怎样，人家怎么可能能完全让你满意呢？这样刻板地要求自己，往往自己会心理不平衡，最后吃亏的肯定是自己，不但自己人际关系不和谐，而且心里会很苦，身体还会经常不舒服。）听了人际关系的构建和你举的一些实例，我觉得我以前好过头了。为了适应社会，我想在我以后的工作中要慢慢地适度赞美他人，耍点滑头，也许自己做了以后，对别人的认识才会慢慢地改变。以前我人际关系处不好时，焦虑就会随之而来，但昨天学会了处理人际关系的宽容和接纳后，觉得在以后的工作中，别人怎么做，自己就怎么做，没有必要为了别人的看法、面子等虚荣的东西而要求自己做到最好、最多，既然自己都这么做了，我想我也不会戴着有色眼镜看待别人的行为了。在以后的人际关系处理中，我觉得心灵的窗户突然亮堂了许多。希望学会滑头、学会灵活，不要钻牛角尖，学会宽容自己、宽容别人。（注意提醒自己，改造性格这根“弦”在近期内是绝对不能松的。否则，性格之过会在你生活的方方面面体现出来。不逃避的前提下，多与自己的性格联系起来，多认识、多领悟。）

B反馈：

顶住就是胜利，我应该不在乎，无所谓！以前我治病比较依赖医生，所以总不坚决，通过今天的治疗，我深刻地体会到自己不但要切，而且要以挑战的勇气果断地切。下午我挑战以后很疲劳，晚上回家看看报纸后就没有下午那么难受了，昨天临睡前拿毛巾擦头发，感觉放心些，后来马上意识到那是逃避，睡前一直自责，久久不眠。我总觉得挺可惜的，对于自己几年甚至几十年的习惯，习惯成自然了，好像病态是一种自然，改造了反而觉得心里空空的，这时就用做事情来克服这种不舒服感。我们习惯了思考，习惯了悲观，突然不悲观一下子还做不到，也不习惯。

前面说过，应以不逃避的态度去面对心理障碍。当然，有时真的顶不住，逃避了，反复了，也没必要一直自责下去，希望你把自责换成反思。否则，自责会让自己的情绪更低落。希望你逃避以后，多吸取教训，总结经验，避免再次逃避。每战胜一次反复，就得到一次提高，而不是自责后悔。在与“怕”字的斗争中，只有坚决果断出击，才能逐渐增强自己克服病态行为的自信心。

I反馈：

今天看到C如此痛苦的情景，就想到了自己面对症状时一样的痛苦，我真想告诉他，陷入心理漩涡时，我们所受到的心灵折磨都是一样的累，可怕的后果让我们再没动力去干其他的事情，甚至觉得一切事情都已经没有意义了。如果不把眼前恐惧紧张的事解决的话，就算吃饭喝水看电视都毫无价值，难受至极。以前的我，常常觉得漫漫人生，活得毫无意义。但黄老师说的“视而不见”策略现实可行，立即转移干别的事，想别的事，就不会像之前那么痛苦，因为干别的事可能心情不同，感受的程度也会有所不同。因为如此巨大的痛苦来源于所想象的可怕后果，既然是在自己心情极度痛苦下产生的想象，那么当你转移之后心境就会有所不同，再想起来也不会像刚刚那么痛苦了，渐渐的可能就不再那么害怕了。可能处理病态症状确实容易些，转移是在不知不觉中做到的，对我们来说，最关键的是结合自己，加强认识，在今后的生活中改造自己的性格缺陷，这一点好像太难了。以前看过《心理疏导疗法》一书，我也是在这卡壳了，停滞不前。这次来，初步懂得了与“怕”字作斗争的方法和性格缺陷——“过”字的危害性。今后要不断树立信心，坚持在实践中和“怕”字拼搏，争取走好自己不太长的一段人生历程。

I这次来，付出了巨大的努力，勇气也非常大。通过实践，虽然有一些经验，实际上还是不够的，需要你继续挑战。如果能不断挑战自己，逐步轻松起来，你一定能再活三四十年，美好的生活还在前方，不要气馁！

F反馈：

我喜欢幽默的笑话，但是经常是以讽刺别人的方式说出来的，当然有时也会以讽刺自己的方式表现。因此，在人际交往中特别容易得罪人，尤其是领导、同事。我知道这样不好，但我表现欲望太强了，也许是虚荣心吧。我想在不伤害别人的情况下说说笑话，但更多的时候应该是赞美别人、取悦别人，而不是以嘲讽别人取乐，不知道我说的对不对？（你说的当然是对的，不要总是以挑剔的眼光看别人，开玩笑尽量不要以嘲讽的口吻。如果和别人在一起，经常挖苦讥讽，关系不可能很好。）今天晚上，我去超市买面包，以前一定要看生产日期之类的，以保证没有过期，害怕吃了过期的东西。今天还想习惯性地检查，被我立即当做病态思维给挡了回去，看都没看，付了钱，拿了面包和牛奶就跑出来了。改造性格一定要与自己的行为结合起来，光喊口号非但没用，起不到疗效，反而会让自己失去信心。（说得非常好——不看你说什么，不看你写什么，最重要的是看你的行动。真正能够果断地实践，会进步得更快。）

你讲到对自己的性格反思时，要与其算算总账，这个非常重要。不管做什么事顾虑重重的时候，就把这句话作为一种惯性的力量来激励我们，同时，这句话也要成为我们生活的一种惯性。同时，一定要提醒自己，从不习惯到习惯应该是一个很折磨人的过程，这时又要想到长痛与短痛。哪怕今天只比昨天好一点点，一定要对自己充满信心。

性格缺陷让我们失去了很多很多，时间、精力、青春、金钱等，一定要有与它们作斗争的决心，与性格缺陷算账。不算总账，就容易陷入恐惧与焦虑之中，容易选择逃避，认识性格、改造性格的决心就小，认识的深度就浅。

C反馈：

今天下午，黄老师对我进行了现场“习以治惊”的治疗。他在我认为最重要的心理治疗笔记上故意沾上了水，使一些字模糊了，并且将旁边病友的笔记也弄模糊了。我当时的焦虑感立即上升到了顶点，而旁边病友却很平静。黄老师当时对我说“如果你能坚持顶住，不去借别人的笔记本核对，你就前进一大步了！黄老师这次真刀真枪地带着我去碰病态思维，使我措手不及，再一次陷入极度焦虑之中。下午的课也没听进去多少。下课之后，我来到隔壁病友的房间想借他的笔记本，要是在平时，我会立即向他借，但是这次我内心反复告诉自己，不要借，这是在治疗，我不能再这样逃避下去了！逃避只能加重病态。所以，我顶着极度焦虑又从他宿舍走了出来。但不知道自己能否坚持到晚上不去借他的笔记。为了增强自己的自信和魄力，我和我爸进行了沟通。我爸曾学习过心理疏导疗法，并且很赞同这个疗法。通过与他沟通，我逐渐增强了自信。我在心里告诉自己，这是我过于认真、严谨的性格缺陷所滋生的病态，虽然本子上的水斑模糊了一些字迹，但是我还是清楚那些是什么字的。另一方面，本子上记得再清楚、再漂亮又有什么用呢？关键是自己要去领悟和实践，这些天讲的治疗方法我心里很清楚，也明白它的关键点和重要之处。既然这样，本子上的一些字迹被模糊了又能怎么样？我只要头脑中理解了意思并实践就可以了。就算是模糊再多的字迹也无所谓！而且，那个病友笔记也被涂了，她为什么无所谓而我却如此焦虑？——这就是我的病啊！在别人看来，这简直就是不值一提的小事，而在我身上就把它无形地夸大了！因为在我看来，我很看重这次集体治疗，想把治疗的所有内容都记下来、都吃透，我把治疗方法看成是比日常工作的基本概念还要重要的内容，所以，心里格外关注，不允许有一点错误。下午黄老师的这一举动切中了我的要害，让我疼痛不已，极度焦虑。但是，我知道你是在帮我治疗，我不能再逃避了。我告诉自己，这算什么啊！就是一个治疗方法而已，水斑模糊了一些字迹就随它去，我只要理解了治疗方法的含义就可以了，不去想它了，更没必要再去找别人的来核对。烦不了！随它去！这次如果能挺过来，那么在今后的工作中，当遇到那些基本概念想去寻求别人确认的时候，克服起来就会轻松得多！所以，我硬着头皮，咬咬牙，继续做自己的事情，没有再去借笔记本。说真的，这次实践，在别人看来太简单了，但对我来说，这种剧痛不亚于从身上割掉一块肉，内心经历了由极度焦虑、翻江倒海到逐渐平息的一个过程，真是其痛无比。但是我相信，这种剧痛会让我有所收获的！

我知道我的性格中存在过分细心、认真、一丝不苟，这些好过头的性格缺陷让我失去了第一份体面的工作，失去了人格的尊严，失去了往日的笑容，失去了青春，失去了自信，也使我的父母沉浸在悲痛中。我曾经多少次黯然流泪，度日如年！而我得到的仅仅是悲伤、痛苦，有时甚至想自杀。为什么正常人能够相信自己，确认一次就够了，而我却不行呢？我知道，这是我过于严谨的性格缺陷长期带动着病态的行为，形成了一种病态惯性，所以克服起来相当困难。虽然难度很大，但我还是会告诉自己不要放弃治疗，会有光明的一天！所以我仍然会鼓起勇气、信心走下去，与性格缺陷一刀两断！！

附：A反馈材料七

今天的主题是如何调整心态，做到时时处处自我满意。要达到这个目的，就不得不进行自我认识和剖析了。

反思起来，我是一个十分以自我为中心的人、过分关注自己甚至有些自私。所以我十分在意我外在的东西，比如说帅不帅。当我感觉我自己不帅或者别人觉得我不太帅时，我心里就会很不好受，这样的心理失衡就很可能让我更加关注自己，其他的人或事统统装不到心里，陷入了一个恶性循环，久而久之就形成习惯性思维，总是关注自己帅不帅，一旦理想的状况不能达到就痛苦。所以，有时候我会感到突然的轻松。那时我的想法是：我管他帅不帅呢！别人怎么说又能怎样，就算女生不喜欢我又能怎样，就算会因为不太帅做不成一些事又能怎样，我可以做别的嘛！不要太在意别人怎么看你，用自己喜欢的方式去享受生活，快快乐乐的就好。我不自信、胆子小、习惯往坏处想的性格也是促成病态思维的重要原因。

我觉得人之所以活在这个世上就是为了高兴、快乐。例如，我们赚钱是为了快乐，找女朋友是为了快乐，娱乐是为了快乐，因此，既然那些病态思维折腾得我不快乐，我就尽量忽略它，从不关注自己做起。另外，快乐才能增强免疫力，是健康的诀窍。但是，有时候又总是不放心或者习惯性地、强迫性地去想，搞得自己很痛苦，恶性循环。明明知道有百分之九十九的不可能，但仍不放心。于是在病态思维来的时候做正常的事情，做一小会儿病态思维就淡化了，虽然这个过程很苦涩。胆子大一些，一定要胆子大一些，这真的很重要！看看这个纸老虎究竟能把我怎么样，但不能硬顶，以转移为主，不能硬生生地排斥它，允许它的共存，慢慢地忽略，切忌被它牵着鼻子走。这是一个实践的过程，要勇敢一些，相信自己会胜利！同时要乐观，因为情况远比自己想象得好很多，一定要让自己相信！

说到这里，我今天也有两个小小的成就愿与你分享。其中一个是，中午我离开宾馆时，那本《心理障碍自我疏导治疗》被忘在了床上，而后我便离开了。我刚走进集体疏导治疗的会议室，就想起了这个事，突然怕起来。我担心服务员收拾房间（上午我让服务员来收拾房间）时，会看到那本书，从而会把我当成一个心理障碍者或精神障碍者，她如果到前台查到我的信息，再将这些夸大并散播出去，会有不可想象的后果。一串串可怕的后果接二连三地浮现在脑海中，这回我真的有点担心了。然而过了几分钟，我明显意识到这种思维是病态的，但还是有些犹豫。又过了几分钟，我又觉醒到不能再与它纠缠下去，否则我会被它牵着鼻子走，这是克服怕的过程中最大的忌讳。于是，我坚持正常听讲（如果回去拿书，是最大的逃避），同时我告诫自己，一定要乐观，为什么要往坏处想！说不定人家服务员根本不会在意那是什么书。于是，在少想多做与保持乐观心理状态理念的引导下，我慢慢从坑里爬了出来，不再害怕了，我从中感受到了战胜自我的喜悦。

下午还有一件事，××× 说他曾经在一个艾滋病患者洗过手的河里洗了次手，他当时手上还有伤。我一听就很害怕，你让我与他握手，还让他摸了我有些发红的青春痘，我当时也没多想什么，就让他摸了一下。当时没什么，而后来闲下来，我就会想各种各样的"万一"，但持续的时间很短，很快给它扣上病态思维的帽子，去做正常的事（如玩手机游戏等）。即便还是会有些怕，但是随着我与它共存时间的增长，并不太在意它，它就淡化了。后来我又问一个阿姨（病友的家属），如果她有伤口，其他人甚至疑似艾滋病患者摸了她一下，她会怎么想？她说就算摸了一下，她也不会想到那么多，根本不会与它纠缠，就算传染上了，也就认命。我想这才是正确的心态，对我有很大的启发。

第八章 克服心理障碍的经验

第一节　后续治疗的注意事项

一、少想多做——行动最重要

我们不缺乏创造力和聪明才智，缺乏的是创造和发挥自己才智的胆量和勇气，缺的是行动！实际上，大家都是很有创造性的，具有丰富的联想，也足够聪明，但由于性格的缺陷，很多创造性发挥不出来，刚露萌芽，就被性格之“过”扼杀在摇篮中——缺少行动，或由于逃避，或由于惰性。如果能把丰富的想象力发挥出来，大家都会是极其优秀的人才！

心理障碍者与躯体疾病者的最大不同就是前者的行为特点是“多想少做”或“只想不做”。正因为胡思乱想，毫无根据地想象出各种“怕”让自己痛苦不堪。因此，对于心理障碍的治疗而言，就不能像躯体疾病的恢复那样进行身体的休养。如果你患了感冒、肝炎等躯体疾病，就需要卧床休息，更有利于机体的恢复。心理障碍者需要的休息不是身体上的休息而是心灵上的休息，精神上的休息。否则，休息在家，不工作，不学习，无所事事，越想越多，越想越痛苦，只能使大脑疲劳状态加重，而不利于缓解心理障碍。因此，对于心理障碍者来说，最好的休息方式就是“工作”——让自己忙起来，以缓解病态的精神紧张。

让自己忙起来，像正常人一样做事，无论是学习、工作，还是休闲、娱乐、做家务，都是缓解心理疲劳的好方式。让自己忙着，有几个好处：①有效地转移病态思维。无论何种工作，只要你忙着，无形中就转移了原来的病态思路，减少了病态思维的比例，至少不会让自己像无所事事时那样胡思乱想。当然，有的患者，在忙着的时候，可能仍然会无时无刻地受到病态思维的烦扰，但结合具体对待病态思维的方法，慢慢摸索，加上“工作”时无意地对病态思路的转移，有利于摆脱病态思维。②让自己充实起来，有利于社会功能的维持和恢复，有利于获得价值体验。有的患者，自从有了心理障碍以后，无论家属还是学校、单位，都想让患者休息调养，岂不知，越让其休息，越不利于病态的恢复，反而会削弱患者的正常社会功能，如学习、工作、人际交往及生活等能力，甚至增加了患者的无价值感和自罪感。若患者长期不能保持正常社会功能，就会越来越退缩，越退缩内心越空虚，心理障碍症状越重，形成恶性循环。若干年后，让他跨出一步，走向社会，会更加艰难。

我们需要的是精神休息，不是躯体休息。例如，I退休了，平常做做家务，也可与其他老年人一起活动或进入老年大学，实在没事，打麻将也可以，要不在家里闲着，就很容易烦恼。对于年轻人，更要该工作工作，该学习学习，绝对不能颓废。如果自己躲在家里，就糟糕了。越躲在家里，越不愿接触社会，就会离社会越远。究竟是你孤立别人还是孤立自己？例如，我曾经接待过一个女孩，她天天在家想：“人应该怎么活着？应该有什么目标？人生有什么意义？”好像要彻悟人生似的。每次都要和我谈这些，而且喜欢回忆过去，抱怨父母，但从来不行动。因此，后来她来电话时，我就打断她：“你做了什么？你今天怎么做的？”她中午给我打电话，我问她上午她做了什么，上午打电话我问她昨天做了什么，她往往是无话可说。

二、需要艰难跋涉几个月甚至几年

心理障碍和不良的性格有关，而性格是从小逐渐形成的，改造起来难度很大，不是短期内能改变的。即使是治疗的第二阶段，克服"怕"字，摆脱症状，也需要一定的时间。有些心理障碍，特别是实践起来相对好操作的恐惧症，例如某些恐怖死人的、怕脏的，如果勇于挑战，短期内能够显著进步甚至痊愈。但对于一般心理障碍而言，克服症状至少需要数月甚至数年的时间。因为领悟、认识、实践都需要时间，症状的消除也需要反复的积累。具体到每个人，何时能走出来，因人而异。但从临床实践来看，一般都要经历几个月甚至更长时间的反复，经历"症状减轻或不在乎→剧烈反复，痛苦实践→再次减轻，无所谓→再次反复……"的过程。症状消失的快慢取决于什么？一是逃避与否；二是认识和领悟的程度。如果能做到不逃避，少想多做，坚决实践，坚决像大家那样去做，就能较快取得优化。一份汗水，一份收获。如果怕痛苦而一味逃避，就会原地踏步甚至倒退。至于第三阶段，提高心理素质，改造性格，则是我们一生的"事业"。

当然，什么样才算优化？最终的目标是不是完全不要出现病态思维？不是的，而是出现病态思维后，自己知道这是病态思维，根本不在乎它，它对自己基本不构成干扰了，就算优化了。

三、症状反复严重时怎么办

症状的反复是肯定会出现的，只是反复次数的多少和频繁程度不同而已。如果出现严重反复怎么办？①坚持住。既然已经战胜过病态思维，有了一定的战斗经验与体会，当其再次出现时，应该以更大的勇气去战胜它。学会经验的"迁移"，即上次是怎么走出来的，这次也学着如法炮制。每战胜一次反复，就是一次进步。②寻求一些支持。当你处在特别艰难的时刻，寻求一些外部力量的支援，父母、家人、朋友或医生的支持对你走出低谷会有一定的帮助。③可以短期服用药物。当症状反复，特别焦虑或抑郁时，服用一些抗焦虑、抗抑郁药物是必要的。药物能帮助你度过暂时的难关，不要一味排斥药物。

四、多读一些心态调整方面的书籍

可多看一些心理学方面的书，比如佛家、道家等方面的通俗读物及国外的成功学、励志学等心理素质调节方面的书籍。这些读物中都有如何调整心态、改造性格的内容，对大家都会有所帮助。阅读这些书籍时，最重要的是要与自己结合，多自我剖析、自我认识、自我反思，这样，才能有所提高。否则，就会出现“看过后，感觉良好；几天后，涛声依旧”的情形。

五、不要过度治疗或陷入运用疗法的强迫之中

在心理治疗的过程中，认识是不断深入的，疗效的取得也是循序渐进的，不能急于求成。你不能“一口吃成一个胖子”，有的人感到“人家都好转了那么多，我怎么还在原地踏步”，因此而气馁。“欲速则不达”，越急越慢。因为对事物认识的转化有一个过程，由“黑”到“白”的过程是一个螺旋式上升的过程，是一个循序渐进的认识转化过程。所以，不能要求“尽快”、“彻底”，否则，会陷入过度治疗的误区：越要求尽快好，结果反而越糟。

很多患者看到别人好得那么快，心里就着急。实际上，别人的进步也都是在不断实践和总结的基础上取得的，在克服“怕”字的道路上，没有一步不是付出了艰苦的代价换来的。敢于实践、勤于总结和领悟的人才能取得较快的进步，而面对“怕”字就逃避，害怕痛苦，不敢实践，总想依赖医生或家长，不愿独立思考，不愿深化认识自己的人就很难取得进展。**有些人文化程度很好，但只想不做，什么道理都知道，但什么都不做，**

等于“零”；或有的人在应用疗法时，过于机械化，时时刻刻想着应用疗法，或时刻怕自己疗法用偏了，没有疗效，陷入疗法的强迫之中而举步维艰。反而，有一些文化程度不高的人，不在“理”上过分纠缠，能够少想多做，更易成功。

性格会体现在个人生活的方方面面，过分要求完美的性格在治疗过程中很容易出现，即要求症状“尽快”、“彻底”消失。时间、实践、顿悟等积累产生疗效。不要以强迫压强迫，否则，容易欲速则不达。不要过于机械，不要陷入界定病态思维、改造性格应用疏导疗法以及追求疗效的强迫之中。好的疗法也需要不断完善，更需要自己努力地用心实践——运用疗法时有一个摸索的过程，不要急于求成。

改造性格是否需要时时刻刻？不需要。性格改造是长期的甚至一辈子的事业，但并不代表要时时刻刻。此外，总结出自己的方法才是最重要的。医生提出的都是原则性的问题，即使是一些具体的方法，也不一定适合每一个人。只有自己把这些方法与自己的实践相结合，并不断深入认识，才能不断升华，运用自如。一个好的方法，别人用起来解决了很大的问题，而自己用起来却疗效甚微，最关键的可能是自己并不能真正灵活地运用，而只是机械地生搬硬套。只有适合自己的，才是最好的。对于心理治疗来说，只有自己运用自如、内化为自己习惯的行为和思维方式才是最好的。

六、疏导疗法是个拐杖，爬到了一定高度就可以扔掉

我们治疗的最终目标是甩掉一切治疗书籍与治疗方法，能抱着一种自我认识与完善性格的理念，融会贯通、运用自如，将新的无所谓的心态内化为自己的习惯，逐步养成一种坦然的性格。若经常为疏导疗法所局限，那疏导疗法岂不成了一种新的“条条框框”？果真如此，就与疏导疗法最优化的目标背道而驰了。

A在第五次反馈中写道：“治疗过程中的三个阶段：①糊涂：

完全不知所措；②明白：明白了病态思维来了以后该怎么做，但十分机械，类似于刻意用学来的方法去解决生活中遇到的问题和出现的症状，但这是必须经过的一个阶段；③习惯成自然：模模糊糊、朦胧的感觉，好像所有的方法与学来的知识都已融为一体，又不太容易记起一条条的原则或处理问题的方法，但是遇到问题后能形成正确的条件反射，以正确的方法去解决问题。”他的这个体会对我有很大启发。心理治疗与练武功极为相似。第一阶段：平民百姓，不会任何武功，敌人来了，只能任人宰割。类比于心理治疗，相当于有了心理障碍，但不知道怎么回事，更不知道如何解决？陷于迷茫与痛苦之中。第二阶段，拜师学艺，从蹲马步开始，学习一招一式及基本套路，艰苦锻炼，不断提高。心理治疗中，相当于运用所学的方法面对症状，实践与摸索。第三阶段，武功练到高深处，对手来犯，不再记起一招一式或套路，但能随心所欲，应对自如。“此处无招胜有招”，“手上无剑，心中有剑”。武功炉火纯青、登峰造极时，还需要背套路、剑谱吗？当你心理素质提高到了一定程度，习惯成自然了，“怕”字来犯，当然能够应付自如。此时，植一个信念在心中，所有的治疗方法、策略都可以扔掉，轻装前行。

经验介绍：关于疗法运用及性格改造

下面这一段对话，是广大病友在中国心理疏导网“疏导论坛”上对“如何改造性格”的讨论（http://www.xlsdw.com/bbs/showtopic.asp?page=1&Topic_ID=1442&forum_id=55）。几个讨论者对心理疏导疗法都非常了解，除了提问的X外，其他几位多是接受疏导治疗后痊愈的，他们的交流很有深度。X的问题实际上是因为过于机械地应用疏导疗法，即过于严谨、刻板、要求完美的性格缺陷出现在疏导疗法的操作应用中。这样，运用疗法或性格改造本身就成了他的一种强迫症状。由此可见，灵活运用疏导疗法的必要性。在这次讨论中大家循序渐进地帮助了他，其中的教训值得大家吸取，经验值得大家学习。在此感谢他们！

X：下面我以打电话出现的问题作为例子，来说明我近期出现的“不知道学谁”的选择性强迫，这类强迫已经泛化到我工作的各种决策当中，造成了很大的痛苦。

下面是我几个朋友的风格：

甲：人很正常，但小气了点儿，如她在办公室想跟人打电话，一般喜欢打办公室里的固定电话，尽量不浪费自己的手机费。

乙：想打电话就直接用自己手机，明明可以打固定电话他也不用，反正就图个方便。

丙：他有时用手机，有时用固定电话。

刚才这几个人，都是性格正常的人，我感觉在为人处事方面是可以向他们学习的。因为我们要多向周围成功的人学习，这样才能提高自己的心理素质，所以我特别注意观察身边那些成功的人。

于是，有时我要打电话时就会想起上述这几个人。刚想用手机打，就想：“太浪费了，甲不也用固定电话打嘛！”于是想用电话打，但转念又想：“你看乙多爽快啊，拿起手机就打，像个成功人士一样。”又开始觉得用手机打比较好。转念又想：“不如学丙吧……”开始觉得焦虑了，反正他们几个都是比较正常的人，不知道要学谁。

模仿成功，是成功的捷径。但是有没有必要找一个榜样，按照他的风格去做，不断地实践，久而久之就会变成他那样的性格？我觉得这是可以做到的。不用说学他，就是跟他一起待久了，都会像他。而我面对身边各种类型的成功人士，有时学学甲，有时学学乙，有时又模仿丙，搞来搞去，总有一天会把自己改成一个“四不像”的人。

黄：建议不去讨论省钱不省钱的问题或如何打电话的问题，而是要反思，为什么自己遇到这些事情总要钻牛角尖、机械化或程式化？无论哪种方式，都无可厚非，任何方式都好——只要自己能过得自在，能够自我满意，就不要陷入“随时反思”的条条框框里，也没必要那么不自信。有一句话叫做“只要自觉心安，东西南北都好！”当然，根据自己的实际情况量力而行也是甚为必要的。

X：黄老师的话非常有启发性，我在积极反思中……要深挖背后的原因。

Y：黄老师说得好，大事讲原则，小事讲糊涂，不要什么事都给自己定标准，套框框，那样活得太累了！人还是现实点儿好，不要做什么高尚道德者。我天天都在用单位电话，不用白不用！

Z：Y说得好，不用白不用！单位的公用电话，一般是允许职工打私家电话的，尤其是打长途，能省钱，为什么不省呢？没在单位的办公室待过是不知道的啊！

说一千道一万，没有实际的突破，抱着过头的观念不放，就是有人给你说一千个理由你也突破不了。不要忘了，疏导还有一个关键的绝活儿就是“做题”，不“做题”你就失去了一个最有力的武器。很多时候要参悟，越是不爱听的越要领悟，这才是关键。否则，不知道敌人在哪里，你怎么办？知道你很认真，所以指出你的错；知道你很认真，就是找你的茬；知道你很在意“好”，就是故意误解你。看你的应对，这就是“出题”和“做题”。即使当时你不理解，你以后也会明白的。无非是激发你对问题的认识，更重要的是体验，因为有些关你非过不行。破敌一点、举一反三，才能迅速扩大战果，这就是方向。

V：我觉得X朋友提出的三种风格哪一种都可以应用。

之所以纠缠这类问题造成痛苦，除了性格中追求完美之外，还有虚荣心在作怪。我现实中也有这种情况，总爱追求完美，想着有一个新的面貌出现，赢得大家的赞同，尤其是学了疏导疗法之后，急于追求改变性格，达到心目中的理想人物形象。这是不是又在给自己画框框呢？黄老师说得好，只要自己活得自在就好，三种风格想怎么做就怎么做，别人有什么看法，管他呢！

下面是关于症状背后原因的论述，很有逻辑性，也没有什么废话，有点长，但可能正中要害，请大家无论如何要认真看下去。

X：把两种相反的性格比做天平的两端，如胆怯与勇敢，严谨与不严谨等。我是严重偏向胆怯这边的。我总觉得每做一件事，都会对改造性格有影响。比如说，勇敢地做一件事，就往勇敢的托盘上加了一个砝码，如果勇敢做事的次数多了，就会让原来严重倾斜的天平恢复平衡。

我一直认为每做一件事，不管大事小事，都是在加砝码，都会影响性格改造，有句谚语说："播种行动，收获习惯；播种习惯，收获性格；播种性格，收获命运。"我总认为，自己的一举一动，一言一语，都是在播种行动，都会影响性格。正因如此，在每天面对无数的选择时，才会显得患得患失，总会出现类似的三种选择：一种是白，一种是黑，再一种是黑白混合。

我一直觉得每天都需要或多或少地加一些勇敢的砝码、不严谨的砝码、乐观的砝码……才能逐步把性格变得均衡。

先以勇敢为例，比如遇到一件事，有两种处理方式：①按照自己原先的习惯，保守地处理；②采取勇敢的方式，有点强迫自己的味道，但却可以突破自己。如果什么事都选择①，就会原地踏步；如果什么事都用方式②，就是过分改造，而且这样做也是非黑即白的做法，于是出现了选择③，即有些事选择①，有些事选择②，认为这样做就不是非黑即白，就是适度的改造（因为有些事情保留了自己习惯的处理方式，而有些事情又改造了自己）。但又觉得改造的成分不能太多，于是觉得勇敢的次数不能太多，总想“适度”地勇敢。但怎样才是适度呢？于是就出现了“三选一”的强迫，严重的时候，不管什么事都会出现“三选一”。

判断问题的依据，已经不是“随大溜”策略了，不是具体问题具体分析，而变成了我究竟应该选哪一个才是适度改造，才不至于勇敢的次数太多，才不至于导致过分改造？比如上次有个同学要向我买保险，虽然有点小小的风险，但按照“随大溜”策略，应该勇敢地为他承保。但由于这段时间烦心事比较多，而且其中很多我都选择了勇敢的方式去做，感觉比较累，我就想：“这次就退缩一下吧，不必总是这么勇敢吧！”于是找理由不为他承保。由于其他很多事都比较勇敢，所以这次我“心安理得”地退缩了！还觉得这样勇敢与退缩混合，才比较合理。可惜，没过多久，同学就出事了，却没买保险。唉！

每天面对很多选择，不仅仅在是否要勇敢上出现“三选一”，而且在是否要认真、是否严谨，是否……都出现“三选一”！

Z：呵呵，过不了关就会陷在里面，出不来；过了关，就谁都不用问。我提出来的，是要让朋友顺藤摸瓜找到突破点，找到那个关，否则来“疏导论坛”是没有用处的。你告诉他一万个放心有用吗？问问自己问题都解决了吗？不行就再看50遍心理疏导疗法书吧！为什么那么多好东西就是看不见，就是不去用呢！我再说一遍，我用的方法就是来自疏导理论。

X朋友，有些实践关你必须要过，这是没有办法的。我不想大家像我这么笨，用了十年时间才搞明白，多少好机会都过去了。其实有些朋友我想引导他，可能我的智慧不够，跟着跟着他就退了，我也是没有办法的，个人缘分了。有些朋友也是进步神速啊，我真为他们高兴！

X：其实我挺果断的，每当三选一出现时，我一般都果断地选择，但没用的，遇到另一件事时，又出现三选一或两选一（白与黑）。果断只是扬汤止沸，不是釜底抽薪，关键还是要明白为什么老是出现这种强迫思维。

我以为只要做到果断，就能摆脱这种思维，但无论多果断，三选一依然出现。我尝试过各种果断的程度，包括不果断、一般果断、非常果断、甚至果断成了冲动，都没用，症状依旧。我曾想通过实践不同程度的果断，来找到一种适度的果断，但都没用。我感觉我在"强迫"的运用果断的策略，听起来有点玄。

有时我在写字的时候也强迫，写得漂亮就认为是追求完美，于是刻意写丑些，或犹豫是否要写丑一些。连写字这么小的日常小事都与改造性格的"伟大目标"挂钩，不强迫才怪！

总结一下，导致症状的最主要的错误认识：认为生活的点点滴滴、大事小事都会影响性格改造，于是干什么事都患得患失、摇摆不定。

Z：所有的问题都是表象，不要和它们做过多纠缠，内在的问题就是"怕"。看过《魔戒》吧，无论你怎么英勇善战，对于魔兵军团，你是打不胜的，因为打不完，并且越聚越多。只有毁掉魔戒，魔兵军团就顷刻瓦解、灰飞烟灭。但这个过程是艰难的，种种诱惑使你不忍心放弃魔戒，各种艰险无不考验着那个怀着神圣使命的人，而我们又何尝不是呢！

在疏导的案例中，鲁教授疏导一位怕脏的朋友，让她站在垃圾堆上进行实践，让她解这道题。你可能要说怕脏就站垃圾堆，那太简单了，干嘛还要费时费钱费力学疏导疗法呢？其实这也是一种行为疗法，但只是简单地这么做，可能成功吗？大家都很明白，是不可能成功的。只有掌握了疏导疗法，对整个系统进行一个围剿才是有效的；这是大部队在行动，是拥有立体攻击能力的不断强大的兵团在行动，这样的实践才能有效果。时刻记着，别人对你的误解和辱骂就是在为你"出题"，你"做题"就行了。呵呵，要心怀感激啊！因为这里面蕴藏着很大的机会。

从问题上看，无非是追求完美、过分认真，背后隐藏的是过高的道德观念，什么事都想做得极对，那么认真不就是怕犯错误吗？你对疏导理论很推崇，本没有错，但是却怕执行错了，这样不行那样不行，很多时候不敢行动，其实这才是最大的错。时时刻刻都想着自己不要犯错误，实际你就像一只小羊，怕自己犯错让狼有借口吃了你，天天检查自己是不是犯错了。那你为什么就不能进化成一只老虎呢？什么道理不道理，你站在高端你就说了算，那种思维与感觉是不一样的。呵呵，想成为一只老虎，最终可能也只具有狼的实力吧！真能如此，其实已经很好了。

要保持积极的理念，不要小瞧了一点点的认识和进步，多了就像数万条小溪汇成滚滚的大江，成了气候就行。要实用，不要用花架子，什么这理论那理念，"枪杆子里面出政权"，学知识要多多益善，用的时候只有管用的才行。

X：想起疏导疗法的"大事清楚，小事糊涂"，遇到事情就会先判断"这是需要认真对待的事，还是芝麻小事？"如果是前者就运用疏导，该果断就果断，不必果断就不果断；如是后者就随便，但还是会很"机械化"地判断是大事还是小事。我的大脑就像是电脑，做事就像在运行一段程序代码，过于机械化，不是用感觉在做事，而是用规则在做事。总是要先用某一条规则判断，然后再决策，好像自己的一言一行都是有依有据的，烦死了！连芝麻小事也是这样！

《魔戒》我只看了一小部分，但我知道魔戒就是指心里最核心、最底层的那个怕，现在我基本明确了，我怕得不到疏导疗法的正确治疗，这个怕从认识疏导疗法的那天一直持续到现在。因为我几乎把疏导疗法看成是指导生活的最高准则，把它看作生命中最重要的东西，由此产生的怕数不胜数，就像魔兵一样打也打不完。虽然是在强迫地运用，是在生搬硬套，但我已经能运用疏导疗法处理问题，学会了如何对付工作上的怕了。现在也可以使用这些方法来对付魔戒了——用疏导来对付“担心得不到疏导疗法”这个怕。或许当这个魔戒销毁了，我就不会再生搬硬套了。

Z：破天荒地看了一次韩剧《大小姐们》，其中有个情节，老师辱骂学生，他的用意其实是用另外一种方式培养学生。他说学生就像春天的绿草，踩几脚会长得更有韧性。最后，他的学生真的成功了。呵呵，大概就有这个意思吧。而经历误解和辱骂，实际就是在实践，在“习以治惊”，是我们的必修课，是人生的必修课。看破了一些事情之后，人生会变得更加自由。

X：在日常小事中，我真的完全抛开了疏导，不再用疏导来指导我的一言一行，于是症状很快消失，这恰恰说明我的症状是由过分疏导引起的！但只有在家里或者在独处时才觉得放松，在客户那里还是不自在，因为觉得自己很差劲，要在客户面前表现好，就得用疏导疗法来指导自己，于是又强迫地运用疏导理论，产生症状。

但现在我觉得即使在工作中，也不应刻意运用疏导，我再次取得突破，可看下面的分析：应该正常地生活，抛开疗法，等遇到问题了，感到痛苦了，再反思哪些性格之过又出现了，再进行调整，就可以了。没必要以改造性格、刻意运用疏导疗法作为生活的主旋律。为改造而改造，必然陷入改造的强迫，而为生活而改造，为了生存的需要，为解决生活中那些真正需要解决的恼人问题而改造，就会自然而然地、不知不觉地使用疏导疗法。应以生活为主旋律，而不以改造为主旋律。只有这样，才能从"生搬硬套"地使用疏导过渡到"无招胜有招"地运用疏导。慢慢的，痊愈会在"不知不觉"中孕育。

V：只要自我接纳，快乐就行，何必那么刻板拘泥呢！

Z：我们常常过分的认真而不自知，如果知道了，就是能分清是非了。总在内心有个"怕"，否则怎么会不断地拿不定主意呢！理顺疏导策略，不但要知其然，而且要知其所以然。明白了以后，根本上谁都不用学。

向别人学不错，而主要是做事，少想多做。在做事中，不断提高自己的认识。别人在做事的时候是不会像你那样的，想怎么处理都是随机的，比如打电话那件事，完全不会考虑那么多，想省钱就到办公室，想方便就用自己的手机打，没有那么多理论去论证。试着去找绝对真理，无非是一种追求完美的百分之百的想法和做法，证明自己的选择是最正确的，在我看来这就是一种过分的防守和证明，因为这背后有一个"怕"字。不信你试着做一下，而不去论证这件事，你看看怎样？"怕"字在哪里？把它找出来决战如何？同时，这种思维引入疏导中，就成了过分疏导。但这种情况在治疗过程中是比较常见的，所以也没有必要一定去除掉之后再去做什么事，随着你认识地不断提高，自然会被清除的。

X：不管作何选择，不管学谁的方法，只要能解决实际问题就行！不管白猫黑猫，只要能逮到耗子就是好猫。做什么选择，完全可以随心所欲，不必有那么多的理论依据。不必管“选了某种方法，会对性格改造产生何种影响？”先把改造性格抛开！就像Z说的：“没有那么多理论去论证。”

其实，这背后的怕就是怕得不到正确的疏导治疗，怕以错误的方式改造性格，这是最底层的怕，是一个总的魔戒，衍生出很多魔兵。我已经意识到这一点，并且已经有相应的行动去对付这个魔戒。

Y：Z说得非常深刻，百分之百赞同！“只要自我接纳，快乐就行。”这句话要和实际联系起来，要看是否适应社会，是否会被公众和社会大环境所接受，否则即便自我接纳，与自欺欺人的孤芳自赏有何不同？与阿Q有何不同？一个脱离社会和大家的人，难道真的快乐吗？还是那句话，每个人都要主动地适应社会，而不能让社会适应你，因此我们要随时反省和总结自己，不断找出自己的不足，即使是那些取得巨大成功的人士也应如此！

X：当出现三选一或N选一时，要接纳它的出现，正因为自己过分认真的性格，它才会出现。因此，不必烦它。

Y的意思是，如果自己逃避社会，比如说整天待在家里，这种行为就是不能接纳的。接纳了，就是自欺欺人，为自己的逃避开脱，就是阿Q。真正的接纳应该是：到社会上实践，遇到困难了，感到痛苦了，甚至出现强迫思维了，要去接纳这种痛苦和强迫思维。

Z：Y说得对，不能适应社会，不能战胜“怕”字，不能认识自己的性格缺陷，“只要自我接纳，快乐就行”很可能就是一句空话而已。“做什么选择，不必有那么多的理论依据。”是啊，就像在下围棋，一步棋有三种下法，根据大局下在急所，或下在大场，还是想拼一下（“大场”是下在局势相对宽阔处的那些棋，“急所”是攻击对手或我方防守时最为紧要的棋，各有各的重要性），所做无非是想取得胜利。如果拿在手里不知如何是好，不就是成了“举棋不定”嘛！其实，三种想法都有道理，如果这步棋下在一个没有任何价值的地方那就是武断，而这三个选择都是很有价值的，坚定地确定一个就是果断。“过分”的想赢怕输，追求完美的下法，反而很难取得胜利，更无法体验到下棋的乐趣，棋艺也是难以提高的。世事如棋局嘛！

有时候，过分地要好，即追求完美，尤其是一些虚荣的面子问题，要认识到这些都是性格缺陷。越是一些给你出难题、不给你面子的事，你越发要明白这就是你的反面，是在给你出题，不要放弃这些提高认识的机会。

Y有些问题认识得很高明，他掌握了一些规律，用得很灵活。我发现中国人的一些思维方式和外国人的思维方式的确存在着一些不同之处，所以用外国的疗法只能是舍近求远。

X：出现三选一还有一个重要原因，就是那句关于“播种”的谚语：“播种行动，收获习惯；播种习惯，收获性格，播种性格，收获命运。”我总认为，自己的一举一动，一言一语，都是在播种行动，都会影响性格。于是，觉得学甲就会像甲，学乙就会像乙，学丙就像丙，最终变成四不像。很严重哦！于是总出现三选一的犹豫与焦虑，只得用果断来强制性地终止这种犹豫，而这种果断，也是刻意的，并非自然而然——刻意地运用疏导中的“果断牌”挖土机——以强迫压强迫，陷在以改造为主要导向的坑里跳不出来。

为什么说强迫症是一个封闭的系统，上述分析可见一斑，最终用刻意的果断终止了犹豫，心理又暂时恢复平静，自圆其说的封闭系统！最终总能将冲突摆平，还以为自己已经走在正确的治疗道路上，但其实是一个坑。不将自己的内心放在手术台上做深刻地解剖，是无法察觉到的，总是上了症状的当，用自圆其说的错误方法（如：刻意的果断）暂时摆平内心的冲突，而无法察觉到根本的原因（以改造为主要导向并且教条化、刻板化）。

大家看出来了吧，如果我不是那么刻意地运用“果断牌”挖土机，那么当出现选择时，我就会不在乎它，“急什么呀，又不是什么急事，干嘛非得果断啊！你就是出现一万个选择，我也不急，我也不理你！”心情会轻松很多，肩上没有那个改造的重担压着。一轻松，选择的难题不攻自破，能够清醒地、轻松地作出选择。其实也没什么大不了的选择，都是些小事，没有真正意义上的急事，只是诸如“要果断”、“要少想多做，想到就做”这些条条框框把自己勒得透不过气来！逼得自己根本没时间考虑问题，一点时间都不给自己，太苛刻才导致了焦虑。

黄：高度决定视野——高度不同，面对同一个事物的感觉就会不同。心理素质代表一个人的高度。提高这个高度的过程相当于爬雪山，需要勇气、毅力，更需要时间的积累。何时能爬上去，尽人事，听天命，顺其自然，不要急于求成。

Z：要做出一个好的决定，勇敢、果断的性格是相当重要的。很多时候你可以想：“做错了又怎样呢？！”何况你最差的决定常常都要比别人最好的决定还要好，只是你不去做，不去实施，不去担当而已。因为别人想的与你不一样，你时时想的是不要选错决定，还要为自己辩解和论证，而别人远没有你内心中的那么多挂碍（追求完美）。有些问题还只是浮在表面，还要尽量地解剖自己，向深度进军，这样才能有的放矢，不会偏离方向，这样得来的轻松才是真轻松。

向别人学习只是权宜之计，有些问题搞明白了，比他们做的要高明得多。要清楚自己的问题在哪里，要寻找“怕”字及其根源，与之决战，“什么枝枝叶叶，去它的！”勇敢、果断一些。在实施中，有时是痛苦的，因为还没有突破，转折性的认识还没有产生，学习运用疏导疗法，使失败变得不可怕。只要坚持住，就算一时想不明白，过后总会在某一事情上使认识大幅度地提高，从而打开突破口。所以，要坚定信心，不要被一时的困难所吓倒。

X：Z谈到下棋，刚好上次我跟朋友下棋，也下得有些焦虑。举棋不定的同时，总有一个强烈的声音在催促自己"要果断，不能多虑"，结果每盘棋都下得很快。又想考虑又不允许自己考虑，很快就焦虑了。别人下棋，是为了娱乐，我下棋，却始终贯穿着改造性格这条主线。别人举棋不定时，允许自己思考，而我却只知道"少想多做"。

Z：记得有位心理咨询师曾说过，把所有的心理辅导书籍都扔了，你的心理问题就解决了。是啊！但前提是你有这些书，也曾看过这些书，再扔了才行。如果你不曾拥有过，是肯定不行的。每当你发火的时候，为什么反而轻松了？一句"管它呢！"反而事情做起来得心应手。我说过很多次，当别人找你麻烦的时候，是对你最好的考验，因为这个反向的情境能使人变得清醒一些。尤其是你特别认真地做一件事情，别人却还误解你的时候，最能激发出灵感来。

我的建议：一是你解决一些问题的时候，要注意解决的是当前的主要问题，不是什么问题都去解决；二是不能过分疏导，不要在疏导上过于认真。你可能有时候觉得还不如不学什么疗法，这是认识还没有提高到一定水平的原因。所以，找出你得意的认识突破事例，再套到"过分"疏导上来，这同样需要胆量。你会慢慢感觉出性格的作用以及习惯的力量，它们无处不在，遵循一定的规律，而你要发现它，并知道在哪个关键位置上将它修改，需要的工具依然是"习以治惊"以及整个疏导系统。三是要坚定不移地实施"少想多做"策略。虽然你开始运用得还很别扭，甚至很刻板，但在一定的时机下，你会明白它的重要价值。

Y:“只要自我接纳，快乐就行”这句话其实也没有错，关键看你是如何理解的。这里有两重境界，一个是自身心理素质差导致的孤芳自赏，被公众和社会所排斥；一个是心理素质超强的表现，如邓小平当年身处逆境，不被众人理解。还有许多思想领先而不被世俗接纳的圣贤大哲，他们就是“众人皆醉我独醒”，当然他们都是伟人，一般人都做不到。实际生活中，每个人都会多多少少面对残酷的竞争和挣扎局面，有时由于与一部分别有用心的人立场不同，更会遭到他们有意地孤立与排斥。这时，如果我们轻易被人打倒、心情沮丧或成为别人操纵的奴隶，缺乏最起码的人格尊严成为懦夫，就是一件十分可悲的事情了。如此，我们必须学会“自我接纳、快乐就行”，这是更高一层的心理境界。只有这样，我们才能变得坚强和成熟，可能别人表面上给你穿小鞋，但他的内心还会佩服你。就如我来说，曾经坚决和领导亲信的违法行为作斗争，因其保护盾过于强大而没有成功，还因此得罪了领导，受到了一些对领导趋炎附势的人的排斥和变相整治，集体排斥、孤立我，我也因此失去了许多晋升的机会。此时，我要么任凭他们的摆布，成为他们的奴隶，要么自立自强，坚定地走自己的路，让别人说去吧！说实话，这些领导不但庇护违法分子，还公然在我眼皮底下（我的职责就是查处这些漏洞，不查就是失职）干违法的事情，根本不把我放在眼里。我起先持“多一事不如少一事”的观念，反正都是公家的钱，但他们却越来越大胆，于是，我感觉这样下去不行，就把他们所有侵吞公款的行为向上级领导进行了汇报。对此，单位大多数人不但不支持，反而说我出卖了单位利益，损害了单位形象，集体给我施加压力，我此时的心理素质已经完全提高了，可以说洞若观火，根本不吃这一招。相反，别人用一些不正当的手段对付我，我有时就会以其人之道还治其人之身，你越是这样，我就斗争得越坚决。这样领导和众人不但胆小了，反而更敬重我。我也理解许多同事的用意，谁不想讨好领导呢！谁不想发展呢！现在的人都很现实，好多人并不过分看重对错，尤其是在竞争压力如此之大的环境下，又有几个人看重良心！只要自己混得比人好就行了。看透了这些职场潜规则，也就见怪不怪了。正因为我看透了职场潜规则，才会坦然地接受领导和一些同事的忽视，不把寂寞当一回事。我相信这种无法无天的领导，肯定不会长久(因为上级已经着手查他了)，相信只要我的地位一变，这些趋炎附势的同事就会成为一个个不折不扣的变色龙。因此，在这种情况下，“自我接纳，快乐就行”是非常好的顺其自然的办法，是从心里由衷发出的，因为我做了一个男人应做的事。现在我虽然不是领导的亲信，关系也比较远，但没有人敢欺侮我，相反从心里都对我很敬重。顶多和领导吃喝玩乐的机会少一点，不过这也无所谓。所以，每个人都可以思量一下，看自己到底属于哪重境界。

第二节　集体的智慧——克服心理障碍的经验

在克服心理障碍过程中，大家总结了很多宝贵的经验和有启示性的语言，“名人名言”——并不是名人所写，而是在心理疏导治疗过程中，其他病友所写或我自己的所感所悟。

一、心理平衡是调整心态的唯一标准

像大家这样严谨过头的人，是不可能做出什么大的错事的。因此，无论何时，都不要过分贬低自己，这样才能保持心理的平衡，也是防止自己性格之过、干扰自己的主要方法。只要

我们不逃避，不做违法违德的事情，怎么心理平衡就怎么想，怎么快乐就怎么做。只要自觉心安，东西南北都好。

同时，想调控情绪，做到心理平衡，学会灵活甚为重要。大家有时往往不吸取教训，撞墙、吃亏也不回头。因此，总结经验、吸取教训甚为必要。其中，“灵活”二字值得借鉴。什么是灵活？换个角度看问题。我们可以做情绪的主人，不能让情绪控制我们的生活，通过行动调控自己的情绪。例如，当自己焦虑、抑郁严重时，觉得什么也不想做、谁也不想见时，怎么办？即使状态如此之差，也要鼓励自己通过行动来调控情绪。没有行动，一切都是空想。

二、胜不骄，败不馁

平和是一种不可战胜的力量，能够保持一颗平常心是我们修身养性的目标。“宠辱不惊，看庭前花开花落；去留无意，望天空云卷云舒。”即使遇到现实的挫折或困难，能接纳发生的事情，用平和的心态面对，这是摆脱和战胜任何不幸的第一步。不要为打翻的牛奶哭泣——牛奶已经淌光了，不论你怎样后悔和抱怨，都没有办法取回一滴。我们现在所能做到的，就是把它放一边，然后开始做下一件事。否则，如果事情暂时不顺或失败了，焦虑、恐惧、怨天尤人，想很多严重可怕的后果，就会“未行动，心先虚”，自我妨碍的结果可想而知。

我们常为无意义的或无聊的事情烦恼，耽误了时间，消耗了青春，很不值得。有些患者说：“我要早知道疏导疗法就好了，就不会走这么多弯路了。”即使你走了几年甚至数十年弯路，没关系，从今天开始，永远不晚——从现在开始，逐渐把心态调整好，同样能达到成功的彼岸。

三、随时否定自己，随时肯定自己

当出现病态思维、出现担心、开始自我怀疑或将要退缩的时候，随时否定自己："这是不对的，这是病态的"，然后该主动就主动，坚决不能逃避。当做过正常的事后或想做正常事情的时候，需要随时肯定自己："做得没问题，没必要作毫无根据的猜测。"做过以后，坚决不后悔。比如，猜测别人会不会误解我？自己讲的话有没有问题？又开始怀疑、自卑时，就要及时肯定自己。

四、把自己当个活生生的"人"，而不是"神"

人是有缺陷的神，神是完美的人，人都不是完美的。芸芸众生，我们和别人一样，都是凡人一个，你会生气，别人也会生气。你可能会对别人有意见，而别人也会对你有意见。这都是正常的，你为什么不接纳呢？因此，不要太看扁自己，也不要把自己太当回事儿。我们现在很多人按照神的标准来要求自己，要让自己做个圣人，那就糟糕了。圣人从来不把自己当圣人，把自己要求成圣人，本身就脱离了圣人之道。人都是不完美的，不完美才是完美——随时提醒自己，不完美也无所谓。

真正的幸福，在于对平淡生活的热爱。人生的真理，只藏在平淡无味之中。把自己看作一个凡人，只要用心做好日常事情，保持一颗平和的心态，坚持努力，最后会成功的。先做平凡人，再做成功人。

五、现实永远没有自己想象得那么坏

想象中的现实往往比现实本身更可怕，大家往往是被想象打倒的。即使出现了你最怕的后果，现实中也会有很多缓解因素，也并不像自己想象的那么坏或者像天塌下来似的。当然，并不是鼓励你去想最坏的后果，而是不要再这么继续想象下去。

大家往往有一想十，并且都是悲观的。例如，某人脸上青春痘被摸了一下，就怀疑自己是否会被传染艾滋病，开始感到浑身无力、身体微热等，这都是你想象和自我暗示的结果。如果我胆小的话，怀疑自己可能感染艾滋病了，马上也会感到浑身无力。紧张，当然会浑身无力，然后感到身体微热——“靶器官”出现了。你太关注了，身体不微热才怪！即使有什么后果，也不会像自己想象得那么坏。比如，有的高考生考砸了，就会丰富地联想下去：“丢面子→没法见人→找不到工作→没法生存→对不起爸妈……→完了……”这样无限制、无根据地想象，最后的结果肯定是绝望与无助。每个人都结合自己好好想一想，我们想象的是不是都是夸大的、不可接受的后果。即使你是四川地震灾区的孤儿，也会有社会的帮助；很多人就算失业了，国家或周围的人也会帮助你的。

六、破除执著相当艰难

破除执著（“钻”）是心理治疗的一个关键环节。

有时自己执著了，但因为长年养成的性格就认为那样想或做是对的，所以自己往往都察觉不到。当你感觉痛苦时，反思一下为什么？我现在在做什么，下一刻要做什么？——我行动了吗？认识与改造性格至难无比，都需要行动，在行动中建立新的习惯。比如人家看你一眼，你就想：“好像不够热情嘛，没笑起来，是不是看扁我了，或对我有看法？”我们现在就要打破框框，灵活一些，没什么“必须”、“应该”的。感觉痛苦时，不要坐在那儿与病态思维纠缠不清，而要反思为什么，该做什么。

当你手中抓住一件东西不放时，你只能拥有这件东西，如果你肯放手，你就有机会选择别的。世间万物皆为我所用，但非我所属。什么时候放下了，什么时候就没有烦恼了。对于“我不能……”可以反问一句：“我为什么就不能……那样又有什么关系？！”钻入牛角尖时，换个角度思考。

七、生命的意义在于觉悟——而觉悟来自于实践

人生的境界如登山的不同高度，在不同的高度上对生命的

感觉会有所不同。结合我们心理障碍的登山之路来看，性格改造亦如登山，爬得越高，你越自由，越快乐。高度决定视野，高度决定自由度。我们现在蹲在山脚下，总是顾虑重重，一叶障目，不见泰山，而坚持攀登，就会逐渐光明。

对生命的看法来自于觉悟，而觉悟来自于实践。人生的成长与成熟和疏导治疗的治疗模式有些类似：不知道→知道→认识→实践→效果。不实践，就不会有新领悟；没有其痛无比的探索，哪来的顿悟！有时睡一觉，醒来后也会有顿悟，但是如果没有辛苦地探索、无数次积累，是不会有这种领悟的。其痛无比，才能其乐无穷。前途光明，道路曲折。突破不是想出来的，而是做出来的。

八、生活中的很多烦恼、痛苦都是自己制造的，想就有，不想就没有

很多烦恼都是自己想出来的，你过分关注它，它就对你起“反作用”，特别是“万一”、“完美”等虚假空更是如此。即使是现实中的事情，也要用平和的心态处理它，不要做过多的悲观想象和臆测。你不想它，不关注它，它自然不会太烦扰你。我们可以做情绪的主人，通过行动逐渐掌控自己的情绪。

九、逐步恢复自信心是不断进步的基础

大家都是非常优秀的、有很多优点的人，但是好过头了，就会普遍缺少自信心。有的人要求完美，别人的及格线是60分，你的及格线是95分，什么时候才能自我满意呢？

关于自信心的问题，再次引用鲁教授的话：“患者取得疗效的大小，绝对不会超过其自信心的大小。你有多自信，你的症状就会减轻多少；你没有自信，你的症状就会铺天盖地而来。患者自信心的深度和广度直接影响治疗的深度与广度，包括远期疗效的巩固。”

有了自信心，才能敢于对付“纸老虎”！自信心的提高与性格改造伴随治疗的始终，伴随你的一生。人活着不是熬岁数和天数的，质与量并重的生活才是最好的。有了自信，才会有生活的“质”。

十、适当表达内心感受，更容易和人沟通

过多地顾虑别人的感受，而忽略自己的感受，往往会使自己更加痛苦。我们有些人在与人交往中把自己包裹得太紧，实际上生活中没有那么多的隐私。适当的开放自我，没有什么不可以。比如今天上午我提前四十分钟就下课了，用晚上补回来。为什么？因为我身体不舒服，大家也都会理解的。如果非要坚持到点下课，我会很痛苦，讲座的效果也不会太好。所以，不要“死要面子活受罪”。

十一、适当权衡，果断决定，不后悔

果断决定是性格塑造的主要方式。任何决定可能都有两面性。实际上，我们很多人为“红色还是蓝色？”“去还是不去？”“做还是不做？”“伸手还是缩手？”等犹豫不决，“拉锯”不止，岂不知，你锯的可能不是大树，而是锯末。适当权衡，不是不让你思考，而是鼓励你少想，果断一些。做事情能果断了，那么乐观、灵活、随便等都会随之而来。希望病友想去反复问、反复检查时，果断一点。这种果断当然不是让你果断地去问、去检查。这叫果断吗？这叫逃避。

十二、只能我们来适应社会

社会规则有时可能不科学、不合理，但合乎现实，而现实是必须得到尊重的。适应现实，就不会痛苦；否则，就会受到现实的惩罚。我们要学会接纳各种各样的社会现象、社会规则，学会与不喜欢的人相处，不要眼里容不下一粒沙子，这样吃亏的

很可能是自己。当然不是让你丧失良心、道德，只是让你有时适当放下你的道德、良心。有些人在单位里处处碰壁，看不惯这个，看不惯那个，排斥别人，这样领导当然也看不惯你。有些人虽然在单位里是老好人，但适应能力并不强，受人欺负，领导也不重用。应调整自己的心态去适应社会，而不要把自己孤立起来。

十三、人家大智若愚，我们大愚若智

我们考虑得比别人多、比别人细，失去的也比别人多！还有什么比失去青春和快乐更令人遗憾的呢！大智若愚就是难得糊涂——大事清楚，小事糊涂，对鸡毛蒜皮的小事、非原则的问题一笑了之，而对大事、原则性的问题该算计则算计。我们是大愚若智——凡事都想搞清楚，细枝末节都不放过，非要十分完美才会放心，结果往往“南辕北辙”了。

十四、有些事情没有想象得那么复杂，有些事情也没有想象得那么简单

我们有时想得过于复杂，有时却想得过于简单。简单还是复杂？这个“度”要在实践中学会把握。比如社会是复杂的，不要想得那么简单。有人的地方就有左中右，就会有三六九等，逢什么人说什么话，不要以单纯之心去应对所有的人。

第三节　对家长的寄语

青少年是心理障碍的最大群体，如何营造一个有利的治疗环境，协助青少年早日走出心理障碍，提高心理素质，是家属面临的重要任务。但很多家长在心理治疗的过程中，继续沿袭过去那种错误的方式对待患者，在治疗中起不到正向作用，反而起反作用。为什么？正是父母不当的教育方式影响患者性格的

养成，如果不作改变，就不利于患者的性格改造。

以下几方面的建议供大家参考：

1. 学会放手，提供一定的情感支持即可　家长应多吸取以往的教训，不要包办代替，让其独立。也许小时候一年养成的习惯，长大了可能要十年去改变，但亡羊补牢，为时未晚。虽然让家长改变一种习惯也很难，会习惯性地不放心，但为了让孩子学着成长、自我独立，这是唯一的办法。很多家长习惯于包办代替，但心理治疗是无法代替的，正如登山一样，你不可能背着患者爬到山上去，只能让他自己登。如果患者逃避，躺在山脚不愿登，就随他去，他在山下躺的时间长了，不舒服了，自然会往上登。如果家长不放心，总在后面推着他，相当于给他提供了一些依靠，他会习惯性地依赖和逃避，“躺着更舒服，哪个不愿意躺着呢？”反而不登了。还有一些家长过分谨慎，连心理治疗的书籍都不敢给孩子看，怕孩子看了会想得更多，或被传染了其他患者的症状，因此，他们自己看了一大堆各种心理治疗的书籍，但从来不给孩子看。这种不放心和包办代替的心理，不利于孩子走出来。家长懂得再多，疗法掌握再精通，如果孩子不了解，也不会有多大作用。

2. 避免和患者一起逃避　遇到患者反复询问，避免直接回答，让其自己思考或者反着回答。这一点，要向A的父母学习。否则，和患者一起逃避下去，在症状的漩涡里兜圈子，不利于患者摆脱症状。对于依赖性特别强的患者，要态度坚决，让其逐步摆脱依赖。

3. 避免讲大道理　不要剥夺其自我探索和成长的机会。大道理不但起不到应有的作用，反而会令人烦恼。除非患者主动探讨问题，家长尽量不要主动和他们讨论治疗的话题。否则，有的时候会适得其反。作为旁观者，家长看得清楚。家长讲一两次，患者认为对自己好，还能勉强接受，但患者如果自己认识不到，家长讲多了，他们反而嫌啰嗦，会反感。任何人都代替不了他，他自己摸索出来的经验比任何人告诉他的金玉良言要有用得多。

4. 家长自己也要学着改变　家长要逐步改变那些不良的教育方式，如父母意见不一致、过分包办代替等。此外，不少家长自己也有过头的性格，如过分地小心谨慎、敏感、追求完美、遇事不放心等，正是这些不良性格以言传身教的方式自觉不自觉地影响了孩子。因此，家长也要在不习惯中学会改变，努力调整自己对待孩子的方式及自己处事的方式。否则，如果家长不作改变，对孩子的不良影响将会持续，不利于孩子走出心理障碍。

每个人都有自己的人生轨迹，因此，因材施教最重要。只要孩子能快乐生活，能适应社会，能自食其力，就没必要过分勉强。应避免替孩子设计前进的道路，避免让孩子按你的“图纸”施工，而是让他自己去设计人生的“蓝图”。

附：A反馈材料八

今天是集体疏导治疗的最后一天了，自己的内心也是百感交集，既有学到知识与方法的满足感，也有克服困难所带来的成就感，更有与病友及家长们交流所带来的快乐。在这七天里，我学到了很多东西，不仅系统地学习了心理疏导疗法，通过别人的例子反省自身，而且我也主动向病友的家长们询问，了解到他们是如何思考我所遇到的问题的。通过比较，我发现我的思维与认识的确是存在偏差的。一般人根本就不去考虑那些方面，是我想得太多，而且总往坏处想。

我现在所面临的最大问题就是症状的反复，只要树根没有完全挖掉，它总会长出新的枝芽，或者表面上的反应有所不同，而根源都是一样的。还是举我怕艾滋病这个例子，虽然我不厌其烦地说它，但是我觉得这是在揭自己的伤疤，只有把脓挤出去，伤口才能痊愈。随着我不断深入地分析与认识的提高，才

使我的思维趋于正常化。众多的症状表现，其出处是一样的。当 ××× 摸过我的青春痘，当时还没有意识到有多大问题，但第二天早上苦恼就来了。而且就算我为它扣上病态思维的帽子，努力转移注意力去做别的事（正常听课），它还是会在脑海中反复浮现，于是随着我敞开内心的窗口接纳了这种病态思维，与它共存，接受它对我的不良影响，通过做正常的事转移我的注意力，即使它还是在不断地骚扰我，但我包容它并且不去理它，过了一会儿，当兴奋点转移时，怕的症状就明显减轻了。

现在，再来谈谈学校的事。在学校出现了不少新的症状，我就不再赘述了。其实，翻来覆去都是胆小、怕万一，如考号是否写好、灯是否关好、电脑是否关好，同样我要用学来的方法去解决另一个环境下的一系列问题，同时，以别人为榜样使自己的行为正常化，这样无论是在压力大时还是在放松时，都能游刃有余，活得快乐。

这期的心理治疗班就要结束了。我学到了许多方法，认识水平得到了提高，但是未来所需要面对的问题还很多，对我来说任重而道远。我会在以后的生活中做到多实践、不逃避，逐渐改造性格，最终达到自我满意的成功境界。

参考文献

1. 鲁龙光. 心理疏导疗法. 北京：人民卫生出版社，2006.

2. 鲁龙光，黄爱国. 心理障碍自我疏导治疗. 北京：人民卫生出版社，2008.

3. 中华医学会精神科分会. 中国精神障碍分类及诊断标准 -3. 第 3 版. 济南：山东科学技术出版社，2001.

4. 杜文东. 医学心理学. 南京：江苏人民出版社，2008.

5. 郑雪. 人格心理学. 广州：暨南大学出版社，2007.

6. 王建平. 变态心理学. 北京：高等教育出版社，2005.

7. 多湖辉. 自我暗示. 澄子，译. 北京：中国卓越出版公司，1990.

8. 崔玉华. 强迫障碍. 北京：北京大学医学出版社，2008.